老年常见病照护

主编 邓宝凤 北京老年医院

主编 邓宝凤

编委 张爱军 北京老年医院
王春梅 北京老年医院
王艳艳 北京老年医院
纪冬梅 北京老年医院
马宗娟 北京老年医院
甄光军 北京老年医院
宋暖 北京老年医院
赵玉荣 北京老年医院
刘雪云 北京老年医院
樊静 北京老年医院
董桂银 北京老年医院
赵欣 北京老年医院
赵炳云 北京老年医院
王雪敬 北京老年医院

国家开放大学出版社 · 北京

图书在版编目（CIP）数据

老年常见病照护 / 邓宝凤主编. —北京：中央广播电视大学出版社，2016.8（2022.1 重印）

ISBN 978 - 7 - 304 - 08007 - 5

Ⅰ.①老… Ⅱ.①邓… Ⅲ.①老年病—常见病—防治—开放教育—教材 Ⅳ.①R592

中国版本图书馆 CIP 数据核字（2016）第 187781 号

老年常见病照护

LAONIAN CHANGJIANBING ZHAOHU

主编　邓宝凤

出版·发行： 国家开放大学出版社（原中央广播电视大学出版社）

电话： 营销中心 010 - 68180820　　总编室 010 - 68182524

网址： http://www.crtvup.com.cn

地址： 北京市海淀区西四环中路 45 号　　**邮编：** 100039

经销： 新华书店北京发行所

策划编辑： 王国华　　**版式设计：** 赵　洋

责任编辑： 吴国艳　　**责任校对：** 宋亦芳

责任印制： 武　鹏　陈　路

印刷： 廊坊十环印刷有限公司

版本： 2016 年 8 月第 1 版　　2022 年 1 月第 4 次印刷

开本： 787 mm × 1092 mm　1/16　　**印张：** 20.5　　**字数：** 396 千字

书号： ISBN 978 - 7 - 304 - 08007 - 5

定价： 34.00 元

（如有缺页或倒装，本社负责退换）

意见及建议：OUCP_KFJY@ouchn.edu.cn

前　言

随着人口老龄化进程的加快，与增龄相关疾病的发病率急剧增长，提高老年人的生活质量、保障老年人的身心健康，是老年照护人员不可推卸的责任。《老年常见病照护》是为国家开放大学老年服务与管理专业（专科）统设必修课程“老年常见病照护”而编写的文字教材。

“老年常见病照护”课程的设计从培养在养老服务行业“留得住、用得上”的老年服务与管理专业人才的目标出发，在认真研究本课程和远程教育特点，以及努力探索老年服务与管理专业专科层次要求的基础上，力求在课程内容的选取和呈现方式上实现理论与实践相结合。

本教材的主要特点如下：

①内容完整，结构合理。本教材系统地介绍了老年人循环、呼吸、消化、泌尿、内分泌、血液、神经、运动和感官等系统常见疾病的照护和老年常见综合征的照护。在系统概述各种疾病的定义、病因和/或诱因、临床表现等的基础上，重点、全面地介绍了每种疾病的照护评估与照护措施，使学生能够理论联系实际，具有很好的临床护理应用价值。

②导学和助学功能比较强，适合学生自主学习。教材各章均设置学习目标、导入案例、正文、练习题等。“导入案例”通俗易懂，可以帮助学生理解疾病，其中的“思考”可引导学生深入学习。“学习目标”将学习内容分为掌握和了解两个层次，其中掌握的内容就是该章学习和考核的重点。

③本教材采用了大量图片和照片资料，并有配套的录像教材、网络课程和电子书，能降低学生的学习难度并满足个性化学习的需求。

本教材由北京老年医院临床护理专家负责编写，参编人员有邓宝凤、王春梅、张爱军、王艳艳、纪冬梅等。主编邓宝凤主任护师负责统稿。国家开放大学尹志英副教授负责教材的总体设计和助学导学内容的设计。

北京老年医院宋岳涛博士、北京大学护理学院刘宇副教授和北京中医药大学郭红副教授对书稿做了认真细致的审定和修改。北京老年医院田喜慧书记参与了课程教学改革、课程教学设计等方面的工作并对教材的编写工作给予大力支持。在此向他们表示衷心的感谢！

本教材内容符合高职院校老年服务与管理专业人才的培养目标，能满足成人学生理论联系实际的学习需求，适合各类医学院校老年服务与管理专业成人在职学生使用。

由于我们水平有限，书中难免出现缺点和错误，望同道和读者不吝指正。

编者

2016 年 4 月

目 录

第一章　绪　论

学习目标

掌握：1. 老年疾病特点。

　　　2. 常用老年综合评估的内容。

了解：1. 老年人年龄的划分。

　　　2. 老年人各系统的老化改变。

导入病例

照护人员小李刚刚到养老院工作，她负责护理76岁的王奶奶。她了解到王奶奶患脑梗死2年，遗留有左侧肢体活动障碍，活动不便，小便失禁，生活不能自理，需要人长期照护；既往高血压病史5年，糖尿病病史3年，冠心病病史3年；长期服用相关疾病药物9种；间断住院进行康复治疗。小李有点害怕，她想，老年人患病都是这样吗？

思考：老年人所患的疾病具有哪些特点？

第一节　老年人和老年常见疾病特点

每个人都会经历童年、青年、中年和老年，在不同的年龄阶段，人体会发生一系列生理和心理改变。“老年”从生理意义上讲，是生命过程中组织器官走向老化和生理功能走向衰退的阶段。

一、老年人的年龄划分

人体衰老是一个渐进的过程。影响衰老的因素很多，而且人体各器官的衰老进度不一，个体差异很大。因此，“老年”只能是个大概的概念，很难准确界定个体进入老年的时间。目前，由于世界各国人口平均寿命的不同、政治经济情况的差异，对老年人的年龄划分尚无统一标准。世界卫生组织（World Health Organization，WHO）对老年人年龄的划分有两个标准：在发达国家将65岁以上的人群定义为老年人，而在发展中国家（特别是亚太地区）则将60岁以上的人群称为老年人。

中华医学会老年医学学会于1982年建议：我国以60岁以上的人为老年人；老年分期为45～59岁为老年前期，60～89岁为老年期，90岁以上为长寿期。

二、老年疾病特点

（一）病因学特点

进入老年期后，老年人的各器官和组织功能衰退、免疫功能下降等原因导致老年人处于疾病前期，任何一种因素作用于老年人后都可能引起老年疾病的发生。在多数情况下，病因无法明确，甚至难以分清是机体自然衰老的结果还是由各种致病因素所导致的独立疾病。

（二）临床特点

1. 多病共存

由于老年人的机体功能减退、脏器功能下降、免疫及认知功能低下、肢体活动出现障碍和代谢内分泌失衡等病理生理学特点，导致“一体多病”现象在老年人中很普遍，有的老年人甚至一个脏器出现多种病变，如很多老年人同时患有冠心病、高血压、高脂血症、颈椎病、白内障和腰肌劳损等。据报道，65岁以上的老年人平均患7种病，最多可达25种。

2. 症状和体征不典型

老年人患有多种疾病，并且临床症状往往不典型，一种疾病的症状可能被另一种疾病所掩盖或者影响，导致无法鉴别。例如，老年人患肺炎时常无明显症状，或仅仅表现出食欲差、全身乏力、脱水或突然出现意识障碍，但没有肺炎应有的呼吸系统症状和体征，如咳嗽、呼吸困难等。

老年人病情发展缓慢，很大一部分为慢性退行性疾病，有时其生理变化很难与病理变化区分开来。疾病发展到一定程度后，机体的器官储备功能处于衰竭的边缘，一旦遭到应激，病情可在很短的时间内迅速发生恶化，使原来勉强维持代偿状态的器官迅速衰竭，严重危及患者生命。例如，肺癌、胃癌、肝癌、前列腺癌等恶性肿瘤，早期常缺乏临床症状，一旦出现症状，已属晚期，错过了最佳的治疗时间窗。

3. 多脏器功能衰竭或多系统功能障碍

老年人发生多脏器功能衰竭，主要见于两种情况：一种是由于严重感染、败血症性休克、手术、创伤、急性药物或毒物中毒等因素使原本各脏器功能正常或相对正常的老年人出现两个或两个以上器官功能同时或者相继发生衰竭；另一种是当老年人发生一个器官功能衰竭后，通过低排出量、低灌注、缺血和毒血症等途径，引起其他器官功能衰竭。各种慢性疾患的作用也导致各脏器功能不全或者发生衰竭，引起机体水电解质发生紊乱、酸碱平衡失调、意识障碍，易发生并发症和后遗症等。

大多数老年人患有多种疾病，即使没有发生脏器功能衰竭，也会出现多系统功能障碍。目前对于有多脏器或多系统功能障碍患者的治疗效果往往不明显，治疗费用高且病死率也比较高。

4. 多种老年综合征的表现

老年综合征一般是指老年人由多种疾病或多种原因造成同一临床表现的病症，常见的综合征有跌倒、阿尔茨海默病、尿失禁、谵妄、晕厥、抑郁症、疼痛、失眠、药物滥用等。对于老年患者，一种疾病可能会有几种老年综合征的表现，或不同的疾病会出现同一种老年综合征的表现。正是这种情况的出现，导致了老年疾病的诊断困难，从而使治疗、照护的难度也相应加大。

5. 多种老年问题的出现

长期卧床、压疮、便秘、深静脉血栓、肺栓塞、吸入性肺炎、营养不良、肢体残疾、舒缓治疗与长期照料等都是老年人常见的问题。老年人长期卧床，会导致运动减少、局部挛缩、失用性肌萎缩、压疮、骨质疏松、血栓与栓塞、水肿等，全身可出现直立性低血压、感染性疾病、焦虑、抑郁症、消瘦、贫血、低蛋白血症、便秘及尿便失禁等。

6. 多重用药和药物的不良反应

由于老年人常存在着一体多病的问题，有时还伴有多脏器功能衰竭或多系统功能障碍，为了控制症状及病情、保护脏器等，需要同时使用多种药物，这就导致了多重用药和联合用药的普遍存在。多重用药和联合用药虽然对疾病有利，但是也加大了药物的不良反应、药物之间相互作用的风险，并且会增加老年人因代谢问题而出现不良反应的概率。通常情况下老年人发生药物不良反应的概率是正常成年人的 2 ~ 3 倍，甚至更多。降糖药、非甾体抗炎药、糖皮质激素、抗肿瘤药、抗凝药及抗生素等药物，常被称为“高危药物”。因此，对于老年人，用药要更加谨慎，尽量减少用药。

（三）照护特点

1. 多学科团队参与照护

老年病的临床特点给疾病的确切诊断和合理治疗增加了很大的难度，需要邀请多科室、多专业的医师来共同诊断，提出合理的治疗方案。老年人丰富的社会阅历形成了特有的价值观和世界观，而且家属的不同文化背景、宗教信仰和道德修养等，所有这些因素决定了老年病的诊疗、康复与照护需要由多学科成员组成的团队来完成。该团队需要对老年病患者进行综合评估。根据老年综合评估的结果，为老年患者制订一个协调的、综合的、短期或长期的照护计划，并给予积极干预，尽可能维持或恢复老年人的各种功能状态、提高老年患者的生活质量和健康期望寿命。多学科团队成员应包括老年病医师或全科医师、老年病照护人员、老年康复治疗师［包括物理治疗师（Physiotherapist，PT）、职业治疗师（Occupational Therapists，OT）、语言治疗师（Speech Therapist，ST）和工娱治疗师］、社会工作者、营养师、临床药师、心理师等。

2. 老年综合评估

老年综合评估（Comprehensive Geriatric Assessment，CGA）是老年医学的核心技术，是一种涉及多个方面和多种学科的诊断过程，用以确定老年脆弱群体的医学、社会心理学及其功能状况等方面所具有的能力和存在的问题，以便为患者制订一个协调的、综合的治疗、康复、照护计划和长期随访计划。老年综合评估是由医学问题、功能状态、精神心理状态、社会支持、生活环境、生活质量等基本元素组成的，是对老年人身体状况的整体评估，包含了对老年综合征的评估，常常需要由多学科团队来完成。目的是通过评估全面掌握老年人存在的综合征及其影响因素，尽可能使老年患者保持健康，使其功能恢复独立自主性，为老年患者提供高质量的生活条件。

老年综合评估内容比较广泛，主要包括一般医学评估、躯体功能评估、精神心理评估、社会评估、环境评估、生活质量评估和常见老年综合征或问题评估。根据使用机构的不同，将老年综合评估分为社区适宜的老年综合评估技术、医院适宜的老年综合评估技术和养老院适宜的老年综合评估技术，本书主要介绍养老院适宜的老年综合评估技术。养老院适宜的老年综合评估技术主要包括：日常生活自理能力评估，如基本日常生活能力评定量表（表1－1）；精神心理健康评估，如焦虑自我评估量表、自评抑郁量表等；运动能力评估，如跌倒评估、平衡测试等；营养状况评估；认知功能评估，如简易智能评估量表等。这里介绍基本日常生活能力评定量表（Barthel 指数测定）的评定，其余量表将在相应章节中体现。

表1－1　基本日常生活能力评定量表（Barthel 指数测定）

项　目	评 分 细 则		得　分
1. 进食（指用合适的餐具将食物由容器送到口中，包括用筷子、勺子或叉子取食物，对碗/碟的把持，咀嚼，吞咽等过程）	10 分：可独立进食（在合理的时间内独立进食准备好的食物）	完全独立	
	5 分：需部分帮助（前述某个步骤需要一定帮助）	需部分帮助	
	0 分：需极大帮助或完全依赖他人	需极大帮助	

续表

项 目	评 分 细 则		得 分
2. 洗澡	5 分：准备好洗澡水后，可自己独立完成	完全独立	
	0 分：在洗澡过程中需他人帮助	需部分帮助	
3. 修饰（包括洗脸、刷牙、梳头、刮脸等）	5 分：可自己独立完成	完全独立	
	0 分：需他人帮助	需部分帮助	
4. 穿衣（包括穿/脱衣服、系扣子、拉拉链、穿/脱鞋袜、系鞋带等）	10 分：可独立完成	完全独立	
	5 分：需部分帮助（能自己穿或脱，但需他人帮助整理衣物、系扣子、拉拉链、系鞋带等）	需部分帮助	
	0 分：需极大帮助或完全依赖他人	需极大帮助	
5. 大便控制	10 分：可控制大便	完全独立	
	5 分：偶尔失控	需部分帮助	
	0 分：完全失控	需极大帮助	
6. 小便控制	10 分：可控制小便	完全独立	
	5 分：偶尔失控	需部分帮助	
	0 分：完全失控	需极大帮助	
7. 如厕（包括擦净、整理衣裤、冲水等过程）	10 分：可独立完成	完全独立	
	5 分：需部分帮助（需他人搀扶、需他人帮忙冲水或整理衣裤等）	需部分帮助	
	0 分：需极大帮助或完全依赖他人	需极大帮助	
8. 床椅转移	15 分：可独立完成	完全独立	
	10 分：需部分帮助（需他人搀扶或使用拐杖）	需部分帮助	
	5 分：需极大帮助（较大程度上依赖他人搀扶和帮助）	需极大帮助	
	0 分：完全依赖他人	完全依赖	
9. 平地行走	15 分：可独立在平地上行走 45 m	完全独立	
	10 分：需部分帮助（需他人搀扶，或使用拐杖、助行器等辅助用具）	需部分帮助	
	5 分：需极大帮助（行走时较大程度上依赖他人搀扶，或坐在轮椅上自行在平地上移动）	需极大帮助	
	0 分：完全依赖他人	完全依赖	

续表

项　目	评　分　细　则		得　分
10. 上下楼梯	10 分：可独立上下楼梯	完全独立	
	5 分：需部分帮助（需扶楼梯、他人搀扶，或使用拐杖等）	需部分帮助	
	0 分：需极大帮助或完全依赖他人	需极大帮助	
总　　分			

评分标准

1. 总分：将各项得分相加即为总分。

2. 分级：

0 = 生活自理：100 分，日常生活活动能力良好，不需他人帮助；

1 = 轻度功能障碍：61 ~ 99 分，能独立完成部分日常活动，但需一定帮助；

2 = 中度功能障碍：41 ~ 60 分，需要极大帮助才能完成日常生活活动；

3 = 重度功能障碍：≤40 分，大部分日常生活活动不能完成或完全需他人照料

第二节　老年人各系统的老化改变

人的生命活动是一个不断发生变化的过程。各系统脏器功能随年龄增长而逐渐减退，对外环境的适应力也逐渐减低。

一、呼吸系统

呼吸系统的主要功能是吸入氧气和排出二氧化碳，生理功能老化的变化如下：

（一）清理呼吸道能力降低

呼吸道异物的清除主要靠气管、支气管及其分泌的黏液和纤毛运动。纤毛和黏液都在呼吸道内壁上，当有异物进入呼吸道时，就会被黏附在黏液上，然后纤毛将这些异物推向口腔排出。随着年龄的增长，气管和支气管纤毛逐渐受损，纤毛活动度减退，导致呼吸道清理能力下降，易引起肺内感染等病变。

（二）胸式呼吸减弱和腹式呼吸相对增强

老年人由于脊椎后凸、胸骨前突、肋软骨钙化、肋间肌萎缩等原因，致使肋骨的移动度下降、胸廓前后径变大和横径变小而呈桶状胸。肋软骨钙化使胸廓活动幅度受到限制，导致呼吸费力。

（三）肺活量下降及功能残气量增加

年龄增长使肺组织质量减轻，肺泡数目减少，然而肺泡体积变大，所以肺容量无明显变化。肺泡弹性下降，导致肺不能有效扩张，终末细支气管和肺泡塌陷，出现肺通气不足。另外，因肺弹性纤维减少，肺弹性回缩能力减弱，导致呼气末肺残气量增多，肺活量减少，但潮气量保持相对恒定。据统计，老年人的肺活量与青年人相比约减少 50%。

（四）肺通气/血流比例改变

肺动脉和静脉随着年龄增长均出现硬化，使肺动脉压力增高，肺通气/血流比例改变，导致肺的气体交换功能减弱。肺通气/血流比例不均衡和肺生理无效腔增加，导致氧饱和度降低。另外，肺扩张不全及有效咳嗽减少，使得排出呼吸道异物和沉淀物的能力降低，细菌易在呼吸道内停留、繁殖，因而老年人易发生呼吸系统感染。

二、循环系统

（一）心脏

由于老化造成心室壁弹性减弱、心肌收缩力下降，可出现心排血量减少。其中，65 岁老年人的心排血量较青年人减少 30% ~40%，心搏量也在减少。休息时老年人的心率无明显减慢，但在劳动或运动等状态，心率加速和心排血量增加的情况下，心脏恢复到基础水平所需的时间延长。

（二）血管

因弹性蛋白减少，胶原蛋白增加，血管失去了原有的弹力，加上钙质沉着于血管内膜，造成管腔狭窄，心脏后负荷增加。老年人随年龄的增长，收缩压逐渐增高，血管狭窄，阻力增加，使组织灌流量减少。据统计，老年人冠状血管及脑流量减少的程度比心排血量减少的程度大，因此心脑血管病发生率亦高。另外，流入肾及肝的血流量减少的情况较其他器官血流量减少更为明显。血管弹性降低，静脉血液回流缓慢，使静脉曲张发生率增高。

（三）神经体液

心脏受交感神经和副交感神经支配。交感神经兴奋时，心率加速，传导加快，心肌收缩力加强，周围血管收缩；副交感神经兴奋时，使心率减慢，传导减慢，心肌收缩力减弱，周围血管扩张。老年人神经调节能力差，故易发生心律失常。心肌内 ATP 酶活性降低，心肌复极化过程减慢，影响心肌收缩力，从而使老年人的心脏对负荷增加的适应能力以及对药物的反应性均明显降低，故老年人易发生心功能不全。

三、消化系统

消化系统的基本功能是摄取食物，进行物理性和化学性消化，吸收其分解后的营养物质和排泄消化吸收后剩余的食物残渣。由于老年人消化器官老化，日常活动减少，基础代谢降低，导致其消化功能减退，吸收排泄功能下降，容易发生消化系统疾病。消化系统疾病不仅能导致本系统功能障碍，还影响其他系统和全身，如肝硬化可引起内分泌和代谢紊乱。

（一）消化管

1. 口腔

步入老年后，唾液腺分泌减少，质较稠，易造成口腔干燥，使清洁和保护功能降低，容易发生感染和损伤。唾液中的淀粉酶减少，直接影响食物中淀粉的消化。牙齿咬合面的釉质变薄，使釉质下牙本质神经末梢外露，对冷、热、酸、甜、咸、苦、辣等刺激更加敏感，易出现牙酸痛。牙髓血管内膜变厚，管腔变窄，牙髓供血减少，使牙齿易折裂。牙槽骨萎缩，牙齿易脱落。食物残渣易残留，有利于细菌繁殖，龋齿发病率高。口腔黏膜上皮细胞萎缩，表面过度角化而增厚，失去了清除有害物质的能力，易引起慢性炎症。

2. 食管

老年人的食管平滑肌纤维萎缩，舒张幅度变小，蠕动减慢，排空延迟，容易发生胃内容物反流至食管。

3. 胃

老年人的胃黏膜变薄，腺体萎缩，胃壁细胞数目减少，分泌胃酸和胃蛋白酶的功能变弱，导致消化功能减弱。胃肠蠕动变慢，食物与消化酶不能充分混合，胃排空延迟，容易引起消化不良。

4. 肠

老年人的肠因老化而萎缩，小肠的血流量减少，肠黏膜吸收能力降低；大肠的蠕动减慢，延长粪便滞留的时间，导致老年人排泄功能障碍，容易形成便秘。

（二）消化腺

1. 肝

老年人的肝明显缩小，其合成蛋白质的能力降低，肝内各种酶的活性也有不同程度减弱。肝对内外毒素解毒功能的降低，易引起药物不良反应，出现肝损害。

2. 胰

老年人胰腺分泌的消化酶减少，活性降低，会导致消化吸收能力下降。

四、泌尿系统

肾的主要功能是生成尿液、排泄代谢终产物以及进入机体的过剩物质和异物，并调节水、电解质、酸碱平衡，对维持机体内环境的稳定起着重要作用。肾也是重要的内分泌器官，如分泌肾素、促红细胞生成素等，同时对调节血压、促进红细胞生成也有十分重要的作用。

（一）肾小球滤过率下降

由于老年人肾血管硬化，肾小球数量减少，同时心排血量减少，致使肾血流量减少，肾小球滤过率降低。

（二）肾小管功能减退

肾的浓缩、稀释功能随着年龄的增长而逐渐下降。老年人昼夜排尿规律紊乱，夜尿增多，尿渗透压随年龄增长而下降。

（三）水、电解质调节功能减退

老年人的肾对抗利尿激素反应缓慢，对水的保护功能减退，易造成脱水；而且老年人对渴的感觉敏感性降低，脱水时不易产生口渴。老年人的肾保钠能力弱，尽管体内缺钠，肾仍会继续排出钠，因此，老年人若过度限制钠盐易引起低钠血症。

（四）肾的内分泌功能下降

老年人的前列腺素分泌减少，导致血管收缩、血流量减慢；肾促红细胞生成素减少，易发生红细胞成熟与生成障碍而引起贫血。

（五）药物排泄功能下降

肾小球滤过率降低，药物排泄减慢，易发生药物积蓄中毒。

五、血液系统

血液系统包括血液、骨髓、脾、淋巴结及全身各部位的淋巴和单核吞噬细胞（即网状内皮）系统。血液由细胞成分和液体部分组成。细胞成分包括红细胞、白细胞和血小板。液体部分为血浆、白蛋白、球蛋白、各种凝血和抗凝血因子、补体、抗体、酶、激素、脂质、电解质、各种代谢产物及其他化学物质等。

随着年龄增长，人体中有造血功能的骨髓逐渐减少，细胞分裂次数降低，60 岁以后骨髓造血细胞数目减少一半。老年人的白细胞系造血功能降低，白细胞数随年龄增长而减少。老年人的红细胞发生了生物物理和化学变化。例如，老年人与青年人相比，血容量减少，血细胞比容增加，血液黏稠度增加，红细胞柔性、渗透性和抗机械性减低，容易破裂而发生溶血。

免疫球蛋白水平受性别及以往传染性疾病的影响，正常值变化波动范围较大，因而较难评价其与年龄的关系。

六、代谢与内分泌系统

内分泌系统除其固有的内分泌腺（垂体、甲状腺、甲状旁腺、肾上腺、性腺和胰）外，尚有分布在心、肝、胃、肾、脑的内分泌组织和细胞。新陈代谢是人体生命活动的基础，包括物质的合成代谢和分解代谢两个过程。通过新陈代谢，使机体与环境之间不断进行物质交换和转化，同时体内物质又不断进行分解、利用与更新，为个体生存、劳动、生长、发育和维持内环境稳定提供物质和能量。

（一）下丘脑

下丘脑是重要的神经－内分泌器官，其主要改变为单胺类物质含量变化和代谢紊乱引起中枢性控制失调。

（二）垂体

50 岁以上老年人的垂体体积开始缩小，组织结构呈纤维化和囊状改变，其功能发生明显变化。进入老年后，生长激素释放减少，因此老年人的肌肉和矿物质减少，脂肪增多，体力下降，易疲劳。

（三）甲状腺

随着年龄的增长，甲状腺会有纤维化、细胞浸润和结节产生，使甲状腺活动减少，血清中的三碘甲状腺原氨酸下降，导致机体代谢率降低。因此，老年人会有整体性迟缓，对寒冷天气适应能力变差，如畏寒、皮肤干燥、脱发、心率减慢等表现。甲状旁腺分泌的甲状旁腺激素的量也减少。

（四）肾上腺

随着年龄的增长，肾上腺皮质和髓质细胞均减少；肾上腺质量减轻，肾上腺皮质功能减退，应激能力减弱，对外伤、感染、手术等应激反应能力下降。

（五）性腺

随着年龄的增长，男性睾丸、女性卵巢萎缩，性激素分泌减少，性欲减退。

七、神经系统

神经系统是机体的主要调节系统，包括中枢神经系统和周围神经系统，其功能是调节内外环境的稳定。大脑皮质是中枢神经最高级的部分，在它的控制和调节下，中枢神经系统和周围神经系统共同协调，完成机体的整体活动，从而使机体成为一个完整的统一体。

（一）脑合成神经递质的能力下降

神经元能制造和释放神经递质，并通过轴突形成化学传递。由于老年人脑合成多种神经递质的能力下降，递质间出现不平衡，引起神经系统的衰老。

1. 黑质－纹状体多巴胺减少

脑内多巴胺主要由黑质产生，沿黑质－纹状体投射系统分布，在纹状体储存，其中以尾状核含量最多。目前认为，黑质－纹状体多巴胺递质系统与帕金森病的相关性很大。老年人脑的黑质－纹状体多巴胺减少，导致肌肉运动障碍、运动缓慢和运动震颤麻痹等。

2. 乙酰胆碱合成和释放减少

记忆是一个耗能的过程，并有多种神经递质参与，其中主要是乙酰胆碱。老年人大脑乙酰胆碱的减少，使突触后膜对钠、钾的通透性降低，引起记忆力减退，尤其表现为近期遗忘。

3. 儿茶酚胺、5-羟色胺减少

儿茶酚胺、5-羟色胺减少导致老年人夜间睡眠时间缩短和睡眠质量下降，变得精神淡漠和情绪抑郁。

4. 乙酰胆碱转换酶水平下降

乙酰胆碱转换酶水平下降导致阿尔茨海默病的发生。

（二）脑动脉硬化

老年人脑动脉逐渐硬化，致脑血流量减少，血流速度缓慢，血供减少，葡萄糖利用率降低，因而容易出现精神不振，部分老年人还出现语言能力明显下降。

（三）智力下降

随着年龄的增长，神经纤维的退行性改变，影响神经细胞对信息的传递及接受，因而引起智力下降。

八、运动系统

骨骼具有支持保护脏器的功能。骨骼肌附着于骨，受神经系统支配，可使肌肉收缩和舒张并牵动骨，通过骨连接产生运动。运动系统复杂的生理功能与神经、循环、内分泌系统相关。老年人运动系统的改变和疾病的影响如肌肉痉挛、关节僵硬、活动减少，会给老年人带来许多健康问题。

（一）关节活动障碍

由于关节的弹性及伸缩性均降低，关节僵硬及骨质增生等，导致关节活动障碍。

（二）运动无力及神经运动功能迟缓

由于老年人肌纤维萎缩和肌肉变硬，使肌肉减退及肌肉弹性下降，出现运动和反射动作无力及迟缓。老年人行动以及各项操作技能变得缓慢、不准确、不协调，甚至笨拙。

九、感觉器

感觉器包括产生感觉和知觉的重要器官。随着年龄的增长而不断发生老化，引发某些感觉器疾病，降低了感觉器的功能，使得感觉器接受和感知信息的能力降低，从而影响了老年人的社会交往、个人安全、健康状况和生活质量。

（一）皮肤汗腺分泌减少和屏障功能降低

由于老年人皮下脂肪萎缩及汗腺萎缩，小汗腺数量和功能均减少，故汗液分泌减少。另外，由于老年人皮肤对碱的中和能力降低，容易引起皮肤瘙痒症。老年人皮肤的屏障功能降低，抵御感染、创伤修复的能力下降，因此，导致皮肤感染性疾病和创伤难以愈合。

（二）视觉调节能力下降

由于老年人的晶状体体积和弹性改变，视近物发生困难，形成远视或老花眼。

（三）听觉敏感度下降

老年性耳聋一般被认为属于生理范畴。在老年性耳聋早期对高频音的听觉敏感度普遍下降，从而导致老年人语言沟通障碍，也容易造成老年人误听。

（四）味觉敏感度下降

由于味觉敏感性降低，老年人对甜味、咸味不敏感。

（五）嗅觉敏感度降低或丧失

由于老年人嗅觉敏感度降低，导致气味分辨困难。

（六）触觉敏感度下降

由于老年人触觉敏感度下降，而阈值升高。

（七）温度觉及痛觉敏感度下降

老年人对温度觉、痛觉的敏感性降低。

练习题

1. 世界卫生组织对老年人年龄的划分有两个标准：在发达国家将（　　）岁以上的人群定义为老年人，而在发展中国家（特别是亚太地区）则将（　　）岁以上人群称为老年人。

A. 60，65　　B. 70，65　　C. 65，60　　D. 70，60

2. 老年病的临床特点包括（　　）。

A. 多病共存　　B. 多种老年综合征的表现

C. 症状和体征不典型　　　　　　　　D. 以上均是

3. 老年人各系统变化的特点描述正确的是（　　）。

A. 出现老年性耳聋，从而导致老年人语言沟通障碍，也容易造成老年人误听

B. 老年人对温度觉、痛觉的敏感性降低

C. 老年人唾液腺分泌减少，质较稠，易造成口腔干燥，使清洁和保护功能降低，容易发生感染和损伤

D. 以上均对

参考答案：1. C；2. D；3. D

第二章　老年常见综合征的照护

学习目标

掌握： 1. 老年常见综合征的主要发生原因。
2. 老年常见综合征的照护方法。

了解： 1. 老年常见综合征的评估内容。
2. 老年常见综合征的危害。

对于老年患者，一种疾病可能会有几种老年综合征的表现，或不同的疾病会出现同一种老年综合征的表现。常见的老年综合征有跌倒、阿尔茨海默病、尿失禁、谵妄、晕厥、抑郁症、疼痛、失眠、药物滥用等。本章节只介绍跌倒、压疮、营养不良、慢性疼痛和虐待，其余常见的老年综合征内容将在各系统疾病中介绍。

第一节　跌　倒

导入案例

王爷爷，68 岁，入住养老机构 2 年余，生活可以自理。既往高血压病史 10 余年，不规律服药。血压控制状况不佳，最高时血压可达到 185/105 mmHg，伴有头痛、恶心等症状，甚至有时影响睡眠，间断服用助眠药品。今日老年人早晨起床时突然感到头晕、无力，摔倒在床旁，主诉右侧手臂疼痛剧烈，无法活动。

思考： 1. 如何处理老年人发生的跌倒？
2. 老年人发生跌倒的诱因是什么？

一、概述

老年人跌倒是一种普遍的现象，是指一种突发的、不自主的体位改变，导致身体的任何部位（不包括双脚）意外“触及地面”，但不包括由于瘫痪、癫痫发作或外界暴力作用而引起的摔倒。跌倒的表现可分为：同一平面的跌倒，如绊倒、失衡跌倒；不同平面的跌落，如楼梯、窗户、家具、运动器械等。

发生跌倒的原因可分为内在因素和外在因素。内在因素包括步态和平衡功能障碍、下肢肌力下降、感觉减退、多种慢性疾病、心理因素、老年人反映时间延迟、多种药物联合应用及其不良反应等；外在因素主要是环境因素，39%～44%跌倒的发生与环境有关，如地面湿滑不平、楼道灯光黑暗、家具或电话线绊倒、椅子过低、鞋子不合适等均是引起跌倒的原因。

二、跌倒的危害

（一）身体器质性伤害

跌倒导致的身体器质性伤害有：脑部损伤（如硬膜下血肿），内脏器官损伤，软组织的撕裂伤、撞伤或浅表伤，骨折和脱臼等严重伤害。

（二）身体失能或机能下降

身体失能或机能下降包括：永久失能或暂时失能，独立生活能力降低，甚至过早死亡。

（三）引起心理障碍

跌倒引起心理障碍，如跌倒恐惧症，情绪控制与认知能力变化，进而引起躯体功能下降和行为退缩。

三、照护

（一）照护评估

1. 评估老年人的活动能力

通过观察老年人日常行走步态、平衡功能的测试及跌倒风险评估等多项检查，筛选出易跌倒的危险人群，帮助其分析可能的诱发因素，提出预防措施，并将其分等级进行标记，以便于得到防护照顾。可以使用 Morse 跌倒评估量表（表2－1）进行评估判断。

表2－1　Morse 跌倒评估量表

项　目	评分标准	得　分
近三个月内跌倒史	□无（0） □有（25）	
超过一个医学诊断	□无（0） □有（15）	

续表

项　目	评分标准	得　分
行走辅助	□不需要使用/卧床休息/由护士照顾活动（0） □使用手杖/拐杖/助行器（15） □扶靠家具行走（30）	
静脉输液治疗或使用肝素	□无（0） □有（20）	
步态	□正常/卧床休息/不能活动（0） □下肢虚弱乏力（10） □残疾或功能障碍（20）	
认知状态	□量力而行（0） □高估自己/忘记自己受限制（15）	
总分		
评价标准	总分为 125 分，得分越高表示跌倒风险越大。 0～24：低度危险； 25～45：中度危险； ≥45：高度危险	

2. 评估老年人的生活环境

评估老年人的生活环境，查找是否有能造成跌倒发生的危险因素，并积极给予改善处理。

3. 了解老年人生活情况

了解老年人日常起居习惯及正在服用的口服药，尤其要对降压药、镇静药等药品的服用现状、服用后表现等给予重点关注。

4. 了解老年人及家属对跌倒的认识情况

了解老年人及家属对于跌倒的相关知识，以及跌倒后处理方法的知晓情况。

（二）照护措施

1. 预防措施

（1）通过沟通、观察老年人的日常行为，我们可以对其进行跌倒危险因素评估，以确定其是否为高危跌倒人群。若为高危跌倒人群则需贴醒目标志，及时予以协助或提醒，使其家属及所有照护人员对高危跌倒老年人加强看护，建立老年人跌倒的应急预案。

（2）改善居住环境提供安全、舒适的生活环境，具体包括以下几方面：

① 布局。将老年人常住环境中物品的摆放位置相对固定，物品不宜过多，避免尖锐的装饰品出现，桌角、柜子边缘选择圆形设计，必要时可使用防撞条保护。装修简洁，卫生间靠近卧室，紧急用的电话号码放在显眼的位置，电话或手机等通信设备摆放位置固定且易于拿取。

② 地面。地面须平坦、无水、不滑，避免打蜡；卫生间的洗手盆、浴缸、坐厕周围，以及厨房的水池附近铺设防滑砖或防滑垫。

③ 通道。走廊宽阔，无障碍物；必要时安装扶手。

④ 楼梯。台阶平整无破损、保持地面清洁、无过多液体残留，高度合适（不超过 15 cm），上下台阶分明。

⑤ 照明。开关方便、老年人易触及，室内光线充足且分布均匀、不闪烁，尤其是浴室、卧室和楼梯处。

⑥ 卫生间。卫生间须安设高度适宜、有扶手的坐便器。

⑦ 床、椅。床单元的高度和床垫的松软度适宜。床上物品简单，及时收纳不必要的物品，以免造成活动空间受限。要选择稳定性好的椅子，不要使用摇椅、转椅等；椅面材质结实；椅子高矮适宜。

⑧ 适当的室温。一般人在 29.4 ℃～32.2 ℃时会处于最机警的状态；当室温低于 12.8 ℃，则精神运动性活动将会发生障碍。许多老年人因为体温较低加上身体与自然的绝缘力降低，会对低温状态特别敏感，所以老年人居所的室温应保持一定水平。

（3）夜间安全防范。睡前将便器置于床旁。对于意识障碍、身材高大或睡眠中翻身幅度较大的老年人，在睡眠时可在床边加床挡。发现老年人睡向床边时，应及时将其推向床中央。

（4）坚持锻炼身体，保持身体协调性。运动锻炼的形式可根据老年人的年龄、活动能力和个人兴趣选取，如散步、慢跑、太极拳、平衡操、运动操等。若活动受限的老年人，可协助锻炼其四肢，鼓励其自主运动，活动过程中要全程陪同。

（5）相关知识的教育。加强老年人自身对跌倒的认知教育，告知衰老是自然界不可抗拒的规律，要善于自我保健。同时，应教育老年人不要高估自己的能力，必要时应接受照护人员及家属的帮助。向跌倒高危人群、家属及照护者讲授跌倒的危险因素、不良后果及防治措施。教导老年人定期体检，及时治疗相关疾病，不乱用药物，少饮酒。指导家属及照护者给予老年人充足的时间进行日常活动，不要催促。

2. 日常生活的照护

（1）穿着。衣、裤、鞋要合适，不穿过长、过宽会绊脚的衬衫、长裤或睡衣。走动时尽量不穿拖鞋。穿脱鞋、裤、袜时应坐着进行。

（2）行动与活动。走动前先站稳再起步；小步态的老年人，起步时腿要抬高一些，步子要大些。变换体位时（如便后起身、上下床、低头弯腰捡物、转身、上下楼梯）动作要慢，日常生活起居做到“3 个 30 秒”，即醒后 30 秒再起床，起床后 30 秒再站立，站立后 30 秒再行走。避免从事重体力劳动和危险性活动，避免过度劳累，不要在人多的地方走动。进行日常活动（如起床、散步、如厕、洗澡）时要有人照顾，外出时要有人陪同。活动不便者，可使用安全的辅助工具如轮椅、助步器等。有感知障碍者，可戴老花镜和（或）助听器。

（3）使用坐便器的方法。双腿站稳，双手把住扶手，然后缓慢下蹲。

3. 重视相关疾病的防治

积极防治可诱发跌倒的疾病，如控制高血压、心律失常和癫痫发作，以减少和防止跌倒的发生。要合理用药，避免给老年人使用易引起跌倒危险的药物。若必须使用，尽量减少用药的种类和剂量，缩短疗程，并在用药前做好宣教，如告诉服用镇静催眠药的老年人未完全清醒时不要下床等。

4. 跌倒后的照护措施

（1）老年人自己起身，可分为以下几步完成：

① 如果是背部先着地，应弯曲双腿，挪动臀部到放有毯子或垫子的椅子或床铺旁，然后使自己较舒适地平躺，盖好毯子，保持体温，如可能要向他人寻求帮助（图 2－1）。

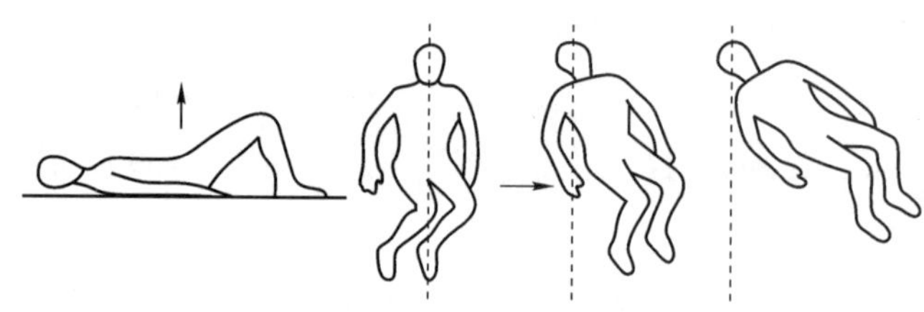

图 2－1　挪动身体并躺好

② 休息片刻，等体力准备充分后，尽力使自己向椅子的方向翻转身体，使自己变成俯卧位（图 2－2）。

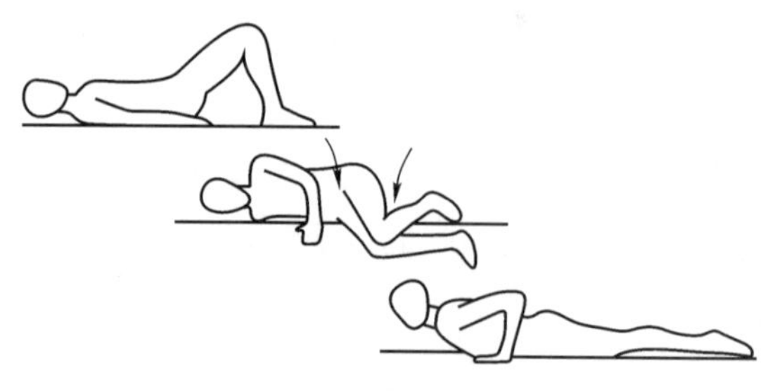

图 2－2　翻转身体

③ 双手支撑地面，抬起臀部，弯曲膝关节，然后尽力使自己面向椅子跪立，双手扶住椅面（图2-3）。

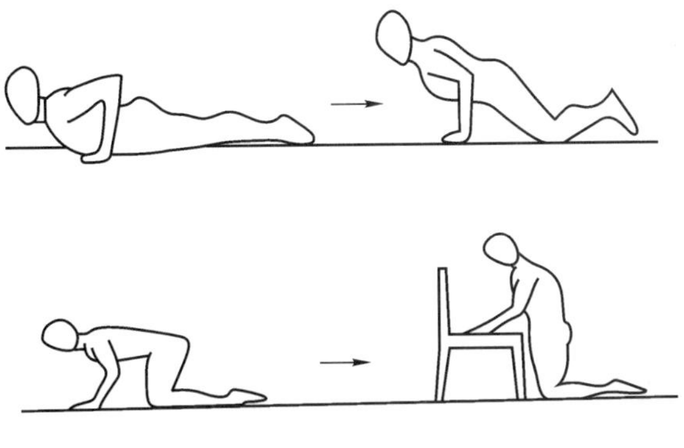

图2-3　面向椅子跪立

④ 以椅子为支撑，尽力站起来（图2-4）。

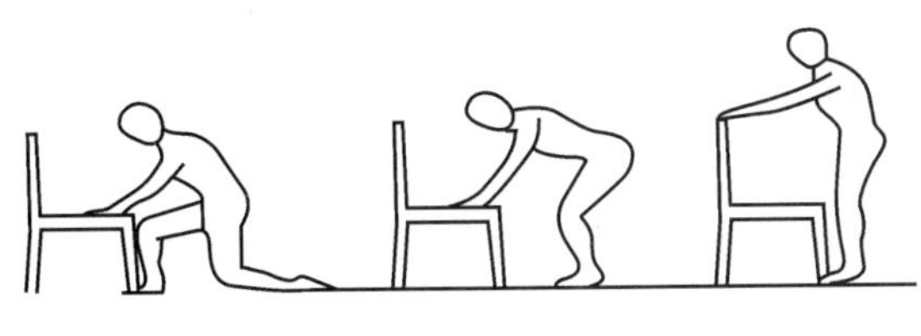

图2-4　站立

⑤ 休息片刻，部分恢复体力后，打电话寻求帮助——最重要的就是报告自己跌倒了。

（2）老年人跌倒的现场处理。如发现老年人跌倒，不要急于扶起，要分情况进行处理，具体如下：

① 询问老年人跌倒情况及对跌倒过程是否有记忆，如不能记起跌倒过程，可能为晕厥或脑血管意外，应立即护送老年人到医院诊治或拨打急救电话。

② 询问是否有剧烈头痛或口角歪斜、言语不利、手脚无力等提示脑卒中的情况，如有如上情况时立即扶起老年人则可能加重脑出血或脑缺血，使病情加重，此时应立即拨打急救电话。

③ 有外伤、出血时，立即止血、包扎并护送老年人到医院进一步处理。

④ 查看有无肢体疼痛、畸形、关节异常、肢体位置异常等提示骨折的情形。如无相关专业知识，不要随便搬动，以免加重病情，应立即拨打急救电话。

⑤ 查询有无腰、背部疼痛，双腿活动或感觉异常及大小便失禁等提示腰椎损害情形，如无相关专业知识，不要随便搬动，以免加重病情，应立即拨打急救电话。

⑥ 如老年人试图自行站起，可协助老年人缓慢起立，坐、卧休息并观察，确认无

碍后方可离开。

⑦ 如需搬动，应保证平稳，尽量平卧休息。

⑧ 发生跌倒后，均应在家庭成员或照护人员的陪同下到医院诊治，查找跌倒发生的原因，评估跌倒的风险，制定预防措施及方案。

练习题

1. 发生跌倒的常见原因是（　　）。

A. 视力、听力正常　　B. 肢体活动受限

C. 地面整洁、活动周边无障碍物阻碍　　D. 脾气平和

2. 预防跌倒的有效措施是（　　）。

A. 降低血压　　B. 降低体重

C. 减少活动　　D. 提高对跌倒的认识，必要时加强看护

3. 发生跌倒后的正确处理办法是（　　）。

A. 立即抱起至床上

B. 当老年人主诉局部疼痛剧烈时，立即给予止痛药止痛

C. 不要随意挪动患者，简单检查后方可移动

D. 若老年人没有异常主诉那么可以随意活动

参考答案：1. B；2. D；3. C

第二节　压　疮

导入案例

王奶奶，72 岁，入住养老机构 3 年余。患有糖尿病、脑梗死。老年人长期卧床，左侧肢体无法活动，需要照护人员帮助翻身。身体瘦弱，身高 160 cm，体重 42 kg，大小便失禁。近日老年人突然出现发热，体温为 38 ℃ ~39 ℃。照护人员为其擦浴时发现骶尾部出现红斑，用手指按压颜色不减退。双足跟部均出现水疱。

思考：1. 老年人发生压疮的原因是什么？

2. 发生压疮后，照护人员应如何进行日常护理？

一、概述

压疮（pressure sore）是皮肤和/或皮下组织的局部损伤，通常发生在骨突出处，是

压力的损伤结果，或者是压力和剪切力和/或摩擦力共同作用的结果。压疮多见于昏迷及瘫痪病人，卧床不起、体质衰弱的病人，骨折后长期固定或卧床的病人。有文献报道，一般医院压疮的发生率为2.5%～8.8%，甚至高达11.6%；住院老年人的发生率为10%～25%，而在老年人护理院入院时的患病率为17.4%；发生压疮的老年人较无压疮的老年人，其死亡率高4倍，如压疮不愈合，则死亡率高6倍。

（一）发生原因

1. 局部因素

（1）受压。骨突出部位的组织受压，微血管循环调节力减弱，局部毛细血管发生缺血。人体如果持续受到8.0 kPa的压力，皮肤内的血流量则降至正常的33%；受压3 h以上就会产生组织损伤，如不解除压力则引起压疮。

（2）摩擦和剪切力。老年人因皮肤生理、免疫功能改变，其屏障能力和血管功能减退，如身体移动时推或拖，会使老年人的皮肤受到摩擦。使老年人斜卧，局部所受的剪切力增大，也容易引起压疮。

（3）湿度和温度。高温出汗、大小便失禁，可使组织浸润、局部皮肤变软，轻微摩擦就会加剧皮肤组织损失。另外，如热水袋、冰袋等可影响局部代谢及组织血供，若使用不当，将导致压疮发生。

（4）皮肤皱褶。皱褶处的皮肤弹性差，皮下缺乏保护真皮内毛细血管血流的脂肪垫，因而承受机械损伤的缓冲力减弱，往往容易形成压疮。

2. 全身性因素

（1）活动和移动受限，如脊髓损伤、年老体弱、骨折制动、外科手术和麻醉等。

（2）营养不良，使皮下脂肪减少、肌肉萎缩。

（3）感觉受损，对伤害性刺激无反应。

（4）高龄。老年心脏血管功能减弱，末梢循环功能衰退。

（5）体温升高，可引起组织高代谢需求，增加压疮易感性。

（6）吸烟。尼古丁可使末梢血管痉挛，增加组织发生压疮的易感性。

（7）体重。消瘦者较肥胖者易发生压疮；但肥胖者脂肪组织的血液供应相对较少，影响局部血液循环，加之活动困难，做床上翻身等动作时容易受拖拉，易导致压疮发生。

（8）应激，多见于急性损伤早期。

（9）精神心理因素，如精神压抑、精神打击、情绪抑郁等。

（二）临床表现

1. 好发部位

压疮易发生于缺乏脂肪组织保护、无肌肉包裹或肌层较薄的骨隆突处。由于体位不同受压点不同，好发部位亦不同。

（1）仰卧位。压疮好发于枕骨粗隆、肩胛、脊柱椎体隆突处、骶尾、外踝和足跟等。

（2）侧卧位。压疮好发于耳郭、肩峰、肘部、髋部、膝关节内外侧、内踝、外踝等。

（3）俯卧位。压疮好发于前额、面部、耳郭、肩部、女性乳房、男性生殖器、髂嵴、膝部、足背脚趾等。

（4）坐位。压疮好发于坐骨结节处。

2. 压疮分级

国内一般采用美国压疮协会压疮分级法。2007 年美国全国压力溃疡顾问小组（National Pressure Ulcer Advisory Panel，NPUAP）发布了新的压疮分期方法，在原来的Ⅰ～Ⅳ期基础上，增加了不可分期以及可疑深部组织损伤期。

Ⅰ期：局部皮肤有红斑但皮肤完整。

Ⅱ期：损害涉及皮肤表层或真皮层，可见皮损或水疱。

Ⅲ期：损害涉及皮肤全层及皮下脂肪交界处，可见较深创面。

Ⅳ期：损害涉及肌肉、骨骼或结缔组织（肌腱、关节、关节囊等）。

不可分期（Unstageable）：深度未知，缺损涉及组织全层，但溃疡的实际深度完全被创面的坏死组织（黄色、棕褐色、灰色、绿色或棕色）和/或焦痂（棕褐色、棕色或黑色）所掩盖。无法确定其实际深度，除非彻底清除坏死组织和/或焦痂以暴露出创面底部。

可疑深部组织损伤期（Suspected Deep Tissue Injury）：深度未知，指由于压力和/或剪切力造成皮下软组织受损，在完整但褪色的皮肤上出现局部紫色或黑紫色，或形成充血性水疱。与邻近组织相比，该区域的组织先出现疼痛、硬肿、糜烂、松软、较冷或较热。在肤色深的个体比较难诊断深部组织损伤。此期也包括在黑色创面上形成的水疱，可能会发展为被一层薄的焦痂覆盖；即便接受最佳治疗，也可能会快速发展成为深层组织破溃。

二、照护

（一）照护评估

1. 评估伤口

定期对伤口系统地进行观察、测量、记录和分析，可以及时了解伤口的现状，为进一步治疗和照护提供依据。评估内容包括：伤口大小、深度、潜行深度、组织的形态、渗出液、伤口周围皮肤或组织情况等。

2. 评估日常生活

评估患者的日常生活习惯及陪护的照护情况。

3. 用压疮危险因素评估量表进行评估

应用压疮危险因素评估量表进行评估是预防压疮关键性的一步，是有效照护干预的一部分。照护人员应掌握评估量表的使用方法，根据老年人的情况进行动态评估，及时采取相应的照护措施。在临床上，获得认可及常用的压疮危险因素评估量表有 Braden 评分量表、Norton 评分量表、Waterlow's 评分量表等。这里推荐使用 Waterlow's 评分量表（表 2－2）。

表 2－2　Waterlow's 压疮风险评估量表

<table>
<tr><th rowspan="2">评分项目</th><th colspan="5">评分及依据</th><th rowspan="2">得分</th></tr>
<tr><th>0 分</th><th>1 分</th><th>2 分</th><th>3 分</th><th>机动分</th></tr>
<tr><td>体型</td><td>中等</td><td>超过中等</td><td>肥胖</td><td>低于中等</td><td>—</td><td></td></tr>
<tr><td rowspan="4">皮肤类型</td><td rowspan="4">健康</td><td>皮薄</td><td rowspan="4">颜色差</td><td rowspan="4">裂开或红斑</td><td rowspan="4">—</td><td rowspan="4"></td></tr>
<tr><td>干燥</td></tr>
<tr><td>水肿</td></tr>
<tr><td>潮湿</td></tr>
<tr><td>性别</td><td>—</td><td>男性</td><td>女性</td><td>—</td><td>—</td><td></td></tr>
<tr><td rowspan="2">年龄/岁</td><td rowspan="2">—</td><td rowspan="2">14～49</td><td rowspan="2">50～64</td><td rowspan="2">65～74</td><td>75～80　4 分</td><td rowspan="2"></td></tr>
<tr><td>≥81　5 分</td></tr>
<tr><td rowspan="3">组织营养</td><td rowspan="3">—</td><td rowspan="3">抽烟</td><td rowspan="3">贫血</td><td rowspan="3">—</td><td>外周血管病　5 分</td><td rowspan="3"></td></tr>
<tr><td>心衰　5 分</td></tr>
<tr><td>恶病质　8 分</td></tr>
<tr><td>控便能力</td><td>完全控制</td><td>偶失禁</td><td>尿或便失禁</td><td>二便失禁</td><td>—</td><td></td></tr>
<tr><td rowspan="2">运动能力</td><td rowspan="2">完全</td><td rowspan="2">烦躁不安</td><td rowspan="2">冷漠的</td><td rowspan="2">限制的</td><td>迟钝　4 分</td><td rowspan="2"></td></tr>
<tr><td>固定　5 分</td></tr>
<tr><td rowspan="2">食欲</td><td rowspan="2">中等</td><td rowspan="2">差</td><td>鼻饲</td><td>禁食</td><td rowspan="2">—</td><td rowspan="2"></td></tr>
<tr><td>流质</td><td>厌食</td></tr>
</table>

续表

<table>
<tr><th rowspan="2">评分项目</th><th colspan="6">评分及依据</th><th rowspan="2">得分</th></tr>
<tr><th>0 分</th><th>1 分</th><th>2 分</th><th>3 分</th><th colspan="2">机动分</th></tr>
<tr><td rowspan="4">营养缺乏</td><td rowspan="4">—</td><td rowspan="4">—</td><td rowspan="4">—</td><td rowspan="4">—</td><td colspan="2">糖尿病　4 分</td><td rowspan="4"></td></tr>
<tr><td colspan="2">大手术/创伤/腰以下或脊椎手术　5 分</td></tr>
<tr><td colspan="2">手术时间 ≥2 h 5 分</td></tr>
<tr><td colspan="2">截瘫　6 分</td></tr>
<tr><td rowspan="3">药物</td><td rowspan="3">—</td><td rowspan="3">—</td><td rowspan="3">—</td><td rowspan="3">—</td><td>类固醇</td><td rowspan="3">4 分</td><td rowspan="3"></td></tr>
<tr><td>细胞毒性药</td></tr>
<tr><td>大剂量消炎药</td></tr>
<tr><td colspan="7">总　　分</td><td></td></tr>
<tr><td colspan="8">评分标准：≥10 分，危险；≥15 分，高度危险；≥20 分，非常危险</td></tr>
</table>

注：体型的评价方法

$$评价指标 = \frac{实际体重}{身高 - 105} \times 100$$

评价标准：90～110，中等；>110，超过中等；>120，肥胖；<80，低于中等。

（二）照护措施

1. 体位

不舒适或不平衡的体位必然导致关节过度扭曲，造成关节处的骨突起（如股骨的大转子结节）更突出于体表。这种骨突起可使这些部位承受更多的压力，于是骨突起部位发生严重的血运障碍。要想保持稳定平衡的姿势，侧卧位时，可使老年人屈髋屈膝，两腿前后分开，身体下面的臂向前略伸，身体上面的臂向前伸，并与腋成 30°，可增大接触面积。另外，屈髋屈膝成 90°，上腿在下腿前方，这种姿势可使大转子回缩，避免局部突出，又可使老年人下半身稳定于髂前上棘与股骨大转子及下腿膝外侧形成的三角平面内，防止体重压迫到髂前上棘一点。将老年人侧倾 30°，并用枕头支撑的这种体位是一种有效的预防压疮的方法。尽可能避免使床头抬高超过 30°，以减少剪切力。

2. 体位变换

定时翻身是最简单有效的压力解除法，翻身间隔时间一般为 1～2 h，压疮高危老年人应 30～60 min 翻身 1 次。在搬动时，要注意老年人身体各部分的位置，用吊架或提床单式方法帮助老年人在床上移动，可避免拖拉扯拽老年人。

3. 使用支撑性工具

目前各种坐垫、床垫及支具不断改进，各种翻身床、气垫床的应用对预防压疮起到了较好的效果。值得注意的是，在确定使用某种支撑工具后仍需不断对老年人进行评估与再评估，及时发现病情变化，以便调整照护方案。

4. 老年人出现异常要及时关注

当患者体重消瘦，出现发热、水肿、发绀等情况时，照护人员应该加强对皮肤完整性的关注。

5. 避免不良刺激

保持床单位清洁、平整，无渣屑；保持皮肤清洁干燥，对大便失禁、出汗及分泌物多的老年人，应及时擦洗干净。

6. 按摩局部不能缓解红斑

当局部皮肤出现压之不退色的红斑时，说明皮肤已经发生了质的改变，以往我们提倡在此期采取局部的按摩手法缓解症状。经过循证可见，当我们用手反复按摩局部时并不能缓解红斑，反而会加重局部病情的改变。近年来我们更加提倡减轻局部受压，保持局部皮肤的清洁、干净，减少尿、便的刺激及不必要的摩擦。

7. 使用石膏、夹板等固定的老年人

对使用石膏、夹板等固定的老年人，要随时注意局部皮肤、患侧肢体的温度、感觉、颜色、皮肤完整性、活动能力等变化，若发现有明显改变，应及时到医院就诊。

8. 改善营养

摄入优质蛋白，补充足够的维生素 C、维生素 A 和锌等微量元素，对纠正负氮平衡是非常必要的。同时，要鼓励老年人多饮水。

9. 积极治疗原发病

压疮的发生常常是在许多原发病的基础上并发的，如血糖控制不佳，并发了皮肤水肿、缺血、缺氧、感觉异常而形成压疮。因此，在诊断清楚的情况下应积极治疗原发病，这也是促进压疮愈合的有效方式之一。

10. 心理照护

思维清晰的老年人往往情绪低落，认为自己成了家庭的累赘，加上创面恶臭、大小便失控，导致老年人自卑感很强，情绪会更加低落。对此，照护人员应该用亲切和柔和的语调、乐观开朗的情绪来感染老年人，操作时与老年人亲切交谈，增加老年人的信心，减轻自卑感。

练习题

1. 损害涉及皮肤表层或真皮层，可见皮损或水疱，这种情况属于（　　）。

A. Ⅰ期　　B. Ⅱ期　　C. Ⅲ期　　D. Ⅳ期

2. 不能分期压疮的处理方法中正确的是（　　）。

A. 不用护理，皮肤情况会自行好转　　B. 涂抹酒精等进行局部消毒

C. 按摩患处，每天 2 次　　D. 注意改变体位，避免局部长时间受压

3. 下列对压疮好发部位描述准确的是（　　）。

A. 缺乏脂肪组织保护　　B. 无肌肉包裹

C. 肌层较薄的骨隆突处　　D. 以上都对

参考答案：1. B；2. D；3. D

第三节　营养不良

导入案例

李奶奶，84 岁，子女定居在国外，2 年前患脑梗死后入住养老院。左侧肢体活动障碍，平日由护理员喂饭，以进食软食为主，进食情况良好。近一月来护理员发现其食欲减退，只进食米粥、面片汤等，经常出现呛咳，体重减轻 10 kg。

思考：1. 王奶奶发生了什么情况?

2. 照护王奶奶时，应该如何观察病情?

一、概述

良好的营养对维持健康长寿有重要作用。据调查，有 15% 的社区老年人，35% ~ 65% 的住院老年人，以及 21% ~60% 的长期照护机构中的老年居民存在营养不良问题。居家不外出或者居家照护的老年人会有营养不良的问题。不能独立进食的老年人更易产生热量、蛋白质及多种维生素矿物质营养不良的风险。进食及吞咽困难、服用多种药物、经济原因、社会问题、痴呆、抑郁都是导致老年人营养不良的因素。

老年人在 1 个月内体重减轻 5%，在 3 个月内减轻 7.5%，在 6 个月内减轻 10%，或体重在理想体重的 90% 以下，血清白蛋白小于 25 mg/L，即诊断营养不良。

（一）临床表现

1. 体重减轻

臂围的大小可以用来评估人体肌肉组织的多少，与人体营养状况有关。上臂肌围的正常参考值为：22.8～27.8 mm（男），20.9～25.5 mm（女）。实测值占正常值90%以上为正常，80%～90%为轻度营养不良，60%～80%为重度营养不良，低于60%为重度营养不良。

2. 营养不良的特征性表现

脂肪及肌肉萎缩、皮肤弹性下降、毛发光泽与柔软度的丧失、凹陷性水肿以及肝脏和腮腺肿大均是营养不良的特征性表现。营养素缺乏的常见临床表现有：缺乏维生素A导致眼干燥症、夜盲症；缺乏维生素D导致骨质疏松；缺乏维生素C导致牙龈出血、肿大；缺乏维生素B_1、维生素B_{12}导致肢体感觉异常或丧失，运动无力。

3. 体重指数

体重指数（Body Mass Index，BMI）即体重（kg）/身高的平方（m^2）。体重指数过高或者过低的人群的死亡率与患病率都会增加。体重指数的正常范围为18.5～23.9；BMI≤18.4，则体重过低。

（二）实验室检查

1. 血浆蛋白

血浆蛋白水平可以反映机体蛋白质营养状况，是临床上最常用的营养评价指标之一。白蛋白能有效反映疾病的严重程度和预测手术的风险。白蛋白浓度的正常值为35～50 g/L，半衰期是18天。白蛋白浓度低于35 g/L属于低蛋白血症。代谢及营养支持对白蛋白浓度的影响需要较长时间才能表现出来。

2. 其他化验指标

其他化验指标包括血红蛋白、血浆运铁蛋白量或铁结合力、淋巴细胞数及甲状腺功能。

（三）诊疗原则

临床常见的患者营养补充的方式有两种：肠内营养和胃肠外营养。目前临床采用的胃肠外营养方式是中心静脉输液。中心静脉输液能连续均匀地输入机体所需的全部营养物质，并不受老年人食欲和消化功能的影响，使老年人在不进食的条件下维持体内的新陈代谢，保护重要生命器官，减少分解代谢，进而延长老年人的生命。与胃肠外营养相比，肠内营养更符合生理状况，能维持肠道结构和功能的完整，费用低，使用和照护简便，并发症较少且易处理，已成为老年人营养供应的重要方法。肠内营养主要通过经口进食、鼻胃管和胃造瘘等方式进行。

二、照护

（一）照护评估

1. 健康史

健康史的采集包括饮食习惯、疾病史、用药情况、精神状态及功能评价等。

（1）饮食习惯。分析老年人的饮食习惯，饮食质与量，包括进食困难、食欲减退、吸收不良、消化障碍，这些在老年人营养状况评价中十分重要。同时饮食习惯还包括有无厌食、食物禁忌、食物过敏等情况。一般应用微型营养评估量表（表2－3）对老年人营养状况进行评估，用以区分老年人有营养不良的危险和营养不良这两种状况。

表2－3　微型营养评估量表

姓名：________　　体重（kg）：________　　身高（cm）：________

序号	项目	评分方法	得分
1	在过去的3个月，由于食欲下降、消化系统问题、咀嚼或吞咽困难，使食物摄入减少吗？	0：严重的食物摄入减少 1：中度的食物摄入减少 2：食物摄入无改变	
2	在最近的3个月中有体重减轻现象	0：体重减轻 >3 kg 1：不知道 2：体重减轻了1～3 kg 3：无体重减轻	
3	移动	0：只能在床或椅子上活动 1：能离开床或椅子，但不能外出 2：可以外出	
4	在过去的3个月中，遭受心理压力或急性疾病	0：是 2：否	
5	神经心理问题	0：严重的精神紊乱或抑郁 1：中等程度的精神紊乱 2：无神经心理问题	
6	体重指数（BMI）/（kg/m^2）	0：$BMI<19$ 1：$19\leq BMI<21$ 2：$21\leq BMI<23$ 3：$BMI\geq 23$	

续表

序号	项目	评分方法	得分
筛查项目得分（各分项总分为 14 分）：________ ≥12 分，正常，无危险，不需要完成评估； ≤11 分，可能有营养不良，继续进行评估			
7	生活独立（不住在护理院或医院）	0：否　　1：是	
8	每日服用 3 种以上的处方药	0：是　　1：否	
9	压伤或皮肤溃疡	0：有　　1：否	
10	患者每日进几餐（指一日三餐）	0：1 餐 1：2 餐 2：3 餐	
11	选择摄入蛋白质的量： 每日至少进食（牛奶、酸奶）中的一种（是，否）； 每周进食两种以上的豆类或蛋类（是，否）； 每日进食肉、鱼或禽类（是，否）	0.0：选择 0 个或 1 个是 0.5：选择 2 个是 1.0：选择 3 个是	
12	每日食用 2 种以上的水果或蔬菜	0：否　　1：是	
13	每日进食液体情况（水、果汁、咖啡、茶、奶等）	0.0：至少 3 杯 0.5：3 ~ 5 杯 1.0：超过 5 杯	
14	进食的方式	0：必须在帮助下进食 1：独自进食但有些困难 2：独自进食无任何问题	
15	对自己营养状况的认识	0：认为自己有营养不良 1：对自己的营养状况不确定 2：认为自己没有营养问题	
16	患者认为与其他的同龄人相比自己的健康状况如何	0.0：不好　　0.5：不知道 1.0：一样好　2.0：更好	

续表

序号	项目	评分方法	得分
17	上臂围（MAC)/cm	0.0：MAC＜21 0.5：21≤MAC＜22 1.0：MAC≥22	
18	小腿围（CC)/cm	0：CC＜31 1：CC≥31	
评估项目得分（最高16分）：________			
评估结果：筛查项目得分 =________；评估项目得分 =________；总分 =________ 营养不良指导建议： 总分为17～23.5分：有营养不良的危险； 总分＜17分：营养不良			

（2）疾病史。正确采集病史。细心观察有助于发现已存在的营养不良的各种临床表现。

（3）用药情况。老年人服药品种较多，一些药物的不良反应会导致体重下降。

（4）精神状态。抑郁症是体重下降的原因之一。阿尔茨海默病或者帕金森病患者进食较少。

2. 心理社会状况

心理社会状况包括：评估老年人是否因经济问题、交通不便或活动不便难以自行烹饪；评估老年人就餐环境；评估是否有虐待老年人，不给予充足食物情况。

（二）照护措施

1. 膳食平衡，保证水的摄入

食物多样化，不挑食、不偏食，并且要注意主副食搭配、荤素搭配、粗细搭配、颜色搭配等，保持营养平衡。阿尔茨海默病、慢性衰弱性疾病及多种药物联合服用的老年人最容易脱水，要注意保证水的摄入，推荐水量是30 mL/(kg·d)。

2. 饮食易消化和吸收

老年人的消化功能减退、咀嚼能力减弱，因此食物的加工应该遵循软、细、松的原则，多采用煮、炖、熬、蒸等烹调方法，少用煎、炸。

3. 饮食宜清淡少盐

老年人应吃不油腻、少盐、不刺激的饮食，在菜肴中油、盐等各种调味品的量要适中。

4. 养成良好的饮食习惯

老年人的饮食以少量多餐为好，避免过饥或过饱；应增加咀嚼次数，减慢进食速度，防止发生噎食，保证饮食安全。适度饮酒。

5. 注意饮食环境与卫生

饮食时应选择光线充足、固定的进餐地点，同时还要注意餐具卫生，防止发生胃肠道疾病。也可鼓励老年人聚餐，既可加强社会活动能力，也可增加老年人的食物摄入量。

6. 吞咽困难的进食步骤

吞咽困难的进食步骤为：从小量食物开始，在眼药水瓶中装入半瓶的水；整瓶眼药水瓶的水；用果汁代替水；1/4 匙的半固体（粥、芝麻糊等）；1/2 匙的半固体；1 匙的半固体；1/2 片饼干，逐渐到软食，最后是普食。

7. 营养进食的方式

（1）经口进食。经口进食指直接通过口腔摄入食物满足营养需要的方式，适用于口腔功能完善、吞咽功能正常的患者。

（2）经鼻胃管进食。经鼻胃管进食即鼻饲，是将导管经鼻腔插入胃内，经导管将流质食物、营养液、水和药物注入胃内的方法，以满足不能经口进食或病情危重的晚期患者对营养的需要。鼻胃管的插入方法是将导管经一侧鼻孔插入，经咽、食管至胃内，一般导管插入的深度是 45 ~ 55 cm。

（3）经造瘘进食。经造瘘进食主要针对无法通过口腔进食的患者。通过造瘘管为患者提供营养物质，以满足他们对营养的需求。常见的造瘘进食的方式有经胃造瘘进食和经肠造瘘进食两种。

8. 经鼻胃管进食的营养照护

（1）患者及其家属应了解有关鼻饲饮食的基本知识和照护重点，注意观察鼻胃管是否在胃内以及老年人有无腹胀、腹痛及大便异常等消化系统的异常表现。

（2）每次灌注食物前先检查胃管是否在胃内（回抽胃液观察是否有异常），再注入少量温水检查是否通畅。若患者无不适感，则可依次缓慢注入鼻饲液或药液。

（3）灌注鼻饲液前，协助患者采用舒适体位，最好为坐位或半坐位。照护者在灌注时，动作应轻柔、缓慢，匀速灌注。鼻饲液量开始宜少，待老年人适应后根据机体情况酌情增加。通常每次鼻饲液量不超过 200 mL，鼻饲间隔时间要大于 2 h。

（4）灌注药物时要将药片研碎溶解；混合奶只能间接加热，因直接加热会致使蛋白形成凝块。果汁要和牛奶分别灌注，以免产生凝块。鼻饲饮食的温度应保持在 38 ℃ ~ 40 ℃。

（5）鼻饲过程中，注意每次灌注液未流尽前应将导管末端反折，避免空气进入胃中引起腹胀。

（6）鼻饲液灌注完毕后，再注入少量温开水冲净导管，以防食物积存、变质、阻塞导管或引发炎症。导管末端封闭固定于枕旁或衣领处，防止导管脱落。鼻饲结束后，患者维持鼻饲时的体位 20 ~ 30 min 后方可平卧，以免鼻饲液被吸入肺内。

（7）鼻饲饮食的种类主要有混合奶、豆浆、菜汤、新鲜果汁、营养要素饮食等。鼻饲饮食应现用现配，未用完的放入冰箱内保存。

（8）长期鼻饲的老年人，每天应进行口腔和鼻腔清洁。每次鼻饲后不宜即刻翻身，以免引起呕吐。鼻胃管要定期更换，各种鼻胃管的使用期限及更换时间依据其说明书进行。

9. 病情观察

（1）体重是营养中最简单、最直接而又最可靠的指标，定期测量体重。了解体重丢失量和恢复的情况。

（2）目前的饮食状态：包括饮食的内容；进食的时间、地点；进食前的情绪；进食时是否还从事其他活动（如看电视、阅读等）。

（3）头发、皮肤、指甲和牙齿的状态。

（4）咀嚼、吞咽和自我进食的能力。

（5）定期监测血浆蛋白、血红蛋白、血浆运铁蛋白量或铁结合力、淋巴细胞数及甲状腺功能。

10. 健康指导

（1）进餐前喝适量的柠檬汁以刺激分泌唾液，进餐时增加液体的摄入，进餐后立即清洁口腔。

（2）指导老年人养成随时漱口的习惯，及时去除食物残渣、刺激齿龈、润滑并保持口腔清洁。

（3）对于吞咽困难的老年人，在喂食前，应仔细评估老年人的反应是否灵敏，有无控制口腔活动的能力，是否存在咳嗽和吞咽反射，能否吞咽唾液。

（4）餐前及餐后保持坐姿 10 ~ 15 min。

（5）对于脑血管意外的患者，必须将食物放在其健侧的舌后方，咽食不能太急，保证吞咽前进行充分咀嚼。

（6）进餐时关掉收音机或电视机，使患者在进食期间保持安静，以减少注意力的分散。

（7）忌吸烟和饮酒，以免烟酒刺激口腔和咽喉。

（8）采用少食多餐的方式摄取食物。

练习题

1. 体重指数的计算方法是（　　）。

A. 体重（kg）/身高的平方（cm^2）　B. 体重（kg）/身高的平方（m^2）

C. 体重（g）/身高的平方（m^2）　D. 体重（g）/身高的平方（cm^2）

2. 下列属于体重过低的是（　　）。

A. BMI≤18.1　B. BMI≤18.2　C. BMI≤18.3　D. BMI≤18.4

3. 吞咽困难的进食步骤的最后一步是（　　）。

A. 1匙的半固体　B. 1/2片饼干　C. 普食　D. 软食

4. 对于脑血管意外的患者，必须将食物放在（　　）。

A. 健侧的舌后方　B. 健侧的舌前方　C. 患侧的舌后方　D. 患侧的舌前方

5. 餐前及餐后需保持坐姿（　　）。

A. 3～5 min　B. 5～10 min　C. 10～15 min　D. 15～20 min

参考答案：1. B；2. D；3. C；4. A；5. C

第四节　慢性疼痛

导入案例

张老先生，男，66岁，头及颈部疼痛反复发作一年，夜间加重，每次服后止痛药后症状能缓解，2～4 h后又复发。常年的疼痛使张老先生脾气暴躁，长期服用止痛药物使其经常恶心，严重影响日常的生活质量。

思考：1. 作为照护人员如何对疼痛进行评估？

2. 如何照护慢性疼痛的老年人才能使其更舒适？

一、概述

疼痛在老年人中非常普遍，它是指由体外或体内的伤害性或潜在伤害性刺激所产生的主观体验，并伴随躯体运动反应、自主神经反应和情绪反应等，是一种不愉快的感觉和情感体验，或用与此类损伤有关的词汇来描述的主诉症状。严重疼痛可造成患者身体健康、功能和生活质量的下降。近几年来，疼痛照护越来越被重视和关注，疼痛已被作为“第五生命体征”来评估与处理。

疼痛的性质有时是极难描述的，一般根据疼痛的部位、时间、性质、疼痛程度等形式来表达。有的截肢患者，甚至先天缺肢畸形的患者仍可感到自己不复存在的或根本未曾有过的肢体的疼痛，这称为幻肢痛。极度抑郁的人以及某些精神分裂症或癫痫症患者的疼痛可能是其幻觉症状之一。

二、照护

（一）照护评估

评估是疼痛处理中关键的一步。评估不仅可以识别疼痛的存在，还有助于评价疼痛治疗的效果。

1. 疼痛的部位

了解疼痛发生在身体哪些部位；定位是否明确而固定；是局限性疼痛，还是逐渐或突然扩大到某一范围。如有多处疼痛应了解是否同时发生，是否对称，它们之间有无联系。

2. 疼痛的时间

疼痛是间歇性还是持续性的，持续多长时间，有无周期性或规律性。几小时、几天，直至 6 个月以内可缓解的疼痛为急性疼痛；持续 6 个月以上的疼痛为慢性疼痛。

3. 疼痛的性质

疼痛可分为刺痛、触痛、灼痛、钝痛、锐痛、胀痛、酸痛、绞痛、剧痛、隐痛、压痛等。

4. 疼痛的程度

世界卫生组织将疼痛划分成以下 5 种程度：

0 度：不痛；

Ⅰ度：轻度痛，可不用药的间歇痛；

Ⅱ度：中度痛，影响休息的持续痛，需用止痛药；

Ⅲ度：重度痛，非用药不能缓解的持续痛；

Ⅳ度：严重痛，持续的痛伴血压、脉搏等的变化。

也可以使用疼痛评估工具进行疼痛程度的评估，下面介绍比较常用的 Wong-Banker 面部表情量表法（图 2－5）。Wong-Banker 面部表情量表法是一种采用人脸来进行识别，并以此来判断疼痛感受程度的办法。老年人根据自己的疼痛程度来选择各种表情，不能简单地用快乐和悲伤表示，而是要老年人根据自己的感受来选择不同的表情。该方法已经在老年人疼痛程度评估中逐渐被应用。

5. 疼痛的表达方式

个体差异决定了对疼痛的表达方式。儿童常用哭泣、面部表情和身体动作表达，成人多用语言描述（或表现为保护性体位），四肢或外伤的老年人一般不愿意动他们的身体。

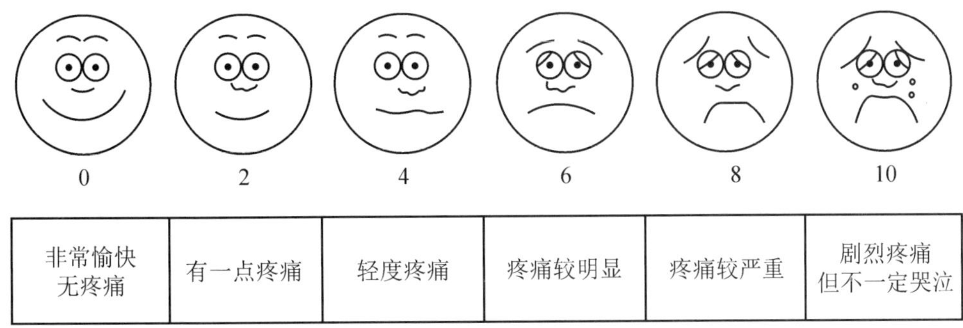

0	2	4	6	8	10
非常愉快 无疼痛	有一点疼痛	轻度疼痛	疼痛较明显	疼痛较严重	剧烈疼痛 但不一定哭泣

图 2－5　Wong-Banker 面部表情量表法

6. 影响疼痛的因素

了解哪些因素可以引起、加重或减轻疼痛，如温度、运动、姿势等。

7. 疼痛对老年人的影响

疼痛时是否伴有头晕、发热、呕吐、便秘、虚脱等症状；是否影响食欲、睡眠、活动等；是否出现愤怒、抑郁等情绪改变。

（二）照护措施

1. 减少或消除原因

减少或消除引起疼痛的原因，避免引起疼痛的诱因。急性期或疼痛剧烈时应注意卧床休息，取舒适体位，减少家属探视，选择老年人信任、依赖度较高的亲属陪护。

2. 及时询问，密切察看

询问疼痛部位、疼痛的强度、原因，及时向医生进行反馈，准确执行医嘱，密切观察生命体征变化。

3. 物理止痛

可应用冷、热疗法止痛，如冰袋、冷水浸泡、冷湿敷或热湿敷、温水浴、热水袋、按摩等物理止痛措施。

4. 促进舒适

（1）减轻对老年人的刺激，使老年人处于舒适的体位，为老年人创造一个安静、清洁、光线充足、室温适中、空气新鲜的良好的环境，可提高痛阈，减轻痛苦。

（2）帮助老年人活动，改变姿势，变换体位；给老年人放好枕头和毯子，确保老年人所需的每一样东西都能伸手可及。

（3）将老年人所需的照护活动安排在药物显效时限内；在各项治疗前，给予清楚、准确的解释。这些都能减轻老年人的焦虑，使其身心舒适，从而有利于减轻疼痛。

5. 用药照护

（1）由于老年人年龄比较大，其衰老程度严重影响了对药物的吸收，要根据老年人的状况，对药物吸收能力，以及老年人的新陈代谢来选择各种药物，以此选择最佳的方式来减轻老年人的疼痛。

（2）由于机体的改变，使老年人对麻醉性镇痛药的敏感性增强，毒副作用（如呼吸抑制、咳嗽反射抑制、意识障碍、便秘等）的发生率较青年人更高，服用较小剂量即可发生上述不良反应。因此，给老年人应用麻醉性镇痛药应注意剂量递减，疼痛严重或急性疼痛时采用静脉给药，慢性或中度疼痛常口服给药。如果不能耐受口服途径，可使用直肠或舌下给药、透皮给药等非侵入性途径替代。妥善安排用药时间以求达到持续稳定的镇痛效果，避免痛后给药，以防老年人焦虑和增加用药量。

（3）给药前后必须对老年人的疼痛程度进行评估。通过评估来了解老年人的身体情况，并以此为依据，来增加或者减少药量。对中度至重度疼痛、持续或复发性疼痛，应24 h 按时定量给药，在寻找合适或补救剂量时可按需给药。

（4）有时老年人应用多种药物如抗高血压药、抗凝血药及其他用药，故应注意镇痛药与其他药物可能发生的协同作用与相互作用，谨慎药物用量，以此来减少药物不良反应的发生。

（5）老年人的用药安全范围明显缩小。配伍使用非类固醇类抗炎药可减少麻醉性止痛药的用量，并可降低其不良反应，但易诱发中毒反应，故在两药联合应用时应注意药物治疗剂量与中毒剂量的安全范围。

（6）老年人慢性疼痛时容易伴有抑郁症和阿尔茨海默病，程度严重者可妨碍他们准确描述疼痛的部位和程度。因此，在制定药物治疗方案时应考虑此因素。

（7）阿片类药物的不良反应及预防措施如下：

① 便秘。几乎所有使用阿片类止痛剂的老年人均有便秘，且不能耐受。缓解便秘有助于减轻老年人的恶心、呕吐症状。临床上处理便秘比控制疼痛更加困难，因此，在开始使用阿片类止痛剂时，应制定一个有规律的通便方案，包括使用缓泻剂和大便松软剂，如番泻叶、麻仁润肠丸、通便灵等。晨起可使用栓剂帮助排便；鼓励老年人多饮水，多食含纤维素的食物；注意调整老年人的饮食结构以及改变给药途径。

② 呼吸抑制。呼吸抑制是使用阿片类止痛剂过程中潜在的最严重的不良反应。呼吸抑制通常发生于第一次使用阿片类药物且剂量过大的老年人，同时伴有中枢神经系统的抑制。随着反复用药，这种并发症发生的危险性逐渐减小。当发生呼吸抑制时，应建立通畅的呼吸道；当发生严重呼吸抑制时可给予纳洛酮治疗，必要时吸氧，进行人工呼吸，对昏迷老年人行气管切开。

③ 恶心、呕吐。使用阿片类止痛剂的老年人中有 2/3 的人伴有不同程度的恶心和呕吐。一般在用药初期出现恶心和呕吐，在 4～7 天内缓解，以后逐渐减轻，并完全消

失。一般一周内能耐受。初次使用时第一周内可以同时使用止吐药物预防，如甲氧氯普胺片（胃复安），每日 3 次，餐前半小时服用。

④ 嗜睡、镇静。在阿片类药物治疗的初期及明显增加药物剂量时，会出现镇静或嗜睡的不良反应，一般数日后自行消失。处理方法包括：减少个别药物的剂量或延长给药时间；初次使用剂量不宜过高，剂量以 25% ~ 50% 的幅度逐渐增加，老年人尤其要慎重。严密观察镇静程度，镇静过度时可发生呼吸抑制。

⑤ 尿潴留。尿潴留的发生率一般低于 5%；如果同时服用三环类镇静剂或接受过腰椎麻醉的老年人，尿潴留的发生率会增加到 20% ~ 30%。处理方法包括流水诱导法、会阴部冲灌热水法或膀胱区轻按摩诱导法；督促定时排尿，必要时导尿。

⑥ 急性中毒。急性中毒表现为呼吸抑制、昏迷、瞳孔缩小和消化道痉挛等。可用阿片类药物拮抗剂纳洛酮治疗。

⑦ 身体依赖和耐药性。在阿片类止痛剂使用过程中可伴发身体依赖和耐药性，是使用这类药物的正常药理反应。身体依赖的特点是当治疗突然停止时，会出现戒断综合征。耐药性的特点是随着药物的重复使用，其药效降低，需增加药物剂量或缩短给药间隔时间，才能维持止痛效果。身体依赖和耐药性并不妨碍阿片类药物的使用。

6. 心理照护

（1）减轻老年人心理压力。照护人员应设法减轻老年人的心理压力，要以同情、安慰和鼓励的态度支持老年人，建立相互信赖的友好关系，鼓励老年人表达其疼痛的感受及对适应疼痛所作的努力，尊重老年人在疼痛时的行为反应。

（2）分散注意力。把老年人的注意力重点放在某项活动上。分散老年人对疼痛的注意力可减少对疼痛的感受强度，可采用的方法如下：

① 组织老年人参加有兴趣的活动，能有效地转移其对疼痛的注意力。

② 运用音乐对分散疼痛的注意力是有效的方法。优美的旋律对减慢心率、减轻焦虑和抑郁、缓解疼痛、降低血压等都有很好的效果。

③ 老年人双眼凝视一个定点，引导老年人想象物体的大小、形状、颜色，同时在老年人疼痛部位或身体某一部分皮肤上做有节律的环形按摩。

④ 指导老年人进行有节律的深呼吸，用鼻深吸气，然后慢慢从口将气呼出，反复进行。

⑤ 通过自我意识，集中注意力，使全身各部分肌肉放松，可减轻疼痛强度，增加耐痛力。有规律的放松对于由慢性疼痛所引起的疲倦及肌肉紧张效果明显。

⑥ 治疗性的诱导想象是利用一个人对某一特定事物的想象而达到特定的正向效果。让老年人集中注意力想象一个意境或风景，并想象自己身处其中，可起到松弛和减轻疼

痛的作用。做诱导性想象之前，先做规律性的呼吸运动和渐进性松弛运动效果更好。

⑦ 激发患者战胜疾病的信心，鼓励自强、消除依赖，提高对疼痛的耐受能力。

7. 健康指导

（1）帮助患者了解造成疼痛的相关知识，避免有病乱投医、随意用药，应有序地到正规医院进行检查与治疗。

（2）指导患者避免各种引发疼痛的诱因，如受凉、吹风、磕碰、高血压等。

（3）指导患者采用减轻疼痛的方法。

（4）遵医嘱按时服药，避免随意停药、随意加大或减少药物剂量。

（5）如果患者的病情发生变化，应立即就医，避免延误治疗。

练习题

1. 以下对疼痛的描述正确的是（　　）。

A. 是患者的主观感受，缺少客观体征

B. 不受心理、精神因素的影响

C. 疼痛评估有助于及时调整用药剂量

D. 照护人员应以自己的观点对患者进行评估

2. 非阿片类镇痛药是（　　）。

A. 杜冷丁　　B. 吗啡　　C. 布洛芬　　D. 芬太尼

3. 慢性疼痛是指（　　）。

A. 疼痛持续 3 个月以上，可在原发疾病或组织损伤愈合后持续存在

B. 疼痛持续 1 个月以上，可在原发疾病或组织损伤愈合后持续存在

C. 疼痛持续 2 个月以上，可在原发疾病或组织损伤愈合后持续存在

D. 疼痛持续 6 个月以上，可在原发疾病或组织损伤愈合后持续存在

参考答案：1. C；2. C；3. D

第五节　虐　待

导入案例

王某，80 岁，育有 1 子。由于家境贫寒，婆媳相处不佳。儿子常因一些琐事打骂老母亲。一次，老年人被打后，为避免再遭儿子拳脚相待，竟躲进猪圈，后经邻居发现立即报警予以处理。民警经过走访调查，得知老年人常常因一些家庭琐事

遭到儿子打骂，颜面部及身体表面可见明显青紫等被殴打痕迹，现老年人营养状况差，已两天没能正常进食，神志恍惚，对陌生人的碰触有抗拒。

思考：应如何对受虐待的老年人实施照护帮助？

一、概述

在人口老龄化发展迅速的今天，老年人受到虐待成为一种急需得到关注的社会问题。老年虐待的定义描述包括两方面内容：一方面，是指由老年人的家庭成员或其他照护者、亲近信赖的人对老年人实施的虐待行为、故意造成严重伤害的行为或者故意或无意地导致严重伤害风险的行为；另一方面，是指老年人的照护者不能满足老年人维持生存的基本需求或者难以保障老年人。

老年人作为弱势群体，在各种利益关系和分配关系的重新调整中，他们的利益和需求受到不同程度的伤害和忽视，使其满足自身需求的能力受到限制。同时，受整体经济社会发展水平的制约，社会能为老年人提供的生活帮助仍然是十分有限的。一些城市通过发展养老保险事业，解除了老年人的生活忧患。不少被侵权的老年人，走上法庭，讨回了公道。然而，维权护老，仍任重道远，老年人这一弱势群体受虐待的问题仍需要引起全社会的关注。

（一）受虐的类型

1. 躯体虐待

躯体虐待指故意伤害导致老年人躯体疼痛或受伤的行为，如用器械或利器击打、撞击和抓推等。

2. 精神、心理虐待

精神、心理虐待指故意导致老年人情感伤痛或伤害的行为，如施加压力、恐吓、威胁、侮辱、命令、不尊敬、责备或用其他形式的言语攻击或骚扰与囚禁。这种虐待的特点是：缺乏对老年人的隐私和个人物品的尊重；忽略老年人的愿望；剥夺老年人接触对其来说至关重要人的机会；不能满足老年人在健康和社会方面的需要。精神虐待受害者有严重的心理表现。

3. 性虐待

性虐待指照护者对老年人犯下的从暴力强奸或卑鄙的性攻击到性骚扰等各种未经同意的任何形式的性接触。性虐待比较容易发生，且格外粗劣。

4. 物质或经济剥夺

物质或经济剥夺包括非法使用或不适当使用或侵吞老年人的财产和资金；强迫老年

人更改遗嘱及其他法律文件；剥夺老年人使用其个人资金的权利；经济骗局及欺骗性计划。

5. 供养倦怠

供养倦怠指派的照护者不能满足老年人的基本生活需求、不能提供安全的生活住所、限制老年人与外界的交流，包括躯体忽视、精神忽视、遗弃和不赡养老年人，有意或无意地剥夺食物、药品或其他生活必需品。

6. 自我忽视

自我忽视指老年人没有能力或不愿意为自身提供一些必需品或服务来维持安全、独立的生存。与被动受虐不同，自我忽视是一种主动受虐。

7. 其他

此外，虐待还包括医疗资源的剥夺、人权侵犯和强迫劳动等形式。

（二）虐待的发生原因

虐待的发生原因可归结为个人、亲属关系和社会文化几个层面。

1. 个人因素

个人因素包括受害者患有阿尔茨海默病、认知障碍、社会地位较低、不被家人重视、疏于照顾等。女性老年人由于自我保护能力差、反抗能力低等原因受到虐待的危险性更高。而施虐者一般存在精神障碍、酒精及药物滥用等情况。

2. 亲属关系因素

与亲属生活在一起是发生虐待的一项危险因素。当老年人的依赖性越来越强时，长期生活在不和睦的家庭关系中，可能会由于过度紧张和沮丧而使情况变得糟糕。

3. 社会文化因素

社会文化因素包括将老年人描述为脆弱、虚弱和依赖性强的弱势群体，家庭成员间的关系淡化，家庭内部权利和物质分配，老年人自己独自生活，家庭儿女无能力供养、陪伴老年人，老年人的卫生保健、福利待遇和照护服务设施不完善，照护人员没有经过专业培训、文化素质低、工资待遇低、工作量大，老年人对运用法律保护自己的方法不了解，学习法律知识的途径少等。

（三）虐待对老年人的影响

虐待行为给老年人的身心健康造成的长期影响包括：由于伤害造成的终身残疾，营养不良，进食紊乱；自伤或自我忽视，抑郁、焦虑、易怒的负面情绪，甚至有自杀的倾向，严重者导致死亡等。

二、照护

（一）照护评估

（1）了解有无受虐的经历，受虐后的处理过程。

（2）了解有无精神疾病、阿尔茨海默病、抑郁症等病史。

（3）了解老年人的日常生活习惯及家庭照护人员关系和主要经济来源等。

（4）了解有无既往治疗的措施，以及患者、家属的病情掌握情况。

（5）评估老年人对受虐的认知度，以及自我保护的能力。

（二）照护措施

1. 加强关注，积极预防

要加强对老年人受虐问题的关注，积极预防、干预事件发生。

（1）公共和职业宣传，利用多媒体以及先进的网络传媒力量，加大宣传并筛查潜在受害者和受虐者。建立完整的社会保障体系，建立完善、配套齐全的老年人养老场所，倡导孝道，让每一个身为子女的人，不仅要履行赡养的义务，更要关心、体贴老年人，确保他们平安幸福地度过晚年。

（2）照护者支持干预，通过托管服务等减轻照护者的压力。同时建立良好的照护人员管理服务，加强照护人员队伍的建设，提供照护人员的素质，以及照护人员的健康指导能力和沟通能力。

（3）为照护者介绍阿尔茨海默病、精神疾病的知识。照护人员要充分利用一切机会，及时了解老年人的心理需要，使老年人了解心理健康的重要性，善于与老年人沟通，取得老年人的信任，鼓励他们说出心中的不满，并及时采取照护措施。同时鼓励老年人培养兴趣爱好，多参加社会活动，及时主动与子女沟通，让子女了解自己的心理需要。

（4）多鼓励老年人参加集体活动，从事力所能及的劳动，可以改善老年人的心情，转移注意力。多引导老年人克服自卑、焦虑的心理，从而适应老年人的角色。多倡导老年人看一些老年心理学和美学等方面的书籍，使他们保持平和的、乐观的心态，努力做一个心身健康的人。

（5）筛查潜在受害者，向有关部门报告虐待的情况，寻求成人保护。警察、社工等机构定期进行家访，及时发现异常。

2. 高度重视，及时解决

对已经发生虐待的老年人我们应给予高度重视，及时解决问题。我国《老年人权益保障法》第四条规定：严禁歧视、侮辱、虐待、遗弃老年人。依照我国《刑法》第二百六十条规定：虐待家庭成员，情节恶劣的，处二年以下有期徒刑、拘役或者管制。犯虐待罪没有引起被害人重伤、死亡的，只有被害人向法院自诉，法院才处理；引起重伤、死亡的，则由人民检察院向法院提起公诉。可通过以下措施解决老年人受虐的问题：

（1）加强宣传，让更多老年人认清受到虐待问题的重要性，及时向相关部门寻求帮助。

（2）开启老年人受虐求助热线网络，创建更多途径以方便受虐者报警等。

（3）支持和保护被孤立的和脆弱的老年人，可以将受虐老年人转移以脱离不安全的家庭环境，住进照护机构或者福利院等庇护处，并做出相关后续安排，必要时提供医学、法律、伦理和心理方面的干预及援助。

（4）招聘和培训服务热线辅导员。通过培训，让有一定文化水平、善于沟通的人员能使用专业的知识与技能让受虐者得到更多帮助。

（5）建立系统管理的相关制度，对已经发生的事件进行复查、追踪。

（6）通过大众和专业的媒体进行宣传，应用多种媒体方式加强宣传，引起对受虐与虐待问题的社会关注。

（7）推广公正赡养协议，并赋予强制执行力，让受虐者学会用法律的盾牌保护自己。

练习题

1. 受虐的类型包括（　　）。

A. 躯体虐待　　B. 自我忽视　　C. 供养倦怠　　D. 以上均是

2. 照护人员对受虐老人的帮助有（　　）。

A. 加强宣传，让老人知道向相关部门寻求帮助

B. 将受虐老人转移以脱离不安全的家庭环境，住进照护机构或者福利院等庇护处

C. 必要时提供医学、法律、伦理和心理方面的干预及援助

D. 以上均是

参考答案：1. D；2. D

第三章　老年循环系统疾病的照护

学习目标

掌握：1. 老年常见循环系统疾病的临床表现。

2. 老年常见循环系统疾病的照护措施。

了解：1. 老年常见循环系统疾病的诊断标准。

2. 老年常见循环系统疾病的病因及诱发因素。

第一节　原发性高血压

导入案例

在养老机构入住的老先生，70 岁，既往有高血压病史 5 年，每日服用一次苯磺酸氨氯地平 5 mg。近两日由于家人没有按时来看望他，导致其夜间睡眠较差，今天早晨感觉头胀不适，经测量血压为 210/130 mmHg。老年人神志清楚，语言流利，营养良好，体型适中，活动自如。

思考：1. 王先生目前应采取什么照护措施？

2. 需要照护者严密观察什么？

一、概述

高血压是指体循环动脉血压增高的一种常见临床综合征。高血压可分为原发性高血压和继发性高血压。临床所称的高血压病即指原发性高血压，约占 95%，而继发性高血压仅占 5%。继发性高血压是由某些确定的疾病或者病因引起的高血压。

（一）病因

1. 遗传因素

原发性高血压有家族倾向。父母均有高血压，子女高血压的发病率高达 46%，约

60%的高血压患者有家族史。

2. 钠潴留引起

钠引起高血压的机制尚不清楚，钠潴留使细胞外液容量增加，因此心排血量增加；血管平滑肌细胞内钠水平增高又可导致细胞内钙离子浓度升高，并使血管收缩反应增强，因此外周血管阻力升高，这些均促进高血压的形成。

3. 精神因素

交感神经活动增强是高血压发病机制中的重要环节。因此当人在长期精神紧张、压力、焦虑或长期环境噪声、视觉刺激下可引起高血压。

4. 其他因素

流行病学调查提示，以下因素也可能与高血压的发生有关：肥胖、吸烟、过量饮酒、低钙、低镁及低钾。

（二）临床表现

1. 一般表现

高血压的临床表现一般为头痛、头晕、眼花、耳鸣、乏力、多梦、失眠等。

2. 高血压病的脑部表现

高血压发病前常有短暂的脑缺血发病史，起病隐匿、缓慢，症状轻微如头晕、肢体麻木等，甚至无症状。高血压脑出血往往起病急，出现头痛、呕吐、偏瘫、昏迷等极端危险的临床表现。

3. 高血压肾病及眼底变化

一些老年高血压患者由于长期高血压而导致肾功能不全，临床表现为：多尿，夜尿，蛋白尿，尿中出现红细胞，尿素氮、肌酐升高。对老年高血压患者进行眼底检查可发现眼底视网膜动脉硬化，严重者可出现渗血、出血、视神经盘水肿。有些老年高血压患者常常以眼底出血、视物模糊就诊。

4. 高血压病的心脏表现

高血压病的心脏表现为各种心律失常如期前收缩、心动过速、房颤、房室传导阻滞等。老年高血压患者常常合并出现心功能不全，表现为胸闷、气短、呼吸困难、咳嗽不能平卧等症状。

5. 高血压危象

高血压危象是指在高血压病程中，由于某些诱因使外周小动脉发生暂时的强烈收缩，血压急剧升高，舒张压可达 120 mmHg 或更高，收缩压上升至 200 mmHg 或更高，可伴有重要器官的功能障碍和不可逆的损害。

6. 老年高血压临床特点

（1）血压波动较大。易发生晨峰血压增高和直立性低血压。晨峰血压增高是指起床后 2 h 收缩压平均值较夜间睡眠时的收缩压最低值高 35 mmHg。直立性低血压是指立位比卧位收缩压降低 20 mmHg 以上，平均动脉压降低 10% 以上。

（2）假性高血压。老年人肱动脉呈僵硬状态时采取间接测压法，气囊压不住肱动脉，使测得的血压数值过高，产生假性高血压。

（3）多见单纯收缩期高血压。老年人半数以上为单纯收缩期高血压，发生冠心病、脑卒中和终末期肾病的危险以单纯收缩期高血压最多。

（4）脉压较大。脉压越大，可能动脉硬化程度越高。欧洲高血压协会专家指出，脉压和动脉硬化增加可作为高龄高血压人群心血管病，尤其是心肌梗死的预测因子。随着年龄的不断增加，在收缩压增高、脉压增宽的患者中，舒张压越低则危险越大，常导致多脏器受损。

（5）并发症多且严重。老年高血压病程越长，靶器官受损机会越大，易并发脑卒中和心脏意外，这在单纯收缩期高血压中更多见。高血压可促进脑动脉粥样硬化的发生，引起短暂性脑缺血发作及脑动脉血栓形成。某些患者因硬化的脑内小动脉形成的微小动脉瘤破裂而致脑出血，这是老年高血压的严重并发症。

（三）诊断标准

根据 2010 年版的《中国高血压防治指南》，老年高血压的诊断标准是指年龄≥65 岁，通过 3 次非同日坐位血压测量，收缩压≥140 mmHg，和/或舒张压≥90 mmHg。若收缩压≥140 mmHg，而舒张压＜90 mmHg，则称为单纯收缩期高血压，多在老年期发病；收缩压、舒张压都升高则称为混合性高血压，多由中年高血压延续而来。《中国高血压防治指南 2010》对成人血压水平的分类，见表 3－1。

表 3－1　成人血压水平的分类

类　别	收缩压/mmHg		舒张压/mmHg
正常血压	＜120	和	＜80
正常高值血压	120～139	和（或）	80～89
高血压	≥140	和（或）	≥90
1 级高血压（轻度）	140～159	和（或）	90～99
2 级高血压（中度）	160～179	和（或）	100～109
3 级高血压（重度）	≥180	和（或）	≥110
单纯收缩期高血压	≥140	和	＜90

资料来源：中国高血压防治指南修订委员会，《中国高血压防治指南 2010》。

二、照护措施

（一）照护评估

（1）根据患者的血压监测数据及靶器官受损情况，评估患者血压的级别。

（2）评估患者血压变化的特点，有无晨峰血压增高现象、直立性低血压等表现。

（3）评估患者有无高血压、糖尿病、冠心病等家族史；细致评估患者日常生活中膳食摄盐、高蛋白、高脂肪等情况，有无烟酒嗜好及活动情况。

（4）评估患者的高血压患病时间，以及既往血压控制水平。

（5）评估患者的用药史，包括抗高血压药物治疗效果与不良反应以及其他所用药物情况。

（6）评估患者是否有其他合并症，如糖尿病、肝病、肾病、心脏病等疾病。

（7）评估患者有无紧张、烦躁、焦虑及忧郁等不良心理。

（二）照护措施

1. 保证老年人充足的休息与睡眠

保证老年人每天的睡眠时间不少于7 h，中午安排午休时间。适当的休息和充分的睡眠对降低血压都有好处。血压较高、症状明显或伴有脏器损害表现者应充分休息。应保持老年人居室安静、光线柔和，尽量减少声光的刺激。

2. 保证老年人生活规律、情绪稳定

保证老年人生活起居有规律，不宜过度劳累，避免看情节恐怖、紧张的电视、电影。保持老年人情绪的稳定，避免老年人情绪激动及过度紧张、焦虑。同时，老年人心理脆弱，易将高血压与脑卒中、心肌梗死等联系在一起，心情易处于低落的状态。因此，应该针对老年人的心理状态，予以必要的解释和安慰。

3. 保证老年人健康饮食

对于老年高血压病患者要坚持低钠、低脂、低胆固醇饮食，这样能使血压下降，并可增加利尿剂（治高血压的药物）的降压效果和减少利尿剂的低钾反应。

（1）每人每天摄入盐不超过6 g（普通玻璃酒瓶盖子去除胶垫后，装满一平盖盐的量大致相当于6 g）。尽量避免进食高盐食物和调味品，如咸菜、腌菜、腌肉等；利用醋、柠檬汁、苹果汁、番茄汁来增添食物味道；采用富钾低钠盐来代替普通钠盐。

（2）减少动物食品和动物油摄入。限制动物内脏、肥肉、蟹黄、鱼子、蛋黄、鱿鱼等富含饱和脂肪和胆固醇食品的摄入量；减少反式脂肪酸的摄入，限制各类糕点、巧克力派、咖啡伴侣等的摄入量；适量选用橄榄油等植物油。

（3）推荐的食物如下：

① 富含钾、钙、维生素和微量元素的食物，如新鲜蔬菜、水果、土豆、蘑菇等；应用排钾利尿剂的患者，应注意补充含钾丰富的食物如口蘑、榛蘑、白菜、黄豆粉、紫菜、羊肚菌、银耳、黑豆、芸豆等。

② 食用植物油。

③ 富含膳食纤维，如燕麦、薯类、粗粮、杂粮等。

④ 富含优质蛋白、低脂肪、低胆固醇食物，如脱脂奶粉、鸡蛋清、鱼类、去皮禽肉、瘦肉、豆制品等。鱼类蛋白是优质蛋白，应多吃鱼类。

4. 运动是老年人重要的血压管理方法

要让老年人适当进行散步、慢跑、骑自行车等有氧运动，注意劳逸结合，避免时间过长的剧烈运动。

（1）运动的方式。运动方式包括有氧运动、力量练习、柔韧性练习、综合功能练习。这里主要介绍有氧运动。有氧运动是高血压患者最基本的健身方式，常见的运动形式有快走、慢跑、骑自行车、秧歌舞或交谊舞、广播体操、有氧健身操、登山、登楼梯。建议每周至少进行 3 ~5 次、每次持续 30 min 以上的中等强度的有氧运动，最好坚持每天运动。

（2）运动强度。中、低强度的运动较高强度运动在降低血压上更有效、更安全。可选用以下方法评价中等强度的运动：

① 主观感觉：运动中心跳加快，微微出汗，自我感觉有点累。

② 客观表现：运动中呼吸频率加快、微微喘，可以与人交谈，但是不能唱歌。

③ 步行速度：每分钟 120 步左右。

④ 运动中的心率 = 170 − 年龄；

⑤ 在休息后约 10 min 内，锻炼所引起的呼吸频率增加应明显缓解，心率也恢复到正常或接近正常，否则可能运动强度过大。安静时血压未能很好控制或超过 180/110 mmHg 的患者应暂时禁止中等强度及以上的运动。

（3）运动的适宜时间。高血压患者清晨血压常处于比较高的水平，最好选择下午或傍晚运动。

5. 平时注意监测血压的变化

测血压每日早晚两次并记录（清晨未起床活动前、晚上睡觉静卧 20 min 后）。测量血压应在固定条件下测量：测量前患者须静坐或静卧 30 min，同一血压计，同一侧肢体。测量部位通常选右上臂测量，以减少误差。剧烈运动后应将测量时间推至休息 30 min以后。若测量血压高于 160/100 mmHg，应及时就诊，并告知医生，以进行必要的处理。

6. 老年高血压控制水平

《中国高血压基层管理指南（2014 年修订版）》提示 65 岁及以上的老年高血压患者常伴有多种危险因素、靶器官损害或临床疾患，易发生直立性低血压，可根据耐受性逐步降压达标。降压目标为：收缩压 < 150 mmHg，如能耐受可降至 140 mmHg 以下；80 岁以上高龄老年人的血压控制目标为 150/90 mmHg 以下。

7. 坚持服药

老年高血压患者应在医生指导下坚持“终生服药”。降压药物一般从小剂量开始，多数患者需长期服用维持量。当新加用某种降压药物时，作为照护者必须严密监测患者的血压情况，如发现血压降得过快、过低，应及时通知医生，防止因血压迅速下降而导致一系列不良反应，如暂时晕厥、脑血栓、心绞痛等。同时，要注意服用降压药物后有无不适反应；在用药期间需要定期到医院监测电解质和肾功能。照护者需要督促老年人遵医嘱服药，不可根据自己的感觉来增减药物；服药要准时，也不可忘记服药或在下次服药时补上次的剂量，更不能突然撤换药物。

8. 平时注意避免血压巨变

照护老年高血压病患者平时应注意避免血压剧变的因素，如不要让老年人参加易引起精神高度兴奋的活动；在冬天要注意保暖，以避免寒风侵袭引起血管突然收缩；劝导老年人戒烟，因烟中的尼古丁可导致血管痉挛；预防老年人发生便秘，因便秘会造成患者排便用力，易使血压升高。

另外，还要预防直立性低血压（某些降压药物会有的不良反应），如出现头昏、眼花、恶心、眩晕、昏厥等。预防方法是要避免老年人久站不动、突然下蹲或做头部朝下的动作，改变姿势时指导老年人动作要缓慢。另外，为老年人淋浴时水温不宜过高。一旦发生低血压要让老年人立即平卧，抬高脚部，一般可得到缓解。要注意观察有无呼吸困难、咳嗽、咳泡沫痰、突然胸骨疼痛等心脏损害表现。尤其注意观察有无头痛、头晕、恶心、呕吐、视物模糊、肢体麻木等情况，警惕出现高血压危象。

9. 高血压危象的观察及照护

（1）高血压危象的观察，包括：注意观察老年人有无神志、血压、心率、尿量、呼吸频率等生命体征的变化，每天定时测量并且记录血压。如果发现老年人血压持续升高时，密切注意有无剧烈头疼、呕吐、心动过速、抽搐等高血压脑病与高血压危象的征象。有条件的可以让老年人吸入氧气，通知医护人员及时就诊。此时，需要为老年人尽快降压，制止抽搐，以防脑血管急症的发生。如果老年人出现如肢体麻木、活动欠灵活，或者言语含糊不清时，要警惕高血压并发脑血管疾患。对已有高血压心脏病者，要注意有无呼吸困难、水肿等心力衰竭表现；同时检查心率、心律，有无心律失常等；观察尿量变化，以发现肾脏是否受损。发现上述并发症时，要尽快通知医生紧急救治。

（2）高血压危象的照护措施。发现血压升高应让老年人安静地卧床休息，床头抬高30°，以达到体位性降压的目的。应减少搬动、刺激（环境、不良的言语等），使之情绪安定，对烦躁不安者，可以遵医嘱服用少许镇静剂，防止发生坠床或者意外伤。如果老年人出现昏迷，应保持呼吸道通畅，可采取平卧位，把头部偏向一侧，以免呕吐物吸入呼吸道而引起窒息。有条件应该吸氧，氧气流量为2～4 L/min。可以遵医嘱为老年人口服降压药物，以降低血压。应尽快向医生或急救中心求助。

练习题

1. 如果照护的老年人此次测量血压的数值为180/100 mmHg，应为老年人选择（　　）卧位。

A. 端坐床边，两腿下垂　　B. 头低脚高位

C. 平卧位，头偏向一侧　　D. 半卧位，床头抬高30°

2. 作为照护者，为高血压老年人选择下列食物中的（　　）最适宜。

A. 腐乳　　B. 油条　　C. 蛋黄　　D. 燕麦

3. 患者男性，85岁，今晨测血压为190/115 mmHg，并伴心悸、多汗、头痛、烦躁等，患者可能发生下列（　　）情形。

A. 1级高血压　　B. 2级高血压　　C. 3级高血压

D. 高血压危象　　E. 高血压脑病

4. 老年高血压患者最严重的并发症是（　　）。

A. 脑出血　　B. 充血性心力衰竭　　C. 肾衰竭

D. 冠心病　　E. 糖尿病

参考答案：1. D；2. C；3. C；4. A

第二节　冠状动脉粥样硬化性心脏病

导入案例

王老先生，65岁，于1天前活动后出现心前区剧痛、憋气，向后背部放射，伴头晕、大汗淋漓，自服硝酸甘油后可略缓解。

思考：作为照护者如何为老年人提供有效的照护措施？

一、概述

冠心病是冠状动脉粥样硬化性心脏病的简称，是指供给心脏营养物质的血管——冠状动脉发生严重粥样硬化或痉挛，使冠状动脉狭窄或阻塞，以及血栓形成造成管腔闭塞，导致心肌缺血、缺氧或梗死的一种心脏病，亦称缺血性心脏病。冠心病是危害中老年人健康的常见病。本病的发生与冠状动脉粥样硬化狭窄的程度和支数有密切关系。

（一）病因

1. 年龄与性别

40 岁后冠心病的发病率升高；女性绝经期前的发病率低于男性，绝经期的发病率与男性相等。

2. 高脂血症

除年龄外，脂质代谢紊乱是冠心病最重要的预测因素。

3. 高血压

高血压与冠状动脉粥样硬化的形成和发展关系密切。

4. 吸烟

吸烟是冠心病的重要危险因素，是唯一最可避免的死亡原因。

5. 糖尿病

冠心病占糖尿病患者所有死亡原因和住院原因的近 80%。

6. 肥胖症

已明确肥胖症为冠心病的首要危险因素，可增加冠心病的死亡率。

7. 久坐生活方式

不爱运动的人的冠心病发生和死亡危险性提高一倍。

另外，遗传、饮酒、环境等因素也是冠心病的病因。

（二）临床表现

1. 典型胸痛

由体力活动、情绪激动等诱发，突感心前区疼痛，多为发作性绞痛或压榨痛，也可为憋闷感。疼痛从胸骨后或心前区开始，向上放射至左肩、臂，甚至小指和无名指，休息或含服硝酸甘油可缓解。胸痛放射的部位也可涉及颈部、下颌、牙齿、腹部等。胸痛可出现在安静状态下或夜间，由冠脉痉挛所致，也称变异型心绞痛。如果胸痛性质发生变化，如新近出现进行性胸痛，痛阈逐步下降，以致稍事体力活动或情绪激动甚至休息或熟睡时亦可发作，疼痛逐渐加剧、变频，持续时间延长，去除诱因或含服硝酸甘油仍不能缓解，则往往怀疑为不稳定心绞痛。发生心肌梗死时胸痛剧烈，持续时间长（常常超过半小时)，硝酸甘油不能缓解，并可有恶心、呕吐、出汗、发热，甚至发绀、血压下降、休克、心衰。

2. 部分老年患者症状不典型

部分冠心病老年患者的症状并不典型，仅仅表现为心前区不适、心悸或乏力，或以胃肠道症状为主。某些患者可能没有疼痛，尤其是老年人和糖尿病患者。

3. 猝死

约有 1/3 的冠心病患者首次发作时表现为猝死。

4. 其他

冠心病可伴有全身症状，如发热、出汗、惊恐、恶心、呕吐等。合并心力衰竭的患者可出现全身症状。

(三) 诱发因素

可以增加心肌耗氧量的因素均可诱发心绞痛。心肌耗氧量的决定因素是心率、血压(尤其是收缩压) 及心肌收缩力等。所有能引起这些因素增加的诱因都会引起心肌耗氧量增加，从而诱发心肌缺血、心绞痛。生活中常见的有以下诱发因素：

(1) 快走、上坡、上楼梯、骑自行车 (尤其在顶风、负重或上坡时) 及跑步等；

(2) 情绪变化，如焦虑、过分激动 (生气、悲伤或高兴)；

(3) 饱餐、酗酒，尤其是饱餐后活动或走路；

(4) 生活不规律，尤其不注意劳逸结合，没有足够的睡眠或昼夜颠倒。

二、照护措施

(一) 照护评估

(1) 评估患者有无高血压、高血脂、吸烟、糖尿病及肥胖等危险因素。

(2) 询问患者有无劳累、情绪激动、饱食、寒冷、吸烟、心动过速以及休克等诱发因素。

(3) 了解患者的年龄、饮食习惯、生活方式及性格等。

(4) 评估患者有无心前区疼痛等心绞痛症状发生，评估项目有：疼痛发生部位；持续时间；疼痛性质；疼痛有无放射；疼痛发生时有无伴随症状，如胸闷、憋气、大汗淋漓，甚至有濒死感等；服用硝酸酯类药物是否可以缓解疼痛等。

(5) 评估患者有无紧张、焦虑、恐惧或抑郁等心理。

(6) 评估患者的既往病史如高血压、糖尿病等。

(7) 了解患者用药情况。

（二）照护措施

1. 控制冠心病的关键在于预防

一级预防：防止冠状动脉粥样硬化的发生，消灭冠心病于萌芽状态。

二级预防：提高全社区冠心病的早期检出率，加强治疗，防止病变发展并争取其逆转。

三级预防：及时控制并发症，提高患者的生存质量，延长患者寿命。

2. 健康饮食

老年冠心病患者的饮食应以清淡、低脂肪、低胆固醇为主，并且要易消化，如瘦肉、鱼、豆制品等。注意每日摄入的总热量，保持正常体重。此外，应尽量多摄取富含纤维素的食物，多食新鲜的水果和蔬菜，促进胃肠蠕动，增加胆固醇的消耗，可以有效预防动脉粥样硬化。如果合并高血压病或糖尿病，还应在低脂饮食的基础上取低盐饮食或糖尿病饮食。限制酒精、食盐的摄入，保持适当钾、钙和镁摄入。

3. 帮助老年人养成健康的生活方式

确保大便始终通畅，防止老年人排便时用力屏气，以避免诱发心绞痛。对习惯性便秘者应为其增加粗纤维食物的摄入，不管有无便意都要老年人养成每天定时排便的习惯，必要时可在医生指导下服用缓泻剂。指导老年人戒烟、戒酒，积极治疗其他慢性疾病。烟酒对人体健康危害严重，可导致冠状动脉痉挛，引发心绞痛，促使形成心肌梗死，因此，预防冠心病最重要的措施是戒烟戒酒。同时，对于患有糖尿病、高血压、肾病综合征以及其他慢性疾病的老年患者要积极治疗，防止疾病恶化并发冠心病。

4. 适当运动

照护老年冠心病患者需要帮助其进行适当的运动和体育锻炼。根据老年人自身情况合理进行锻炼，锻炼项目需要柔和，不宜时间过长。适当的运动可以增强人体的心肌收缩力，扩张冠状动脉，增加心肌营养，调节脂肪代谢。因此，要鼓励中老年患者多参加一些有益的体育活动，如散步、园艺活动、太极拳等。注意，在活动时应劳逸结合，避免剧烈运动，以达到精神愉快、心情舒畅、身体舒适为目的，在出现心慌、气短、出虚汗时要立即停止活动，尽快休息或去医院就诊。

5. 对患者进行生活起居照护

要求患者在洗漱时选择温水，特别是在冬季不要长时间洗热水澡。指导老年人起床时，动作应该缓慢，不可过急。按照设定的作息时间进行休息，保证生活规律。在吃东西时严禁站立，避免对患者的心血管系统造成严重负担。

6. 心绞痛发作时密切观察

在患者心绞痛发作时应注意观察胸痛的部位、性质、持续时间及缓解方式等，密切监测生命体征及心电图变化，观察有无心律失常、不稳定型心绞痛、急性心肌梗死等的发生，如发现异常变化则立即报告医师协助处理。

7. 心理照护

老年患者精神意志脆弱，易急躁发怒，因此需要对患者进行心理照护。针对老年冠心病患者，进行必要的心理照护可以成功降低患者临床出现并发症的概率以及疾病的死亡率，所以对冠心病患者实施心理照护显得至关重要。

8. 心绞痛及心肌梗死的紧急照护

（1）心绞痛及心肌梗死的观察。心绞痛和心肌梗死均属于冠心病范畴。作为照护者可通过观察患者疼痛症状区别心绞痛和心肌梗死。

心绞痛表现为胸骨后部的疼痛或压缩感觉，可放射到左肩或左臂，是由暂时性心肌缺血引起的。心绞痛的疼痛性质多为压榨性或窒息性，常因劳累、受寒、激动等因素诱发。心绞痛的发作时间较短，一般不超过 15 min，发作后休息或服硝酸甘油后可缓解。心绞痛发作一般无气喘、肺水肿症状；血压变化不大，所以无休克现象，也无发热。

心肌梗死发病时的疼痛性质与心绞痛类似，但更为剧烈，可无诱发因素发作。心肌梗死发作时间长，可从数小时到 1 ~ 2 天，服用硝酸甘油不能缓解。心肌梗死发作常伴有气喘、大汗和四肢厥冷等症状，血压往往下降甚至出现休克；因有心肌坏死，所以常伴有发热。

（2）心绞痛及心肌梗死的照护措施如下：

① 发病后立即原地休息，千万不要再做不必要的走动，也要尽量少说话。如果在养老机构中或家中发生心绞痛，要原地坐在椅子上或平躺在床上。如果在户外活动时发作，要原地坐在台阶上、路边或其他安全的地方。一般，患者在停止活动后症状会即刻消除。

② 尽量不要搬动患者，更不要背、扶患者去医院。尽量少让患者说话，保证患者安静休息。在室内、车内要适当开窗通风，冬季时要注意给患者保暖。可以摸患者的脉搏，了解患者脉搏是否规律，并记录时间和脉率，以便准确地向医生介绍病情。

③ 安慰患者，使患者保持镇静的心态；指导患者做缓慢深呼吸。

④ 应用作用较快的硝酸酯制剂，扩张冠状动脉和周围血管，增加冠状循环的血量，减轻心脏负荷及心肌需氧量，缓解疼痛。常使用的药物为硝酸甘油或硝酸异山梨酯。但要注意，硝酸甘油每次只能含 1 片，如果疼痛不能缓解，可每 5 min 重复含 1 片，但连续使用不能超过 3 片。

⑤ 注意事项：如果患者持续胸痛，且面色苍白、大汗淋漓，应警惕心肌梗死的发生。心绞痛是严重病症，一发作就要做好去医院救治的准备。

练习题

1. 导致心绞痛最主要的病因是（　　）。

A. 冠状动脉粥样硬化　　B. 主动脉狭窄

C. 主动脉瓣关闭不全　　D. 原发性肥厚型心肌病

E. 先天性冠状动脉畸形

2. 心绞痛发作时胸痛部位在（　　）。

A. 胸骨后且向左肩、左臂内侧放射

B. 胸骨后且向左肩、左臂外侧放射

C. 胸骨上段且向右肩背部放射

D. 心尖区且向左肩、左臂内侧放射

E. 剑突附近向右肩、右臂内侧放射

3. 下列不属于心绞痛常见诱因的是（　　）。

A. 吸烟　　B. 睡眠　　C. 受寒　　D. 饱餐

E. 体力劳动

4. 典型心绞痛的发作性胸痛持续时间为（　　）。

A. 1 ~ 3 min　　B. 3 ~ 5 min　　C. 5 ~ 10 min　　D. 10 ~ 15 min

参考答案：1. A；2. A；3. B；4. B

第三节　心律失常

导入案例

老奶奶，76 岁，安置永久性起搏器 3 年，起搏心律 60 次/min，目前测患者脉搏为 70 次/min，脉律齐。血压为 135/72 mmHg。

思考：现在老年人入住养老院，作为照护人员需要注意哪些问题？

一、概述

心律失常是指心脏冲动的频率、节律、起源部位、传导速度与激动次序的异常。当心脏传导系统的自律性和传导性发生异常改变或存在异常传导组织时，可发生各种心律失常。

轻度的窦性心动过缓、窦性心律不齐、偶发的房性期前收缩、一度房室传导阻滞等对血流动力学影响甚小，多无自觉症状或仅仅表现胸闷、心悸、气短等。较严重的心律失常，如快速心房颤动、阵发性室上性心动过速、持续性室性心动过速等，可引起心悸、胸闷、头晕、低血压、出汗，严重者可出现晕厥、阿-斯综合征（心源性脑缺血综合征），甚至猝死。

心律失常的常见临床表现如下：

（一）冠状动脉供血不足的表现

对一般人而言，各种心律失常均可引起冠状动脉血流量降低，但较少引起心肌缺血。然而，对有冠心病的老年患者，各种心律失常都可以诱发或加重心肌缺血，主要表现为心绞痛、气短、急性心力衰竭、急性心肌梗死等。

（二）脑动脉供血不足的表现

不同的心律失常对脑血流量的影响也不同。脑血管正常者，发生上述血流动力学的障碍不致造成严重后果；倘若脑血管发生病变时，则足以导致脑供血不足，其表现为头晕、乏力、视物模糊、暂时性全盲，甚至出现失语、瘫痪、抽搐、昏迷等一过性或永久性的脑损害表现。

（三）肾动脉供血不足的表现

心律失常发生后，肾血流量也发生不同程度的减少，临床表现为少尿、蛋白尿、氮质血症等。

（四）肠系膜动脉供血不足的表现

快速心律失常时，血流量降低，肠系膜动脉痉挛，可产生胃肠道缺血的临床表现，如腹胀、腹痛、腹泻，甚至发生出血、溃疡或麻痹。

（五）心功能不全的表现

心功能不全的表现主要为咳嗽、呼吸困难、倦怠、乏力等。

（六）脉搏表现

有心房颤动的老年人可出现脉搏与心律不一致的现象，我们通常称之为“脉搏短绌”或“绌脉”。

二、照护措施

（一）照护评估

（1）询问患者既往有无冠心病、高血压、心肌病、心肌炎、心脏瓣膜病及先天性心脏病等病史；有无甲状腺功能亢进症、贫血、电解质及酸碱平衡失调。

（2）是否服用洋地黄、肾上腺素、阿霉素等药物。

（3）有无情绪激动、精神紧张、过度疲劳及大量吸烟、饮酒、喝浓茶或咖啡等诱发因素。

(4) 评估临床表现。心律失常的表现取决于心律失常的类型、心室率的快慢、发作持续时间的长短及对血流动力学的影响，也和引发心律失常的基础疾病的严重程度有关。老年人往往自觉症状不明显，有的仅有乏力和烦躁的感觉；有的虽然频发期前收缩或心房颤动，但无明显不适。

(5) 重点评估项目有：脉搏频率、节律及心率、心律的变化。

(6) 心律失常发作时，患者是否因胸闷、心悸及乏力等不适而出现烦躁、焦虑等不良情绪。

(二) 照护措施

1. 饮食照护

给予低热量、低脂、高蛋白、高维生素、易消化饮食，少量多餐，避免过饱；戒烟戒酒，禁食刺激性食物、浓茶、咖啡。心动过缓者保持大便通畅，避免屏气，以免刺激迷走神经而加重心动过缓。

2. 休息与活动

对于无器质性心脏病的心律失常患者，鼓励其正常生活，建立健康的生活方式，劳逸结合。对于持续性室性心动过速、窦性停搏、二度Ⅱ型或三度房室传导阻滞等严重心律失常患者，应绝对卧床休息。卧床期间作为照护者应为老年人做好生活照料。当患者心律失常发作导致胸闷、心悸、头晕等不适时，为患者采取高枕卧位、半卧位或其他舒适体位，尽量避免左侧卧位，因左侧卧位时患者常能感觉到心脏搏动，会加重其不适感。必要时，遵医嘱给予镇静剂，保证患者能充分休息，有充足的睡眠。

3. 病情观察

密切观察生命体征，同时测量脉率和心率，时间不少于 1 min。注意观察患者有无胸闷、心悸、呼吸困难、晕厥等症状。

4. 用药照护

严格遵医嘱按时按量给予抗心律失常药物，严密观察患者意识状态和生命体征。注意用药前、用药过程中及用药后的心率、心律等变化，以判断药物疗效及不良反应。

5. 心理照护

精神紧张或情绪激动可导致自主神经功能紊乱，使心脏电生理不稳定，诱发或加重心律失常。要对患者及其家属进行心理健康教育。在行照护操作前向患者做必要解释；指导患者采用放松技术，如全身肌肉放松、缓慢深呼吸，鼓励患者参加力所能及的活动或适当的娱乐，以分散注意力。

6. 心律失常并发症

（1）心力衰竭。心力衰竭患者容易并发各种心律失常尤其是房颤，但心房颤动也是诱发心力衰竭最重要的因素。其他各种类型的快速性心律失常以及严重的缓慢性心律失常均可诱发心力衰竭。如果发现患者有心衰的相关症状，如喘憋不能平卧、下垂部位水肿、夜间睡眠突然憋醒、食欲缺乏等，则应引起照护者的警惕。

（2）心绞痛。各种类型的快速性心律失常以及严重的缓慢性心律失常均可诱发心肌缺血，导致心绞痛、心肌梗死。

（3）栓塞。栓塞主要见于房颤患者，由于房颤持久使心房内血液淤滞，导致心房内形成血栓，部分血栓脱落可引起体循环的动脉栓塞，以脑栓塞最为常见。房颤形成的血栓可随血液流到全身各处：出现肾栓塞时，老年人可能出现腰痛、血尿等症状；出现脾栓塞时，老年人可能出现突然的上腹部剧烈疼痛并出现脾大；出现肺栓塞时，老年人可能出现突然的胸痛、气急、发绀、咯血及休克等症状；出现脑栓塞时，老年人可能出现偏瘫、肢体活动不便、明显头晕、言语不清等；出现四肢的动脉栓塞时，可出现肢体的剧痛、动脉搏动消失、局部皮肤苍白或发绀、皮肤发凉等。出现以上症状者需要照护者引起注意，及时通知医生或帮助患者就诊。

（4）猝死。猝死可见于由各种原因引起的心室颤动、未经治疗的病态窦房结综合征及室性心动过速、心动过缓、心室停搏、预激综合征等所引起的心脏停搏。

（5）心律失常还可能导致其他的并发症，如病态窦房结综合征、快速心房颤动、阵发性室上性心动过速、持续性室性心动过速等，可引起心悸、胸闷、头晕、低血压、出汗，严重者可出现晕厥、阿-斯综合征，甚至猝死。

7. 掌握测量脉搏的方法

每日至少为患者测脉搏 1 次，每次 1 min 以上，并做好记录；掌握徒手心肺复苏的方法，以备紧急时应用。

8. 安装永久心脏起搏器的照护措施

心脏起搏技术是心律失常介入性治疗的重要方法之一。目前使用的心脏起搏器是一种体积小巧、可靠度高的医疗器械。永久人工心脏起搏器的置入使许多患有缓慢型心律失常或快速型心律失常患者的生命得到延续，生活质量得到提高。

（1）患者衣服不可穿得过紧或者内衣质地过硬，避免对伤口或心脏起搏器造成压迫；起搏器置入处应避免撞击，洗澡时勿用力揉搓埋藏起搏器及导管处的皮肤，勿用力拨弄起搏器。

（2）饮食上应食用高蛋白、高维生素、多纤维的易消化饮食，以增加机体抵抗力，促进伤口愈合，进食不宜过饱，戒烟、戒酒，注意个人卫生和饮食卫生。适量进食蜂蜜，防止便秘，以免用力排便导致起搏器电极脱位。

（3）让患者保持良好的生活规律，合理安排生活，应保持心情舒畅，避免发怒、急躁、抑郁、焦虑等不良情绪，保证充足睡眠。

（4）体力活动要适量，应遵循循序渐进的原则，不可操之过急。术后 1 个月内避免大幅度转体活动，避免剧烈咳嗽、深呼吸；装有起搏器的一侧上肢，术后 1 个月内应避免做过度抬高或外展，如打网球、举重物等；避免重体力劳动，以利于电极与心内膜的嵌顿、粘连和固定。6 个月内不抬举大于 2.5 kg 的重物，量力而行锻炼身体，根据个人爱好选择散步、钓鱼、种花草等活动。老年患者的性生活应适当减少且活动量不宜过大。

（5）照护患者避开强磁场和高电压，如核磁、激光、理疗、电灼设备、变电站、大型电厂等。若误入上述环境，一旦出现胸闷、头晕等不适时，应立即离开现场。一般在距离现场 1.8 ~3 m 时起搏器就会恢复正常工作。雷雨天不在户外活动或逗留，不使用电热毯、电按摩器等，防止发生触电使起搏器发生故障。避免将移动电话置于心脏起搏器旁，应将移动电话放置在离起搏器至少 15 cm 的口袋内，拨打或接听电话时最好用安装起搏器的对侧肢体。家庭生活用电一般不影响起搏器的工作，但一旦接触某种电器后出现胸闷、头晕等不适，也应立即离开或不再使用该种电器。

（6）照护者及患者应知晓起搏器的设置频率及使用年限，妥善保管起搏器卡（注明起搏器类型、品牌、有关参数、安置日期等）。外出时随身携带相关医疗资料及患者个人情况的卡片，便于出现意外时为诊治提供信息。

（7）照护者应为患者每天测脉搏 2 次，出现脉率比设置频率低 10% 或出现呼吸困难、头昏眼花、短暂昏厥、无原因疲倦、胸闷、胸痛等症状时应立即就诊；定时入院复诊；因其他疾病就诊时，应主动告知医生患者携带有起搏器。

（8）安置起搏器术后是否应该继续服药取决于患者原有疾病的病情。起搏器只解决心脏传导问题，如果原来心功能较差或伴有其他的心脏疾病，则仍应根据病情坚持服药，这样可以有效地维护心功能，降低起搏器本身对心功能的影响。

（9）在安置起搏器的早期，往往起搏器阈值不稳定，需要及时调整。因此要定期到医院检查，出院第一次随诊时间不要太长，一般先 1 ~2 周复查一次，无任何问题后随诊时间可以延长为 3 个月一次，情况稳定后半年随访一次，有异常情况时应随时就诊。预计电池将耗竭应及时住院更换新电池。电池将耗竭时主要表现为起搏心率减慢或增快。

9. 心律失常发生后的紧急照护

（1）心律失常的观察。出现如下心率失常应警惕并及时求助医生或就诊：脉搏过缓，少于每分钟 60 次，并有头晕、目眩或黑蒙；脉搏过快，超过每分钟 100 次，休息及放松后仍不减慢；脉搏节律不齐，出现漏搏、期前收缩超过每分钟 5 次；原本节律整齐的脉搏，出现强弱不等、快慢不等现象；应用抗心律失常药物后出现不良反应等。

（2）心律失常发生时的紧急照护措施。当发生心律失常时，应使患者右侧卧位，严禁左侧卧位，以减少对心脏的压迫。照护者不能慌张、忙乱，应保持稳重，给患者安慰。患者要卧床休息，适当活动但不能过量，严重者需绝对卧床静养，还要注意避免强光照射室内。保持患者居室的环境清静，尤其是严重心律失常的患者更应注意，因为嘈杂声音的刺激会加重患者的病情。例如，阵发性室上性心动过速发作后，可遵照医嘱立即刺激患者咽喉致其恶心、呕吐，或让患者做深呼吸动作，或压迫患者眼球，可达到刺激迷走神经、减慢心率的目的，也能马上转复心律。如此照护可起到辅助治疗的作用。出现心律失常应及时就诊，并选择合适的治疗方法根除病因，这对于治疗心律失常能起到决定性的作用。

练习题

1. 下列需要照护者警惕发生栓塞并发症的是（　　）心律失常老年人。

   A. 室颤　　B. 室性早搏　　C. 房颤　　D. 窦性心动过速

2. 心律失常的老年患者不宜采取的卧位是（　　）。

   A. 右侧卧位　　B. 平卧　　C. 半卧位　　D. 坐位

3. 永久性房颤的老年患者出现（　　）情况时需立即就诊。

   A. 食欲缺乏　　B. 发热　　C. 脉搏不齐　　D. 言语不利

参考答案：1. C；2. D ；3. D

第四节　心力衰竭

导入案例

吕老先生，83 岁，在养老院居住近 2 年。近 1 年他经常会出现反复的双下肢轻度水肿，2 天前他的双下肢水肿情况比原来有所加重，而且出现喘憋、咳嗽，咳白色黏痰，在晚上睡眠时不能躺平。

思考：现在吕老先生出现了什么状况？需要我们紧急给予干预吗？如果需要，我们要采取哪些照护措施？

一、概述

心力衰竭（简称心衰）是指由各种心脏疾病而导致的心功能不全的一种临床综合征，绝大多数情况下是指心脏收缩力下降使心排血量不能满足机体代谢的需要，器官、组织血液灌注不足。心力衰竭是一种伴有临床症状的心功能不全，因其通常伴有肺循环和体循环充血故又称为充血性心力衰竭。

（一）病因及诱因

1. 老年人心力衰竭的常见原因

老年人心力衰竭的常见原因有高血压、糖尿病、瓣膜病、冠心病、风湿性心脏病和肺源性心脏病。老年人单一病因导致的心衰仅占21.5%，而2种及2种以上的病因导致的心衰则为78.5%，有的顽固性心衰的病因甚至多达6～7种。

2. 引起心功能不全的常见诱因

大多数老年心力衰竭都有诱发因素，这些诱发因素对心力衰竭的影响，往往大于原有心脏病，故纠正或控制诱因是防治老年人心力衰竭的重要环节。引起心功能不全的常见诱因如下：

（1）感染。感染是诱发和加重心力衰竭最常见的因素之一，尤以呼吸道感染多见，占所有诱因的一半。患肺炎的老年人9%死于心力衰竭，泌尿系统、胃肠道系统及胆道系统感染等也可诱发心力衰竭。感染常常伴有发热，而发热、心率快、心室充盈不足、心排血量下降、肺静脉及肺毛细血管压升高等均可能诱发或加重心力衰竭。呼吸道感染易发生低氧血症，使心肌缺氧而促发心力衰竭。

（2）过度劳累与情绪激动。这也是诱发和加重心力衰竭十分常见的因素。过度劳累可加重心脏负荷，一旦超过心脏的代偿能力即可诱发心力衰竭；情绪激动时交感神经兴奋，儿茶酚胺类物质增多，可引起心率加快和外周小血管收缩，继而诱发心力衰竭。

（3）心律失常。心律失常尤其是快速型心律失常，如各种心动过速和频发的早搏可诱发和加重心力衰竭。缓慢型心律失常如严重房室传导阻滞、病态窦房结综合征等，也可因心率过慢使心输出量减少和房室收缩的协调性破坏而诱发心力衰竭。

（4）电解质紊乱与酸碱平衡失调。电解质紊乱与酸碱平衡失调亦为心力衰竭的常见诱发因素。它们可通过影响心脏的电、机械功能，干扰心肌代谢或直接抑制心肌收缩力等机制而诱发心衰。

（5）失血与贫血。失血可使静脉回心血量减少，心室充盈不足，心排血量减少，心肌供血减少；失血还可引起反射性心率加快，心肌耗氧量增加。贫血时心率加快、循环血量代偿性增加、心脏负荷加重，这均为失血与贫血状态下诱发或加重心力衰竭的机制。

（6）输血输液过多或过快。老年人心脏储备能力下降，输液输血过多或过速、输入钠盐过多可使心脏负荷在短期内迅速增加并诱发心力衰竭。

（7）药物影响。洋地黄类制剂及一些抗心律失常药物等即使是正常剂量使用时也可能加重或被诱发心力衰竭。

（8）伴发其他疾病。心力衰竭患者若伴发其他疾病如肺、肝、肾、血液、内分泌疾患及肿瘤，严重缺氧，营养不良等，或心血管系统除心力衰竭外还有其他疾病并存，均可使心力衰竭加重，治疗效果变差。

（9）麻醉与手术。内科如接受各种诊断性检查（心导管、气管镜、肠镜等）和治疗性手术如安装临时或永久性心脏起搏器等均可影响心脏功能，诱发心力衰竭。外科紧急手术如创伤救治等均需实施麻醉并经历整个手术过程。麻醉与手术中凡影响心脏活动的因素均可能诱发或加重心力衰竭。

（二）临床表现

1. 左心衰

左心衰以肺淤血及心排血量降低表现为主。

呼吸困难是左心衰时最早出现和最重要的症状，最初仅发生在重体力劳动时，以后在休息时亦可发生，有的则表现为端坐呼吸（患者呼吸困难，坐位或半坐位时症状可改善）、阵发性呼吸困难，或出现心源性哮喘；咳嗽、咳痰、咯血，痰常呈白色泡沫浆液性，咯血丝痰或粉红色泡沫痰，亦可大量咯血。然而，随着年龄增长老年人常逐渐习惯于安静的生活方式，体力活动减少，劳力性症状变得不常见。相反，一些不典型症状如精神错乱、嗜睡、烦躁、疲乏、厌食，或活动能力降低渐渐成为老年心衰较常见的表现，尤其60岁以上的老年心衰患者的不典型症状更为多见。

2. 右心衰

右心衰以体静脉淤血的表现为主。

由于内脏淤血可有腹胀、食欲缺乏、恶心、呕吐、肝区胀痛、少尿等，下垂部位凹陷性水肿；胸水或腹水；发绀。其中，颈静脉怒张和下垂部位凹陷性水肿是右心衰较为明显的体征。

3. 全心衰

全心衰是右心衰继发于左心衰而形成的全心衰。当右心衰出现之后，右心排血量减少，因此阵发性呼吸困难等肺淤血症状反而减轻。全心衰患者一般同时具有右心衰和左心衰的症状。

二、照护

（一）照护评估

（1）评估引起心力衰竭的原因，了解有无诱因，如呼吸道感染、劳累、心律失常等。

（2）评估患者的临床症状和体征，如是否有憋醒、不能平卧、呼吸困难、咯血、发绀、水肿等症状。

（3）评估引起心力衰竭的基础心脏疾病。

（4）评估既往相关检查及用药史等。

（5）评估患者的生命体征如血压、心律、心率、呼吸、血氧饱和度等；评估患者尿量情况。

（6）评估患者对活动的耐受情况。根据患者活动情况了解患者心功能分级。

（7）评估患者是否有焦虑不安、失望、恐惧等心理状态，及有无焦虑、抑郁等情绪异常。

（8）评估患者对疾病相关知识的了解程度。

（9）评估患者的饮食及水摄入情况。

（二）照护措施

1. 休息是减轻心力衰竭老年人心脏负担的重要方法

休息可使机体耗氧量明显减少，使肾脏供血增加，有利于水肿的减退。可根据心力衰竭的严重程度合理安排休息：

心功能Ⅰ级：不限制体力活动，但避免重体力活动。

心功能Ⅱ级：适当限制体力活动，保证充足睡眠，适当进行家务劳动但要增加卧床休息时间。

心功能Ⅲ级：严格限制体力活动，日常生活可自理，保证充足休息与睡眠。

心功能Ⅳ级：需要绝对卧床休息，日常生活由他人照顾。

老年人应采取坐位或半坐卧位，以减少回心血量从而减轻心脏负担。在照护过程中，我们可以通过观察老年人的卧位情况，来判断患者的心功能情况。在患者心力衰竭严重时往往不能平卧，即使在夜间睡眠时也要采取半卧位。当患者心衰情况好转时，其卧位也会发生变化，如夜间卧位床头的高度逐渐降低，直至夜间能够平卧。所以，通过老年患者卧位的变化就可大致判断其心功能恢复情况。

2. 精神照护

心力衰竭的老年人由于体力活动受限，生活上常常需要他人照顾，加之对自身疾病的担忧会使患者陷入焦虑不安、绝望的情绪之中。所以除了要让老年人在体力上得到充分的休息外，还要使其精神上得到充分的休息。精神紧张、焦虑或抑郁都会直接增加心脏的工作量，还会引起睡眠质量下降和消化不良，间接地加重心脏负荷。因此必须做好心理疏导，使老年人的心情舒畅、精神放松、情绪稳定。

3. 饮食照护

饮食照护对于心力衰竭的老年人尤为重要。饮食照护是心衰治疗中不可或缺的一项，通过减少液体摄入量可以减轻心脏负担。

（1）少量多餐。心力衰竭患者不宜吃得过多，每日总热能分4～5次摄入，以避免餐后胃肠过度充盈及横膈抬高，增加心脏负荷。晚饭应早些吃，宜清淡，且晚饭后不进或少进食品和水分。

（2）限制钠。这是控制心力衰竭较为适当的方法。心功能Ⅰ级者每日食盐量约5 g，Ⅱ级者约2.5 g，Ⅲ级者约1 g。若有水肿时，则需无盐饮食和低钾饮食，且限制液体入量，应控制在每日小于2 L。应用利尿剂后，尿量增加则宜多食含钾高的食物。对于食欲差、进食少、使用强利尿剂者，不宜过分忌盐，并适当增加调味品。各种咸食和腌制品均应禁食。

（3）适当限制蛋白质和热能的摄入。心力衰竭时，每日蛋白质可控制在25～30 g，热能600 kcal（1 kcal=4 185.9 J）；2～3日后，蛋白质可加至40～50 g，热能1 000～1 500 kcal。病情好转后逐渐增加蛋白质和热能的摄入量，但不宜太高，以免增加心脏负荷。

（4）应吃易于消化的食物，开始可用流质、半流质饮食，然后改用软饭。避免生冷、坚硬、油腻及刺激性食物（如浓茶、咖啡或辣椒等），也要避免容易产气的食物，如豆类、薯类、南瓜等。

（5）应供给充足的维生素和适量的无机盐，以保护心肌，饮食应多摄取含丰富纤维素及维生素C的食材。供给适量的钙，以维持正常的心肌活动。在应用洋地黄治疗时，宜进食含钙低的食物，忌食含钙高的食物。

（6）禁止饮酒吸烟。

4. 日常观察

注意观察老年人体温、脉搏、呼吸、血压，了解老年人气短、呼吸困难的程度是否与体位和体力活动有关；有无咳嗽、咳痰，有无发绀，有无腹胀、恶心呕吐，有无下肢水肿及水肿的程度，24 h的出入液量情况等。对于病情允许的老年人，应让其每日测量体重，以期尽早发现心功能失代偿，及早干预，防止病情进展。

5. 用药照护

心力衰竭的常用治疗药物包括洋地黄类药物、血管扩张剂、利尿剂、β受体阻滞剂、血管紧张素转换酶抑制剂以及血管紧张素受体阻断剂。应了解各种药物的禁忌证、不良反应及中毒症状，在用药过程中及用药后密切观察，及早发现，及时处理。

（1）洋地黄类药物。洋地黄类药物是治疗心衰最主要的正性肌力药。洋地黄的中毒量和有效治疗量很接近，用药安全窗很小，而且个体差异大，老年人用药时应特别注意。使用洋地黄前应先测心率，如果发现心率小于60次/min或出现室性早搏，应暂缓给药并通知医生；注意观察，如出现恶心、呕吐、头昏、嗜睡、视物模糊、黄视等毒性反应时，应立即停药并通知医生；使用洋地黄期间，不能同服钙剂，以免与洋地黄协同作用引起中毒。

（2）血管扩张剂。血管扩张剂常见的不良反应为低血压、反射性心动过速，表现为头迷、眩晕、心悸等。因此用药时应从低剂量开始，严格遵照医嘱调整药物用量。用药过程中严密观察患者的心率、血压，一旦患者出现心率过快、血压过低，或出现头晕、心悸，应及时向医生汇报，调整药物用量。

（3）利尿剂。利尿剂是治疗心衰最常用的药物，使用时应严格遵循医嘱，并注意观察和预防药物不良反应。例如，袢利尿类和噻嗪类药物的不良反应是低血钾症，应注意检测血钾及有无腹胀、乏力、肠鸣音减弱等表现，同时多补充含钾量高的食物，必要时遵医嘱补充钾盐；氨苯蝶啶类的不良反应有胃肠反应、嗜睡、乏力，长期用药可产生高血钾，尤其是伴有肾功能减退，少尿、无尿者应慎用。另外，除非紧急情况下，利尿剂一般应选择日间使用，避免夜间排尿过频影响休息。用药过程中应严密观察，严格记录24 h出入液量，监测体重变化，使每日体重下降维持在0.5～1.0 kg，一旦出现不良反应，及时向医生报告。

6. 适当活动

当老年人心功能得到恢复后，可进行适当的活动。适当的运动训练可以改善心功能，提高运动耐量和生活质量，缩短住院时间，降低再入院率和死亡率。尽早活动还可以避免形成压疮和静脉血栓。要根据患者心功能情况，指导患者进行适当活动。功能锻炼开始于病情稳定、心衰基本控制后，可先在床上做被动、主动运动；随后下床，练习站立；以后进行走步、散步、踏车、上下楼梯等运动。运动时需进行监护并使运动循序渐进地进行。在运动时应掌握“度”，以患者活动时不感到疲乏、心慌、气急为宜，活动时最高心率每分钟不超过120次，或最高心率比休息时心率每分钟加快20次以下为宜。

7. 加强皮肤照护

由于心力衰竭患者常伴有水肿、呼吸困难而表现为强迫体位，患者不能活动或活动受限，加之缺氧、末梢循环差，极易发生压疮，故应加强皮肤照护，预防压疮。对伴有高度水肿的患者，在保持皮肤清洁、干燥的同时，注意避免划破、摩擦等，保持皮肤的完整性，防止皮肤破溃、感染不愈。

8. 做好自我监测

慢性心力衰竭患者需长期用药。为防止心衰的反复发作应指导患者做到自我防护，使患者掌握心衰发作诱因；做好自我监测如自我监测脉搏、心率、心律，若突然出现足踝部水肿、气急加重、夜尿增多、体重增加，则提示有心衰可能，应及时就诊。

9. 急性左心衰照护

（1）急性左心衰的观察。做到及早发现，及时处理。急性左心衰常发病急骤，患者表现为突然气喘、被迫坐起、大汗淋漓、唇指发绀、烦躁不安、恐惧和濒死感觉，可咯出或自鼻、口腔涌出大量白色或粉红色泡沫样痰，甚至咯血；部分患者心率可达120次/min以上。

急性心衰发作的呼吸困难和支气管哮喘出现的呼吸困难都以喘憋症状为主，除了评估了解患者既往病史外，需要知道患者出现喘憋症状是否与患者体位有关。急性左心衰的喘憋常常会在睡眠中突然发生。出现端坐呼吸是急性左心衰的特有体征。患者表现为平卧位时喘憋明显，坐起或半卧位时症状可改善。严重时，患者被迫采取半坐位或坐位。而支气管哮喘的加重和缓解，与体位改变的关系不明显。通过观察可判断患者出现的呼吸困难是急性心衰发作，还是因支气管哮喘引起。

（2）急性左心衰的照护措施。如果发现患者出现咳嗽、咳白色泡沫痰或粉红色泡沫痰，皮肤黏膜发绀，烦躁不安等情况，并肯定患者出现急性左心衰，则患者喘憋不能使用哮喘患者常用的各种喘气雾剂。因为这些药物只能加重左心衰，甚至可导致患者猝死。应立即协助患者取端坐位，双腿下垂（急性心肌梗死、休克患者除外），也可选择坐在床边或椅子上，双腿自然下垂或踩在小板凳上，上身前倾。这种姿势能有效地减少静脉系统血液向心脏回流，减轻心脏的负担，并可使较轻的左心衰得到自然缓解；同时横膈下降，使肺活量增加，呼吸困难有所缓解。此种卧位需要注意患者骶尾部的皮肤情况，需定时改变体位，防止发生压疮。也需要注意看护，防止发生跌倒坠床。有条件可以给予高流量吸氧，氧流量为6～8 L/min。可遵医嘱舌下含服硝酸甘油、消心痛及卡托普利、利尿剂等药物。严格限制患者的液体摄入量，以减轻心脏负担。如果患者有静脉输液，则应注意静脉输液速度不可过快，以每分钟20～40滴为宜。急性左心衰患者往往有濒死感，且心情紧张、心率加快、心脏负担加重，对患者十分不利。作为照护者应安慰患者，避免患者精神过度紧张，因情绪激动而增加心肌耗氧量，进一步加重心衰。如出现急性左心衰采取以上措施仍不能缓解时，应及时就诊，并在送诊过程中保持患者坐位，减少活动，以减少心肌耗氧。

10. 心源性休克的照护

（1）心源性休克的病因。心源性休克是指由于心脏功能极度减退，导致心输出量显著减少并引起严重的急性周围循环衰竭的一种综合征。心源性休克的病因以急性心肌梗死最多见，严重心肌炎、心肌病、心包填塞、严重心律失常或慢性心力衰竭终末期等均可导致本症。

（2）心源性休克的观察包括如下内容：

① 血压、脉搏、末梢循环的观察。血压变化是反映血液动力等变化的一个重要指标，心源性休克患者血压降低或测不出。血压降低则有脑、肾及冠状动脉末梢循环灌注不足，所以，血压变化直接标志着休克的病情变化及预后。若收缩压下降到 80 mmHg 以下，脉压小于 20 mmHg；或患者原有高血压，血压的数值较原血压下降 20 ~ 30 mmHg 以上，则要立即通知医生迅速给予处理。

② 脉搏的快慢取决于心率；其节律是否整齐，也与心搏节律有关；脉搏强弱与心肌收缩力及排血量有关。所以休克时，患者的脉搏在某种程度上可以反映心功能情况。同时，临床上脉搏的变化往往早于血压变化。当我们扪及患者脉搏较原来更为细速、无力，重压时消失，要考虑到早期休克的发生。

③ 心源性休克由于心排出量减少，末梢循环灌注量减少，血流留滞，患者末梢循环可形成发绀，尤其以口唇、黏膜及甲床最明显，四肢也因血运障碍而冰冷，皮肤潮湿。这时，即使血压不太低，也应按休克处理。当休克逐步好转时，末梢循环得到改善，发绀减轻，四肢转温。所以末梢的变化也是休克病情变化的一个标志。

（3）心源性休克的急救照护。应使休克患者采取平卧位，最佳的体位是头部和躯干抬高 10° ~ 20°，双下肢抬高 20° ~ 30°的“V”体位，有条件的可以吸氧。常用鼻导管给氧，氧流量可达每分钟 2 ~ 8 L。保持呼吸道通畅，头偏向身体一侧，防止呕吐物误吸，密切观察病情变化，观察患者的血压、脉搏、呼吸、意识状态、尿量等变化。心源性休克的死亡率极高，国内报道为 70% ~ 100%，故休克的预防重于治疗，早发现、早救治可增加患者生存的机会。老年患者发生心源性休克是十分危急的，作为照护者一旦发现患者有心源性休克的情况应立即通知医生，紧急到有救治条件的医疗机构就诊。

（4）发生心源性休克后我们需要采取心肺复苏术。如图 3 - 1 所示是以使用自动体外心脏除颤器（AED）为例的心肺复苏流程。

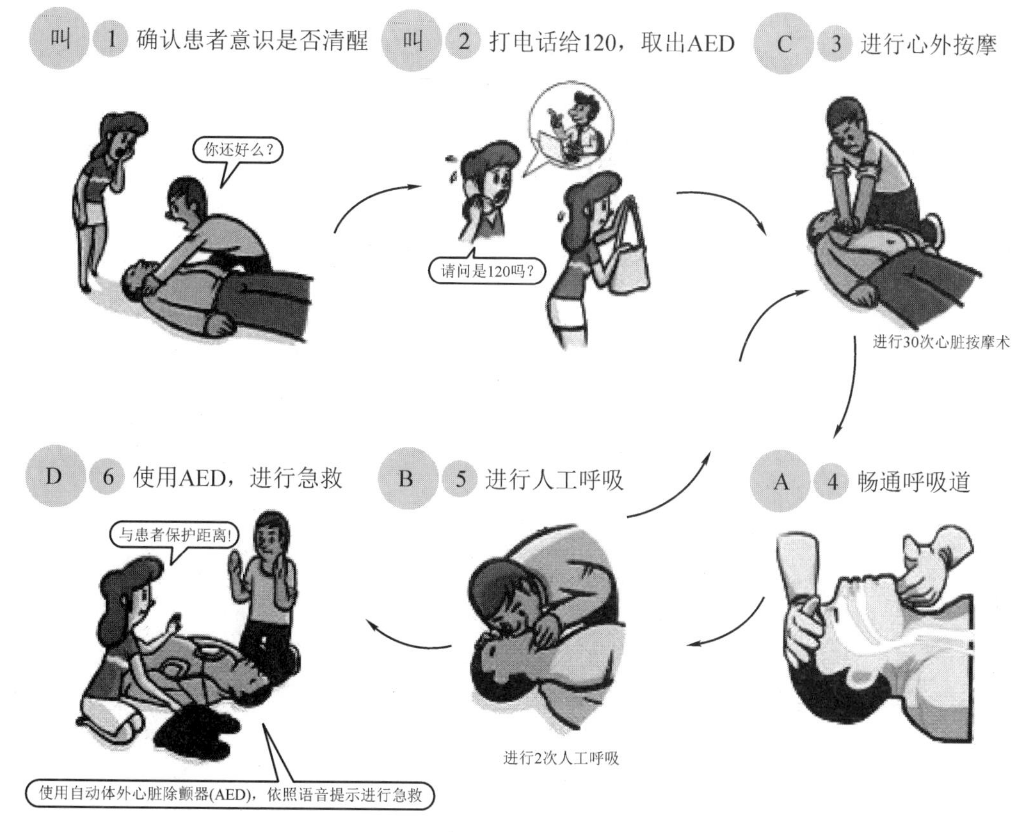

图 3-1 简易心肺复苏流程图

练习题

1. 下列因素中，最常见的诱发和加重心力衰竭的因素是（　　）。

   A. 酸碱平衡紊乱　B. 过度劳累　C. 感染　D. 高盐饮食

2. 以下关于诱发和加重心力衰竭的病因，不正确的是（　　）。

   A. 呼吸道感染　B. 卧床休息　C. 情绪激动　D. 高盐饮食

3. 导致左心衰症状的原因主要是（　　）。

   A. 高血压　B. 肺循环淤血　C. 体循环淤血　D. 循环血量减少

4. 下列可用来估计慢性左心衰严重程度的是（　　）。

   A. 发绀的程度　B. 持续低流量吸氧时间

   C. 咳嗽、咳痰的频率和量　D. 患者采取的卧位高低

5. 在饮食方面，照护人员适宜给予慢性心衰患者（　　）。

   A. 应多量多餐

B. 饮食宜清淡，易消化

C. 每日饮食为老年人多提供些稀粥等，适当增加水的摄入

D. 增加味精和酱油等调味品的食用以促进食欲

参考答案：1. C；2. B；3. B；4. D；5. B

第四章　老年呼吸系统疾病的照护

学习目标

掌握：1. 老年常见呼吸系统疾病的照护措施。

2. 老年常见呼吸系统疾病的健康教育内容。

3. 缩唇呼吸、腹式呼吸、有效咳嗽的训练方法。

了解：1. 老年常见呼吸系统疾病的临床表现。

2. 老年常见呼吸系统疾病的诊断标准。

第一节　肺　炎

导入案例

张爷爷，84 岁，10 年前患脑梗死，瘫痪在床；近 1 年出现饮水呛咳，1 周前出现发热，体温最高达到 38.8 ℃，咳嗽，咳黄白黏痰；入院治疗检查血常规，白细胞为 13.85×10^9/L；胸部 CT 显示，右肺中叶可见淡片状密度增高影；诊断为肺炎。

思考：1. 张爷爷患肺炎的主要原因是什么？

2. 针对张爷爷患肺炎的原因照护人员需要采取哪些有针对性的照护措施？

一、概述

肺炎是指终末呼吸道、肺泡和肺间质的急性炎症，可由病原微生物、理化因素、免疫损伤、过敏及药物所致。而临床上由病原微生物、细菌引起的肺炎较为多见，即细菌性肺炎是最常见的肺炎，也是最常见的感染性疾病之一。

（一）病因

老年人肺炎的病因复杂，绝大多数是感染性的，也有非感染性的。在社区获得性肺炎中，肺炎链球菌是老年人肺炎最常见的致病原，通常占30%～70%，嗜血流感杆菌占第2位，革兰阴性杆菌较少见。而在医院获得性肺炎中，克雷白肺炎杆菌、铜绿假单胞杆菌、大肠杆菌属、变形杆菌和其他革兰阴性杆菌较常见，占50%～70%。厌氧菌感染多见于有误吸倾向的患者，常伴有神经系统疾病，有神志改变、吞咽障碍或应用镇静安定剂等情况。老年人是军团菌肺炎的高危易患者，60岁以上老年人感染的危险性是年轻人的2倍。可引起老年人肺炎的病毒有流感病毒、副流感病毒、呼吸道合胞病毒和腺病毒，其中，最主要的是流感病毒。

（二）临床表现

1. 症状

典型肺炎起病急骤，常有淋雨、受凉、劳累等诱因，约1/3患者有上呼吸道感染史。

（1）寒战、高热。肺炎的典型症状为突然寒战、高热，体温高达39 ℃～40 ℃，呈稽留热型，伴有头痛、全身肌肉酸软、食欲缺乏。使用抗生素后热型不典型，年老体弱者仅有低热或不发热。

（2）咳嗽、咳痰。早期为刺激性干咳，继而咯出白色黏液痰或带血丝痰；1～2天后，可咯出黏液血性痰、铁锈色痰、脓性痰；消散期痰量增多，痰黄而稀薄。

（3）胸痛。常有剧烈胸痛，呈针刺样，随咳嗽或深呼吸而加重，可向肩或腹部放射。下叶肺炎可刺激膈胸膜引起腹痛，可被误诊为急腹症。

（4）呼吸困难。因肺实变致通气不足、气体交换障碍、动脉血氧饱和度降低而出现发绀、胸痛、呼吸困难。

（5）其他症状。少数患者可出现恶心、呕吐、腹胀或腹泻等胃肠道症状，重症时可出现神志模糊、烦躁、嗜睡、昏迷等。

2. 体征

患者呈急性病容，呼吸浅速，部分有鼻翼扇动，常有不同程度的发绀和心动过速。老年患者可有休克表现。肺炎链球菌肺炎常伴口唇单纯疱疹。早期胸部体征可无异常发现或仅有少量湿啰音，随疾病发展，逐渐出现部分体征。实变体征常提示为细菌性感染。单侧肺炎可有患侧呼吸运动减弱、叩诊音浊、呼吸音降低和湿啰音。老年人肺炎、革兰阴性杆菌肺炎和慢性支气管炎继发肺部感染，多同时累及双侧，查体可有双肺多发干、湿啰音。

3. 检查

血常规检查显示：白细胞总数超过$10\times10^9/L$，中性粒细胞百分比超过70%，提示为细菌性肺炎可能。还可以进行急性痰标本和胸腔积液培养等检查，进行胸部X线或者胸部 CT 检查。

4. 老年肺炎的特点

（1）临床表现不典型，大多起病隐匿。常无咳嗽、咳痰、发热、胸痛等症状，较常见的是呼吸频率增加、呼吸急促或呼吸困难。

（2）全身中毒症状重，白细胞总数不高，中性粒细胞升高，需体检和进行肺部 X 线检查才能确诊。

（3）症状和体征易被患者的基础疾病所掩盖，以肺外表现为主，易误诊。

（4）并发症多，容易出现呼吸衰竭、胸腔积液、上消化道出血、心力衰竭、心律失常等并发症。

（三）诊疗原则

抗感染治疗是肺炎治疗的最主要环节。根据呼吸道或肺组织标本的培养和药物敏感试验结果，选择敏感的抗菌药物。重症肺炎的治疗首先应该选择广谱的强力抗菌药物，并足量、联合用药。病情稳定后可从静脉途径转为口服治疗。

二、照护

（一）照护评估

（1）评估患者生命体征及监测数据的变化，判断患者疾病的严重程度。

（2）评估患者体温变化的特点，有无高热、寒战等；高热患者评估热型变化。

（3）评估患者精神状态，有无精神萎靡、嗜睡、烦躁，若有这些症状则提示患者病情严重。

（4）评估患者是否出现脱水、缺氧、休克、心律失常、电解质紊乱等并发症。

（5）对于有神经系统疾病的老年人，评估患者是否存在吞咽困难、饮水呛咳的现象。

（6）评估患者是否有其他合并症，如糖尿病、肝病、肾病、心脏病等。

（二）照护措施

1. 一般照护

老年肺炎一旦确诊，应住院治疗，卧床休息，室内保持空气新鲜和适宜的温度、湿度。严密观察患者血压、脉搏、呼吸、体温、神志、血氧指标的变化，如有异常提示病情严重，须立即通知医生，做好抢救准备。正确选用抗生素是治疗老年细菌性肺炎的关键。协助患者留取痰液化验标本进行培养，室温下应在 2 h 内将采集的痰标本送检。

2. 饮食照护

肺炎常伴有高热，机体消耗大，故应进食高蛋白且易于消化的食物。老年人应尽量多饮水，吃易消化或半流质食物，以湿化痰液，利于排痰；多吃水果，以增加水分和维生素摄入；忌烟忌酒，慎用辛辣刺激性食品，以避免产生过度的咳嗽。吞咽困难或饮水呛咳的老年肺炎患者，必要时给予管饲流质饮食，避免呛咳及误吸，加重肺部感染。

3. 高热照护

体温过高者应予降温，以免诱发或加剧心力衰竭或急性冠状动脉供血不足，避免给予大剂量解热止痛剂，否则会致使患者大汗淋漓而虚脱。

4. 胸痛照护

胸痛者可用少量止痛剂，止咳平喘和祛痰剂的应用有利于解除支气管痉挛和痰液的稀释排出，但应避免应用强效镇咳剂。痰液黏稠、咳痰困难者可给予湿化治疗、翻身叩背或体位引流，保持呼吸道通畅。

5. 重症肺炎的照护

重症肺炎合并呼吸衰竭时需给予氧疗，必要时行气管插管，进行机械通气，改善患者全身缺氧状况。根据医嘱酌情应用呼吸兴奋剂，心力衰竭者可给予强心利尿或扩血管药物，照护人员应注意观察药物的作用，静脉输液速度不可过快以免加重心衰。应用机械通气的老年患者，应及时清除患者口咽部的分泌物，充分引流痰液。纠正贫血和低蛋白血症有利于病情恢复，要鼓励患者进行适当的活动，卧床患者在床上进行主动或被动的肢体活动，减少肢体静脉血栓的形成或肺栓塞的发生。

练习题

1. 治疗老年细菌性肺炎的关键措施是（　　）。

   A. 进食高蛋白且易于消化的食物

   B. 严密观察患者血压、脉搏、呼吸、体温、神志、血氧指标的变化

   C. 正确选用抗生素

   D. 保持室内适宜的温湿度

2. 老年肺炎的特点为（　　）。

   A. 临床表现不典型，起病隐匿

   B. 全身中毒症状重

   C. 症状和体征易被患者基础疾病掩盖，易误诊

   D. 以上全部正确

3. 肺炎患者的咳痰标本采集后在室温下（　　）内送检。

   A. 24 h　　B. 2 h　　C. 12 h　　D. 8 h

参考答案：1. C；2. D；3. B

第二节　慢性阻塞性肺疾病

导入案例

陈老先生，62 岁，入住养老机构 2 年，患慢性阻塞性肺疾病 10 年，日常无明显诱因出现咳嗽、咳痰，伴喘息。一周前因感冒后上述症状加重，咳黄色黏液样痰。

思考： 1. 慢性阻塞性肺疾病的危险因素有哪些？

2. 如何应用所学，指导患者进行呼吸康复训练？

一、概述

慢性阻塞性肺疾病（Chronic Obstructive Pulmonary Disease，COPD）是一种以持续气流受限为特征的，可以预防和治疗的疾病。气流受限呈进行性发展，与气道和肺组织对烟草烟雾等有害气体或有毒颗粒的慢性炎性反应增强有关，一般认为与慢性支气管炎和阻塞性肺气肿密切相关。

（一）危险因素

1. 吸烟

吸烟是慢性阻塞性肺疾病最重要的致病因素之一，吸烟能使支气管上皮纤毛变短、不规则，纤毛运动减弱，降低局部抵抗力，引起支气管痉挛，增加气道阻力。

2. 职业粉尘和化学物质

矽尘是职业性呼吸道毒物的重要粉尘之一，慢性暴露于矽尘可不引起矽肺，但可引起慢性支气管炎、肺气肿和（或）小气道疾病，可引起气道阻塞。在水泥厂工作的工人、从事橡胶生产者、长期暴露于钢铁粉尘中的工作者的慢性阻塞性肺疾病的发生率也高于一般人群。接触化学物质（烟雾、过敏原、工业废气及室内空气污染等）的浓度过大或接触时间过久，亦可导致慢性阻塞性肺疾病的发生。

3. 空气污染

近年来，室内空气污染与慢性阻塞性肺疾病发病率的相关性日益受到关注。应用有机燃料（动物粪便、柴草、麦秸等）是导致慢性阻塞性肺疾病的高危因素。这些有机染料的开放燃烧会造成室内通气不良，而且有机烟尘中含有许多有害物质，如颗粒和一氧化碳；燃煤的烟尘中含有硫氧化物、氮氧化物和碳氢化物，它们可引起呼吸道疾病。导致慢性阻塞性肺疾病的另一重要影响因素是室外空气污染，长时间暴露在被有毒颗粒物（如二氧化硫、氮氧化物及光化学物质）污染的空气中，可增加慢性阻塞性肺疾病的患病率。

4. 呼吸道感染

呼吸道感染是慢性阻塞性肺疾病发病和加剧的重要因素，肺炎链球菌和流感嗜血杆菌可能是慢性阻塞性肺疾病急性发作的主要病原菌。

5. 遗传因素与宿主因素

有资料表明，慢性阻塞性肺疾病发病具有典型的多基因遗传性和家族聚集倾向，但目前尚不能解释这种聚集性是遗传因素还是环境因素所致。

6. 营养状况

营养状况可以影响肺功能及患慢性阻塞性肺疾病的倾向。尤其多食用新鲜水果及鱼类对肺部健康有益；饮食中富含水果和蔬菜，可以降低患呼吸道疾病的危险。

7. 其他

社会经济状况、气候因素、性别等也与慢性阻塞性肺疾病相关。社会经济状况愈低下，肺功能减少率愈高。而气候条件的不同，慢性阻塞性肺疾病的发病高峰也不同。秋末冬初发病增多，隆冬反而减少，但到了 3 月份又出现发病高峰，这种发病情况与大气环流的季节变化有密切关系。

（二）临床表现

1. 症状

（1）慢性咳嗽。慢性咳嗽常为最早出现的症状，随病程发展可终身不愈，常晨间咳嗽明显并排痰，夜间有阵咳。当气道严重阻塞时，通常仅有呼吸困难而不表现出咳嗽。

（2）咳痰。一般为白色黏液或浆液性泡沫痰，偶带血丝，清晨排痰较多。急性发作期痰量增多，可有脓性痰。

（3）气短或呼吸困难。气短或呼吸困难是慢性阻塞性肺疾病的主要症状。早期在劳动时出现，后逐渐加重，以致在日常生活甚至休息时也感到气短。但由于个体差异，部分人可耐受。

（4）喘息和胸闷。部分患者特别是重度患者或急性加重时出现喘息和胸闷。

（5）其他。疲乏、消瘦、焦虑等常在慢性阻塞性肺疾病病情严重时出现，但并非慢性阻塞性肺疾病的典型表现。

2. 检查

肺功能检查是判断气流受限的主要客观指标，对慢性阻塞性肺疾病的诊断、严重程度分级评价、疾病进展、预后及治疗反应等均有重要意义。另外，还可进行胸部 X 线检查等。

（三）诊疗原则

慢性阻塞性肺疾病的诊断应根据患者临床表现、危险因素接触史、体征及实验室检查等资料，经过综合分析后确定。慢性阻塞性肺疾病的治疗应重在预防，早期干预。教育和劝导患者戒烟；脱离因职业或环境粉尘、刺激性气体所致的污染环境。积极控制感染、改善患者通气功能、控制并发症。

二、照护

（一）照护评估

1. 营养状况

评估患者有无消瘦及营养不良，饮食搭配是否能满足患者的日常生理需要，水肿的程度及饮水量等。

2. 心肺功能情况

根据患者的活动能力对患者进行 6 min 步行、运动心肺实验及 CAT（COPD Assessment Test，慢性阻塞性肺疾病对患者日常生活能力的影响）量表评估，根据评估结果确定患者呼吸康复训练的方式及调整治疗方案。

3. 咳嗽、咳痰的性质

观察患者痰液的颜色、性质、量；肺部听诊有无干、湿啰音及哮鸣音。

4. 喘憋程度

评估患者的呼吸频率及节律；口唇、甲床是否发绀；胸廓起伏的状况；是否出现“三凹征”；辅助呼吸肌是否参与呼吸运动等。

（二）照护措施

1. 戒烟

吸烟是导致慢性阻塞性肺疾病的主要危险因素。烟草中有 300 多种致癌物质，烟草依赖是一种疾病，严重危害慢性阻塞性肺疾病患者的生命安全。

2. 避免接触有毒物质

减少职业性粉尘和化学物质吸入，对于从事接触职业粉尘的人群（如煤矿、金属矿、棉纺织业、化工行业及某些机械加工等工作人员）应做好劳动保护。避免在通风不良的空间燃烧生物燃料，如烧柴做饭、在室内生炉火取暖、被动吸烟等。

3. 保持呼吸道通畅

保持合适体位以利于痰液排出，多采取侧卧位或头高足低位，要防止枕头过高加大呼吸阻力。长期卧床患者要定时翻身，促进痰液排出，防止肺泡萎缩及肺不张，利于肺部炎症好转。老年慢性阻塞性肺疾病患者因长期缺氧以及慢性疾病消耗而体质虚弱，往往有痰却无力咳出，可采用胸部叩击、有效的咳痰训练、体位引流等方式助其将痰液有效排出。必要时给予雾化吸入治疗，每天 2 ~ 3 次，以利于患者咳痰顺利。对于痰多、痰阻严重的患者，应备好吸痰器，必要时立即吸痰。

(1) 有效咳嗽排痰。患者采取舒适体位，如能耐受，尽可能取坐位或半坐位，以增加腹压。进行深呼吸（收缩腹部），在吸气末屏气片刻，然后进行咳嗽，使痰液从气道深部向大气道移动，最后被咳出。

(2) 体位引流。利用重力作用，促使肺叶特别是肺段气道内的分泌物引流排出。此方法适用于神志清楚、体力好、分泌物较多的患者。

4. 饮食与营养

慢性阻塞性肺疾病患者应少食多餐，避免过饱。以清淡易消化饮食为主，多吃水果和蔬菜，保持大便通畅。为患者提供安静、避免打扰的进食环境，吃饭时少说话，细嚼慢咽。对于应用无创机械通气患者，为避免发生胃肠胀气，应避免进食产气的食物，如碳酸饮料等。多饮水可以稀释痰液，避免痰液黏稠以利咳痰。

5. 防治呼吸道感染

保持病区和病房的干净整洁、空气新鲜，室内每日通风 2 次，严格限制探视人员及探视时间，避免交叉感染；秋冬季节注射流感疫苗；指导患者避免到人群密集的地方；在发生上呼吸道感染时应积极治疗。

6. 长期家庭氧疗的照护

长期家庭氧疗（Long Term Oxygen Therapy，LTOT）可以纠正慢性缺氧而不会增加患者二氧化碳潴留，减缓肺功能恶化，提高患者的生活质量和生存率。照护人员应在保证患者准确、安全、有效的氧疗照护中，增加患者舒适感、提高安全氧疗的依从性。一般采取鼻导管吸氧，氧流量为 1 ~ 2 L/min，氧浓度为 28% ~ 30% 即可，每日吸氧时间在 15 h 以上，且夜间应持续吸氧。该治疗的目的是使患者在静息状态下动脉血氧分压不小于 60 mmHg 和（或）动脉血氧饱和度升至 90%。

7. 慢性阻塞性肺疾病急性加重的识别

慢性阻塞性肺疾病急性加重（Acute Exacerbation of Chronic Obstructive Pulmonary Disease，AECOPD）常因微生物感染而诱发，是指患者呼吸困难、咳嗽、咳痰（痰量增多或呈黄脓痰）等呼吸道症状超出日常的变异，并且需要改变药物治疗方案。患者一旦出现病情加重，应尽快就医，根据病情的严重程度决定门诊治疗或住院治疗。

8. 积极进行康复训练

（1）呼吸康复训练。呼吸康复训练是治疗慢性阻塞性肺疾病的有效手段，可以有效提高患者的运动能力和运动耐力，提高患者生活质量。可指导患者进行简单有效的呼吸康复训练，如进行呼吸体操锻炼、呼吸功能锻炼（缩唇、腹式呼吸等）以及上下肢体功能的锻炼，以利于改善肺功能，提高患者运动能力。

① 腹式呼吸训练方法。腹式呼吸训练方法可增加肺泡有效通气量，改善肺功能。患者取舒适体位，体弱者可取卧位或半卧位，一手放于腹部，另一手放于胸部；吸气时尽力挺腹，胸部不动；呼气时腹部内陷，尽量将气呼尽；一般吸气 2 s，呼气 4 ~ 6 s，吸气与呼气之比为 1 : 2 或 1 : 3，速度为每分钟呼吸 7 ~ 8 次。要求用鼻吸气，用口呼气，深吸缓呼，每天练习 3 ~ 4 次，每次 10 ~ 15 min，熟练后慢慢增加次数和时间，逐渐成为自然的呼吸习惯。

② 缩唇呼吸训练方法。缩唇呼吸训练方法可配合腹式呼吸一起进行。通过缩唇徐徐呼气，可增加气道内压，延缓气道塌陷。具体方法为：患者闭嘴经鼻吸气，然后口唇聚拢成吹口哨状缓慢呼气，同时收缩腹部，将气呼尽；吸气 2 s，呼气 4 ~ 6 s，吸气与呼气时间比为 1 : 2 或 1 : 3；缩唇的大小与呼气流量，以能使距口唇 15 ~ 20 cm 的蜡烛火焰随气流倾斜又不致熄灭为宜，可逐渐延长蜡烛距口唇的距离直至 90 cm；每天练习 3 次，每次 20 ~ 30 min，并逐渐延长练习时间。

（2）耐寒能力锻炼。耐寒能力的降低可以导致慢性阻塞性肺疾病患者反复出现上呼吸道感染。患者可采取从夏天开始用冷水洗脸、每天坚持户外活动等方式锻炼耐寒能力。

9. 健康指导

健康教育对慢性阻塞性肺疾病患者的治疗与康复非常重要。通过对慢性阻塞性肺疾病患者进行健康宣教，可以使患者了解慢性阻塞性肺疾病发生的原因和治疗预防措施。健康教育的主要内容包括：督促患者戒烟；了解慢性阻塞性肺疾病的相关知识；对患者进行用药指导；使患者掌握一般和某些特殊的治疗方法，如定量吸入剂的使用、雾化吸入治疗、呼吸康复训练的方法；指导患者学会腹式呼吸及缩唇呼吸等；了解赴医院就诊的时机。

练习题

1. 对慢性阻塞性肺疾病的诊断、严重程度评价、疾病进展等均有重要意义的检查是（　　）。

A. 胸部 X 线检查　B. 肺功能检查　C. 胸部 CT 检查　D. 心电图检查

2. 慢性阻塞性肺疾病的最主要症状是（　　）。

A. 慢性咳嗽　　B. 发热　　C. 气短或呼吸困难　　D. 胸闷

3. 慢性阻塞性肺疾病患者需长期氧疗，每日吸氧时间在（　　）以上。

A. 8 h　　B. 4 h　　C. 20 h　　D. 15 h

4. 关于缩唇呼吸训练方法的叙述，正确的是（　　）。

A. 患者通过缩唇徐徐呼气，可增加气道内压，延缓气道塌陷

B. 练习缩唇呼吸时，吸气时间 2 ~ 4 s，呼气时间 4 ~ 6 s，吸气与呼气时间比为 1∶1

C. 缩唇呼吸与腹式呼吸单独练习，逐渐延长练习时间

D. 患者病情缓解后可不必继续进行此项训练

参考答案：1. B；2. C；3. D；4. A

第三节　支气管哮喘

导入案例

王奶奶，67 岁。既往患"过敏性鼻炎"5 年，经常使用"抗过敏药物"。1 周前受凉后出现咽痛、咳嗽、喘憋不能平卧，常于夜间憋醒，生活不能自理。入院诊断为支气管哮喘，给予相应的治疗。

思考：1. 支气管哮喘的诱发因素有哪些？

2. 如何指导患者正确使用定量吸入剂？

一、概述

支气管哮喘是由多种细胞（如嗜酸性粒细胞、肥大细胞、T 淋巴细胞、嗜中性粒细胞、气道上皮细胞等）和细胞组分参与的气道慢性炎症性疾患。这种慢性炎症导致气道高反应性增加，并引起反复发作性的喘息、气急、胸闷或咳嗽等症状，常在夜间和（或）清晨发作、加剧，通常出现广泛多变的可逆性气流受限，多数患者可自行缓解或经治疗缓解。

（一）危险因素

1. 病因

（1）遗传因素。哮喘与多基因遗传有关，哮喘患者亲属的患病率高于一般群体患病率，并且亲缘关系越近，患病率越高；患者病情越严重，其亲属患病率也越高。

（2）变应原如下：

① 室内外变应原。尘螨是最常见、危害最大的室内变应原，存在于动物毛屑、唾液、尿液与粪便等分泌物中。真菌亦是存在于室内空气中的变应原之一，特别是在阴暗、潮湿以及通风不良的地方。花粉与草粉是引发哮喘发作的最常见的室外变应原。

② 职业性变应原。常见职业性变应原的有：饲料、茶、咖啡豆、家蚕、鸽子、蘑菇、抗生素（青霉素、头孢霉素）、松香、活性染料等。

③ 某些药物变应原。常见的有阿司匹林及含有阿司匹林的复方制剂（复方乙酰水杨酸片又称 APC、速效感冒胶囊、克感敏）、去疼片、消炎痛、布洛芬、倍他乐克、普奈洛尔（心得安）和一些非皮质激素类抗炎药物等。

④ 食物变应原及食物添加剂。能够引起支气管哮喘发作的食物变应原有鱼、虾、蟹、禽蛋、牛奶等。某些食品添加剂，如酒石黄制备的饮料，糕点中加入的着色剂，亚硝酸盐（制作糖果、糕点时用于漂白、防腐）也可诱发哮喘，应当引起注意。

2. 促发因素

（1）病毒性呼吸道感染（如鼻病毒、流感病毒）为老年人哮喘发作的常见诱因。

（2）有些老年人哮喘的发作与其鼻窦炎、多发性息肉病相关。

（3）环境因素。空气污染、吸烟、剧烈运动、气温巨变、吸入冷空气等都可诱发哮喘发作。

此外，精神因素亦可诱发哮喘。

（二）临床特征

1. 症状

哮喘是一种可逆性的呼吸道疾病，发作具有长期性、周期性、反复性、自限性的特点，典型的表现是发作性伴有哮鸣音的呼气性呼吸困难，常在夜间和（或）清晨发作、加剧，症状可在数分钟内发作，经数小时至数天，用支气管扩张药或自行缓解。

（1）上呼吸道卡他症状。在过敏原引起的急性哮喘发作前，往往有鼻和眼睛黏膜的卡他症状，如鼻痒、打喷嚏、流涕、眼痒、流泪和干咳等症状，而后才出现典型的哮喘症状。

（2）喘息和呼吸困难。支气管哮喘特征性表现。在上呼吸道的卡他症状之后，出现胸闷、胸紧、气短和呼吸困难。喘息往往发作较为突然，病情较重时，喘息的声音不用听诊器就可听到。呼吸困难表现为呼气性呼吸困难，呼气时间长，患者感到呼气费力，而重症哮喘患者感到吸气和呼气都费力。

（3）咳嗽、咳痰。咳嗽是哮喘患者的常见症状。干咳一般为哮喘的前兆症状，哮喘发作期咳嗽、咳痰反而减轻，以喘息症状为主。

（4）胸闷和胸痛。哮喘发作时，患者可有胸闷和胸紧的感觉。如果哮喘发作较重，时间较长，可有胸痛，这可能与呼吸肌过度疲劳和拉伤有关。突发的胸痛要考虑是否合并自发性气胸。

2. 检查

（1）胸部 X 线检查。早期在哮喘发作时可见两肺透亮度增加，呈过度充气状态。

（2）呼吸功能检查。呼吸功能检查用于哮喘的确诊，也是评估哮喘控制程度的重要指标之一。

（3）动脉血气分析。哮喘严重发作时，由于过度通气可使动脉血二氧化碳分压下降，pH 上升，表现呼吸性碱中毒，据此可对其发作的严重程度进行评价。

（4）痰液检查。显微镜下可见较多嗜酸性粒细胞或中性粒细胞。

（5）特异性变应原的检测。过敏性哮喘患者的血清免疫球蛋白 E（IgE）可较正常人高 2 ~ 6 倍。

（三）诊疗原则

支气管哮喘的治疗原则包括：除去病因、控制发作和预防复发。支气管哮喘患者确诊后，首先应识别并脱离引起哮喘发作的危险因素，消除过敏原，控制发作和预防复发。

二、照护

（一）照护评估

（1）评估患者发生哮喘的诱发因素。查找患者可能诱发哮喘发作的变应原，并脱离存在变应原的环境。

（2）评估患者胸闷、气促的程度；咳嗽、咳痰的性质；患者呼吸频率及节律的改变；口唇、甲床是否发绀；胸廓起伏的状况；辅助呼吸肌是否参与呼吸运动等。

（3）其他伴随症状及老年综合评估的风险因素。

（二）照护措施

1. 一般照护

（1）脱离可能的过敏原，如不宜在室内放置花草、不饲养宠物等。

（2）卧床休息，使患者取舒适坐位或半卧位，以利呼吸。

（3）忌食鱼、虾、蟹、蛋、牛奶等易过敏食物，鼓励患者多饮水以补充丢失的水分。

（4）经常参加体育锻炼，增强体质，预防感冒。

（5）氧疗。一般氧流量为 2 ~ 4 L/min，伴有高碳酸血症者应低流量吸氧。

2. 病情观察

（1）监测患者呼吸、心率、血压、呼吸音、哮鸣音、动脉血气分析、肺功能等指标的变化。

（2）识别重症哮喘表现，如患者明显气促、端坐呼吸、大汗不止、言语不连贯、发绀、意识障碍、呼吸及心率明显加快、呼吸音及哮鸣音减弱或消失、血压下降等，提示患者病情严重需及时就医或调整治疗方案。

（3）保持通畅呼吸道。痰液黏稠者可进行雾化吸入，指导患者有效咳嗽，协助翻身、拍背或体位引流，必要时给予电动吸痰来保持呼吸道通畅，病情危重者建立人工气道。

3. 用药指导

（1）吸入性β_2受体激动剂，如沙丁胺醇、特布他林等短效制剂。这些制剂松弛气道平滑肌的作用强，通常在数分钟内起效，疗效可维持数小时，是缓解轻－中度急性哮喘症状的首选药物，也可用于运动性哮喘的预防。应按需间歇使用，不宜长期、单一使用，也不宜过量应用，否则可引起骨骼肌震颤、低血钾、心律失常等严重不良反应。

（2）静脉滴注氨茶碱时速度过快，患者可出现烦躁不安、惊厥、心律失常、血压骤降，甚至心搏骤停。因此，本药必须稀释后缓慢注射。

（3）吸入型糖皮质激素是长期治疗哮喘的首选药物。糖皮质激素具有局部抗炎作用强，所需剂量较少，全身性不良反应较少等优越性。糖皮质激素的主要不良反应包括：声音嘶哑、咽部不适和念珠菌感染。吸药后及时用清水仔细漱口、选用干粉吸入剂或加用储雾罐可减少上述不良反应。

（4）常用吸入器、准纳器的使用方法。老年患者记忆力、学习能力下降，照护人员通过示教与反示教的方式指导并演示各种定量吸入器、准纳器的正确使用方法，直到患者完全掌握。

① 气雾剂吸入器的使用方法（图 4－1）如下：

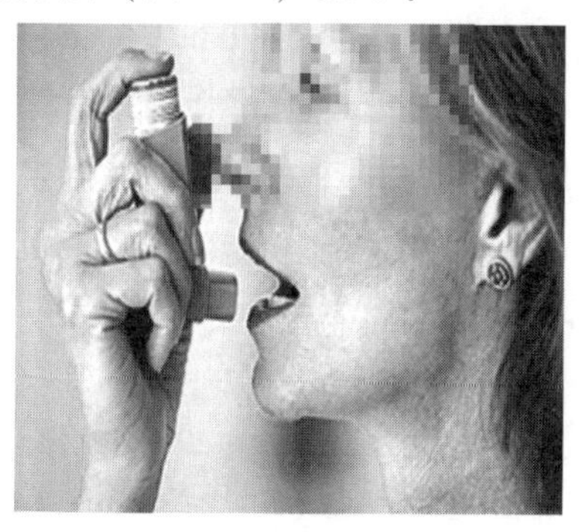

图 4－1　气雾剂吸入器的使用方法示例

A. 取下保护盖套，充分摇匀气雾剂；

B. 头后仰，用力深呼气，同时将气雾剂喷嘴用牙齿轻轻咬住并用双唇含住，调整喷雾角度对准咽喉，使气雾剂能从上颚和舌间顺利吸入；

C. 在开始吸气同时按压气雾剂，继续深吸气，使喷出的药物达到肺的深部；

D. 屏气 10 s 左右，以使药物沉积于气道，平静呼吸 1 min 后再进行下次吸入。

② 准纳器的使用方法（图 4 - 2）如下：

A. 打开。用一手握住准纳器外壳，另一只手的大拇指放在拇指柄上，向外推动拇指直至完全打开。

B. 推开。握住准纳器的吸嘴对着自己。向外推滑动杆，直至发出咔嗒声，表明准纳器已做好吸药准备。

C. 吸入。将准纳器的吸嘴放入口中，从中深深地、平稳地吸入药物（切勿从鼻吸入）。然后将准纳器从口中拿出，继续屏气约 10 s，关闭准纳器。

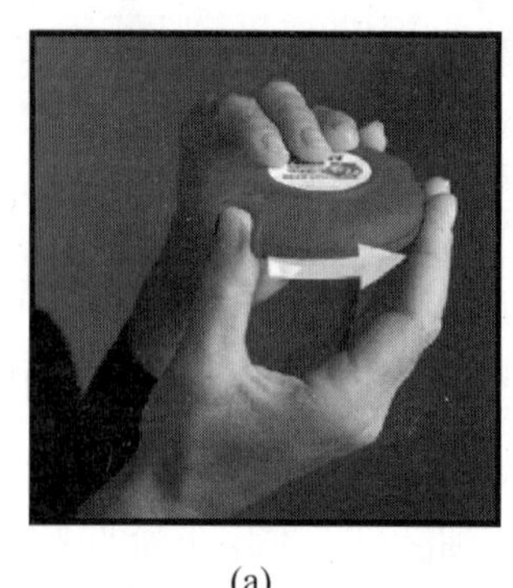

(a)

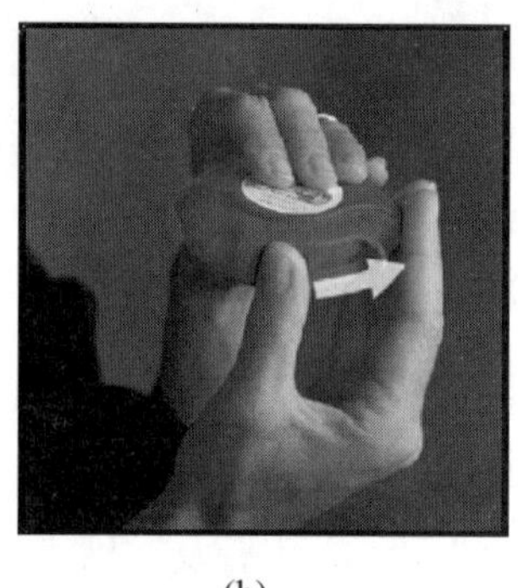

(b)

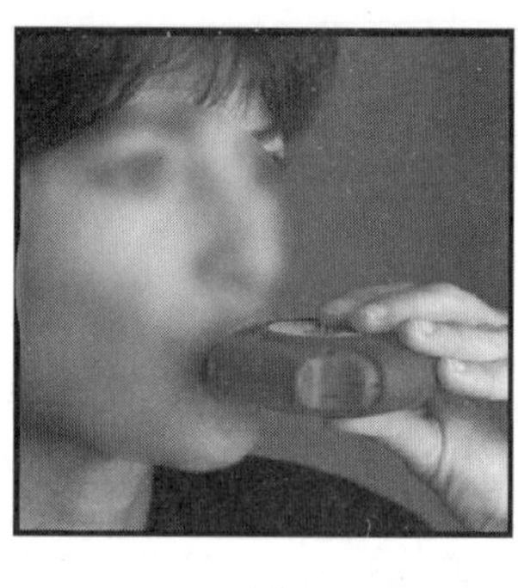

(c)

图 4 - 2　准纳器的使用方法示例

(a) 打开；(b) 推开；(c) 吸入

③ 干粉吸入器的使用方法（图 4 - 3）如下：

A. 拔出。旋松并拔出瓶盖。

B. 旋转。拿直吸入器，握住底部红色部分和中间部分。向某一方向转到底，再原路返回，当听到咔嗒声时，表明一次剂量的粉剂已经装好。

C. 吸入。先呼气，将吸嘴置于齿间，用双唇包住吸嘴用力吸气，然后将吸入器从口中拿出，继续屏气 5 s 后恢复正常呼吸。

注意，不可对着吸嘴呼气。

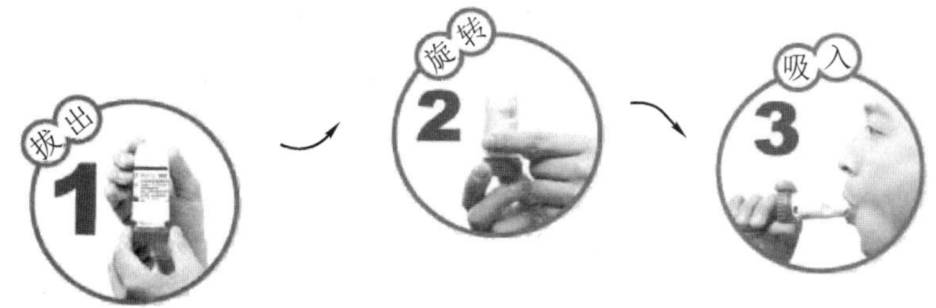

图 4 –3　干粉吸入器的使用方法示例

4. 健康指导

（1）向患者介绍哮喘的基本知识，说明避免接触或误吸特异性过敏原的重要性。

（2）老年哮喘者常有吸烟的习惯，可导致气道高反应性，因此需指导患者戒烟。

（3）按医嘱正确合理用药，预防呼吸道感染，积极配合治疗。

（4）自我监测病情、识别病情变化，指导患者学会使用定量吸入装置，嘱患者随身携带，一旦出现哮喘发作先兆，应立即吸入。

（5）保持有规律的生活和乐观情绪，特别向患者说明发病与精神因素和生活压力的关系。

（6）技能训练包括指导患者进行缩唇呼吸、腹式呼吸的训练，以及吸入器及准纳器的使用。

练习题

1. 诱发老年哮喘发作的主要危险因素是（　　）。

A. 服用布洛芬　　B. 病毒性呼吸道感染

C. 服用阿司匹林　　D. 以上全部正确

2. 哮喘发病的特征是（　　）。

A. 发作性：当遇到诱发因素时呈发作性加重

B. 时间节律性：常在夜间及凌晨发作或加重

C. 季节性：常在秋冬季节发作或加重

D. 以上全部正确

3. 对哮喘患者的健康教育内容包括（　　）。

A. 介绍哮喘的基本知识

B. 指导患者戒烟

C. 指导患者识别病情变化，学会使用定量吸入装置

D. 以上全部正确

参考答案：1. D；2. D；3. D

第四节 肺 癌

导入案例

张先生，53 岁，吸烟 30 年，每日 30 支。2010 年 3 月无诱因出现胸闷、气短、刺激性干咳，4 月症状加重。医院检查诊断为肺癌。现在张先生神志清楚，喘憋，生活能自理，不知晓自己所患疾病，家属要求对患者保密。

思考： 1. 患者该不该对自己所患的疾病有知晓权？

2. 如何做好肿瘤晚期患者的心理照护？

一、概述

原发性支气管肺癌，简称肺癌，为起源于支气管黏膜或腺体的恶性肿瘤，是肺部最常见的恶性肿瘤，占肺实质恶性肿瘤的 90% ~95%。本病多在 40 岁以上发病，发病的高峰年龄在 55 ~65 岁。目前，中国肺癌死亡率为 40. 57/10 万；到 2025 年，我国每年新增肺癌病例将超过 100 万，成为世界第一肺癌大国。同时，肺癌是最可防治的癌症之一。

(一) 病因

目前，绝大多数引起肺癌的病因和发病机制尚未明确。可引起肺癌的危险因素主要有以下几方面：

1. 吸烟

目前认为吸烟是肺癌最重要的高危因素，吸烟量与肺癌之间存在着明显的量 - 效关系，烟龄越小，时间越长，烟量越大，肺癌的发病率和病死率越高。被动吸烟也是肺癌的病因之一。

2. 职业因素

工业生产中接触与肺癌发病有关的特殊物质，如石棉、石油、砷、铬、煤焦油、三氯甲醚、沥青、烟草的加热产物及铀、镭等放射性物质及其衍化物、电离辐射和微波辐射等。这些因素可增加肺癌的发生危险性。

3. 大气污染

目前肺癌发病率日益增高的非常重要的一个原因就是全球工业化发展，大气污染日益严重，空气质量下降，如煤和石油等工业燃料释放出 3,4-苯并芘等可致癌的有害气体，以及大量汽车尾气等。氡是一种放射性元素，多存在于矿石中，现在由于装修而进入家庭中对家庭环境造成了污染。大气污染与吸烟对肺癌的发病率起协同作用。

4. 营养状况

一些研究已表明，血清中β-胡萝卜素水平低以及食物中长期缺乏维生素 A 和微量元素（锌、硒）的人，其肺癌发生的危险性高。

5. 慢性肺部疾病

慢性肺部疾病与肺癌发病相关。

此外，病毒和真菌感染、遗传因素也可能与肺癌发生有关。

（二）肺癌的病理类型

肺癌按肿瘤起源分类可分为中心型肺癌和周围型肺癌；按组织学类型分类：一类是小细胞肺癌，起源于支气管上皮细胞；另一类是非小细胞肺癌，包括腺癌、鳞癌、大细胞癌，以及约占 75% 的腺鳞癌等。

（三）临床表现

肺癌的临床表现与肿瘤大小、类型、所在部位、有无并发症或转移有密切关系。仅有 5% 的患者无症状，在体检、胸部影像检查时发现患病。

1. 咳嗽

咳嗽通常为肺癌的首发症状，以中心型肺癌更为突出。多为无痰或少量白黏痰的刺激性干咳，呈高调金属音性咳嗽或刺激性呛咳。尤其对于 40 岁以上长期重度吸烟者，如果出现无明显诱因的刺激性干咳持续 2 ~3 周，治疗无效；或原来有慢性呼吸道疾病，咳嗽性质改变者，需提高警惕。

2. 血痰或咯血

咯血为肺癌首发症状之一，其特征为间断性反复少量血痰，往往血多于痰，色泽鲜红，多见于中央型肺癌。如肿瘤向内生长侵蚀大血管，则可引起大咯血。

3. 胸闷气短

肿瘤在气管内生长，或转移至肺门淋巴结，肿大的淋巴结压迫主支气管或隆突，或引起气管狭窄时，可出现呼吸困难、气短、喘憋。

4. 发热

肿瘤组织坏死可引起发热。多数发热是由肿瘤引起的阻塞性肺炎所致，抗生素治疗效果不佳。

5. 体重下降

消瘦是晚期恶性肿瘤最常见的症状之一。

6. 肺外胸内扩张引起的症状

肺外胸内扩张引起的症状包括胸痛、声音嘶哑、吞咽困难、胸水等。

7. 胸外转移

肺癌最常见的胸外转移部位有脑、骨骼、肾上腺、对侧肺、肝脏。以小细胞肺癌居多，其次为未分化大细胞肺癌、腺癌、鳞癌。不同部位的转移癌可出现其相应症状和体征。

（四）诊疗原则

肺癌的治疗一直是医学界的难题。目前，肺癌的治疗仍以手术治疗、放射治疗和化学治疗为主。临床上多采取综合治疗的原则，最大限度地根治、控制肿瘤，提高患者的治愈率，延长生存期和改善生活质量。

二、照护

（一）照护评估

（1）评估患者健康史、目前身体状况、心理和社会支持情况 。

（2）评估患者生命体征的变化。

（3）评估心理状态与对疾病的认知程度。

（二）照护措施

1. 心理照护

癌症患者的精神负担之重可想而知，他们容易悲观、厌世。一方面，患者自身应坚强面对疾病，树立战胜癌症的坚定信念，避免出现消极情绪。另一方面，患者的好友亲属应多给予鼓励；家人要随时观察，并与之沟通思想，重视心理活动，时时关心体贴安慰患者；要耐心倾听，使患者感到亲人的温暖，避免情绪波动；多介绍成功病例，鼓励患者与之交谈，消除顾虑，保持心情舒畅。

2. 呼吸功能锻炼

对于施行过肺癌切除术的患者应尽早进行呼吸功能锻炼。做扩胸运动，同时深呼吸，通过扩胸动作增加通气功能；做腹式呼吸，挺胸时深吸气，收腹时深呼气，改善胸腔的有效容量和呼吸功能。通过有效咳嗽训练清除呼吸道分泌物，保持呼吸道通畅，进行呼吸功能训练。

3. 饮食照护

肺癌患者体质衰弱，热量和蛋白质消耗较多，可通过饮食补充营养和水分。应适当配备富有高维生素、高蛋白的食物，饮食应注意低糖、低盐、低脂肪、易消化，多食用水果、瘦肉、鱼类等。膳食尽可能多样化，粗细粮搭配，多食用软、易消化食物，少食多餐。绝对戒烟和禁止酗酒，避免食用刺激之物。

4. 化疗期间的照护

化疗过程中患者常见的毒副反应包括：白细胞、血小板减少等骨髓抑制现象，食欲减退、恶心、呕吐等胃肠道反应，感觉减退、四肢无力等神经系统反应，以及感染等。因此，化疗期间应确保患者睡眠充足，给予清淡、易消化食物，注意色、香、味搭配以增进食欲。如患者剧烈呕吐，应协助做好口腔照护。保持室内空气流通；应用保护性隔离措施，限制探视人员。

5. 活动与休息

合理安排生活起居，维持患者生存希望。保持良好的生活习惯，定时起床、进食，此外还可进行适量的活动，如散步、气功、养花、钓鱼、打拳、体操等，以增强机体抗病能力，但不能疲劳锻炼，并要防止伤风感冒。

6. 胸腔置管引流及胸腔内注射化疗药物的照护

胸腔置管引流积液及胸腔内注射卡铂等化疗药物可积极有效地控制恶性肿瘤晚期所致的癌性胸水，减轻患者痛苦，改善生活质量，延长生命。照护要点如下：

（1）观察患者生命体征，注意引流液的量、色及性状，控制引流速度。初次引流时，每引出 500 ~ 800 mL 后就夹闭 2 h 后再开放引流管；首日引流不超过 1 000 mL，要记录每日引流量。

（2）保证引流袋低于穿刺点，防止胸水反流，造成逆行感染。

（3）严格无菌操作，避免感染。穿刺处每日消毒并更换伤口敷料及引流袋，观察进针处皮肤有无红肿及分泌物。

（4）穿刺管固定牢固，指导患者在置管期间活动幅度不能太大，避免牵拉引流管，防止引流管移位、扭曲、受压、打折。

（5）每天检查引流管是否通畅，并定时挤压引流管，保持引流通畅。如胸腔闭式引流管堵塞或引流不畅，可应用注射器抽吸或应用 5 mL 肝素生理盐水（每 1 mL 生理盐水含 100 U 肝素钠）冲管。

（6）在胸腔内注入化疗药前后各用 10 mL 生理盐水冲管，嘱患者经常变换体位（左侧卧位—仰卧位—右侧卧位—俯卧位），使药液尽可能均匀地分布在胸腔内，有利于药物的吸收。

7. 疼痛的照护

疼痛是肺癌晚期患者经常表现出来的症状。这种疼痛往往需要镇痛剂才能得以缓解。可采用听音乐、看书、与家属谈心等方法分散患者注意力，减轻疼痛。应用镇痛剂的患者应注意预防便秘及避免成瘾。

练习题

1. 目前认为（　　）是肺癌的最重要的高危因素。
   A. 大气污染
   B. 吸烟
   C. 电离辐射和微波辐射
   D. 工业生产中接触石棉、石油、煤焦油、沥青等与肺癌发病有关的特殊物质
2. 中心型肺癌通常出现的首发症状为（　　）。
   A. 胸水　　B. 消瘦　　C. 咳嗽　　D. 声音嘶哑
3. 肺癌化疗过程中应采取的照护措施，包括（　　）。
   A. 保持室内空气流通，确保患者睡眠时间充足，注意保护性隔离措施
   B. 应给予低盐、低脂肪、易消化饮食，多食用水果、瘦肉、鱼类等
   C. 患者剧烈呕吐时，协助做好口腔照护，保持口腔清洁
   D. 以上全部正确

参考答案：1. B；2. C；3. D

第五节　呼吸衰竭

导入案例

王爷爷，71岁，患有阿尔茨海默病，慢性阻塞性肺疾病。常年在养老院由照护人员照顾。凌晨3点照护人员发现老年人出现胸闷、呼吸困难、口唇发紫、神志恍惚。立即送医院就诊检查：体温36.5 ℃，心率114次/min，呼吸35次/min；呼吸急促，发绀，两肺底有湿啰音。血气分析：pH为7.49（正常为7.35～7.45），动脉血氧分压为58 mmHg，动脉血二氧化碳分压为32.5 mmHg（正常40 mmHg）。

思考：1. 如何进行病情观察？
2. 如何指导呼吸衰竭患者氧疗？

一、概述

呼吸衰竭是由于肺内外各种原因引起肺通气和（或）换气功能严重损害，以致在静息状态下也不能进行有效的气体交换，造成机体缺氧伴（或不伴）二氧化碳潴留，而产生一系列生理功能和代谢紊乱的临床综合征。在标准大气压下，于静息条件下呼吸

室内空气，并排除心内解剖分流和原发于心排血量降低等情况后，动脉血氧分压低于8 kPa（60 mmHg），或伴有二氧化碳分压高于6.65 kPa（50 mmHg），即为呼吸衰竭（简称呼衰）。它是一种功能障碍状态。老年人的呼吸道黏膜萎缩，使清除功能下降，咳嗽、喘息和痰量增加的出现率比青年人低，而意识障碍的出现率明显高于青年人。

（一）病因

1. 呼吸道病变

支气管炎症、支气管痉挛、异物等阻塞气道，引起通气不足、气体分布不均导致通气/血流比例失调，发生缺氧和二氧化碳潴留。

2. 肺组织病变

肺炎、重度肺结核、肺气肿、弥散性肺纤维化、肺不张等，可引起肺容量、通气量、有效弥散面积减少，通气/血流比例失调导致肺动脉样分流，引起缺氧和（或）二氧化碳潴留。

3. 肺血管疾病

肺血管栓塞、肺梗死等，使部分静脉血流入肺静脉，发生缺氧。

4. 胸廓病变

胸廓病变如胸廓外伤、手术创伤、气胸和胸腔积液等，影响胸廓活动和肺脏扩张，导致通气减少吸入气体不匀而影响换气功能。

5. 神经中枢及其传导系统呼吸肌疾患

脑血管病变、脑炎、脑外伤、药物中毒等直接或间接抑制呼吸中枢；脊髓灰质炎以及多发性神经炎所致的肌肉神经接头阻滞影响传导功能；重症肌无力等损害呼吸动力引起通气不足。

（二）临床表现

呼吸衰竭常见的临床表现除导致呼吸衰竭的原发性疾病症状外，主要是缺氧和二氧化碳潴留所引起征象，但它们往往相互混杂，难以明确区分。

1. 症状和体征

（1）呼吸困难。呼吸困难是临床最早出现的症状，并随呼吸功能减退而加重。

（2）发绀。发绀是缺氧的典型表现，可见口唇、指甲等处发绀。

（3）神经精神症状。急性严重缺氧可立即出现精神错乱、狂躁、昏迷和抽搐等，而慢性缺氧则有神志淡漠、肌肉震颤、嗜睡、昏睡、昏迷等症状。在缺氧早期，脑血流量增加，可出现搏动性急性头痛；轻度缺氧可出现注意力分散，智力定向力减退；随着缺氧程度加重，出现烦躁不安、神志恍惚、嗜睡、昏迷。轻度二氧化碳潴留表现为兴奋症状，如多汗、烦躁、白天嗜睡、夜间失眠；二氧化碳潴留加重对中枢神经系统的抑制作用，表现出神志淡漠、间歇抽搐、昏睡、昏迷等二氧化碳麻醉现象，称为“肺性脑病”。

（4）循环系统症状。缺氧和二氧化碳潴留时，心率增快、血压上升、心肌缺血、各种心律失常；严重缺氧可致心肌收缩力下降，血压下降，导致循环衰竭。长期肺动脉高压将诱发右心衰，出现体循环淤血症状。

（5）消化和泌尿系统症状。可出现纳差、消化道出血、尿素氮升高、蛋白尿、尿中出现红细胞及管型等症状。

（6）弥散性血管内凝血（Disseminated Intravascular Coagulation ，DIC）。感染、缺氧、酸中毒、休克等均为弥散性血管内凝血的诱发因素。

2. 检查

（1）血气分析。静息状态吸空气时动脉血氧分压小于8.0 kPa（60 mmHg），动脉血二氧化碳分压大于6.7 kPa（50 mmHg），则为Ⅱ型呼吸衰竭；单纯动脉血氧分压降低则为Ⅰ型呼吸衰竭。

（2）电解质检查。呼吸性酸中毒合并代谢性酸中毒时，常伴有高钾血症；呼吸性酸中毒合并代谢性碱中毒时，常有低钾和低氯血症。

（3）痰液检查。痰涂片与细菌培养的检查结果，有利于指导用药。

（4）其他检查。肺功能检查、胸部影像学检查等根据原发病的不同会有相应的发现。

（三）诊疗原则

呼吸衰竭的主要治疗原则包括：积极治疗原发病，去除诱发因素；保持呼吸道通畅和有效通气量，改善通气功能；纠正低氧及高碳酸血症；纠正酸碱失衡、电解质紊乱、心律失常、心力衰竭等并发症；对处于慢性呼吸衰竭缓解期的患者提倡长期氧疗，提高患者生存率。

二、照护

（一）照护评估

1. 评估患者生命体征的变化

慢性呼吸衰竭常在感染、受凉、劳累等多诱因下急性加重，危及生命。认真观察患者的精神状态、体温、心率、呼吸、血压、血氧饱和度、血气等监测指标。

2. 评估患者呼吸困难程度

呼吸困难是呼吸衰竭出现最早的症状，并随呼吸功能的减退而加重。老年人呼吸困难时呼吸频率一般不快，呈点头或提肩状呼吸；多表现呼气延长，呼气长而粗，可伴有哮鸣音。即使有缺氧，老年人的发绀与缺氧及呼吸困难也不尽一致。慢性呼吸衰竭患者由于肺功能不全，睡眠时肺泡通气减少情况加剧，病情往往在夜间加重，因此照护者应加强夜间的观察与巡视。

3. 评估患者意识状态

评估患者的意识状态，病情加重时及时就医。

（二）照护措施

1. 饮食与营养

慢性呼吸衰竭患者，因病程长、病情复杂、进食少、消耗多，会存在一定程度的营养不良。及时补充营养对于患者疾病的恢复、预后的改善、全身器官功能的维持，以及机体免疫力的提高均有好处。尽量通过肠道补充营养，呼吸功能差者可通过静脉补充营养，同时注意糖、脂肪、蛋白质、多种维生素和微量元素的搭配，以达到有效、合理的营养支持。

2. 保证呼吸道通畅

（1）正确使用给氧装置。对用鼻导管给氧者，要插入足够深度，并应固定好，切忌脱落；保持鼻腔清洁，每隔 12 h 置换、消毒鼻导管，以防感染。对Ⅱ型呼吸衰竭患者应给予低浓度（25% ~29%）、低流量（1 ~2 L/min）鼻导管持续吸氧。如配合使用呼吸机和呼吸中枢兴奋剂可稍提高给氧浓度。给氧过程中若呼吸困难缓解、心率减慢、发绀减轻，则表示氧疗有效；若呼吸过缓或意识障碍加深，则须警惕二氧化碳潴留。

（2）及时清除患者的呼吸道分泌物。

（3）按医嘱使用呼吸兴奋剂（如尼可刹米、洛贝林等）时，必须保持呼吸道通畅，缓慢注射。注意观察用药后反应，对烦躁不安、夜间失眠患者，慎用镇静剂，以防引起呼吸抑制。

（4）对病情重或昏迷患者进行气管插管或气管切开，使用人工机械呼吸器。对建立人工气道患者，应及时清除导管内分泌物。

3. 观察病情

密切观察患者生命体征的变化，及时发现肺性脑病、休克、上消化道出血的征兆。机械通气患者严密观察血压、中心静脉压、心率、心输出量，并详细记录。对其他重要生命体征和临床特征应每 1 h 观察记录 1 次。严格记录 24 h 液体出入量，以防止形成肺水肿或全身水肿。对于卧床患者，要定时翻身拍背，改换体位，防止压疮。

观察意识状态改变，预防肺性脑病。肺性脑病主要系缺氧和高碳酸血症引起的二氧化碳麻醉所致。早期可表现为头痛、头昏、记忆力减退、精神不振等症状，继之可出现不同程度的意识障碍，轻者呈嗜睡、昏睡状态，重则昏迷。此外，还可有颅内压升高、视神经盘水肿，以及扑翼样震颤、肌阵挛、全身强直阵挛发作等各种运动障碍，精神症状可表现为兴奋、不安、言语增多、幻觉、妄想等。当动脉血二氧化碳分压急速升高到 80 mmHg 时可引起昏迷。呼吸衰竭加重有时可突出表现为意识障碍，提示病情加重。

老年呼吸衰竭的病死率为 40% ~76%。呼吸衰竭往往反复发作，不断加重，严重影响患者生活质量。应重视慢性呼吸衰竭的康复治疗，如长期氧疗、加强呼吸功能锻炼、增强机体抗病能力等措施，以减少复发、提高生活质量。

练习题

1. 下面对Ⅱ型呼吸衰竭的描述正确的是（　　）。

   A. Ⅱ型呼吸衰竭仅存在缺氧而无二氧化碳潴留

   B. Ⅱ型呼吸衰竭是换气功能障碍性疾病

   C. Ⅱ型呼吸衰竭纠正缺氧应给与持续该流量、高浓度吸氧

   D. Ⅱ型呼吸衰竭血气分析表现为动脉血氧分压小于 60 mmHg，及动脉血二氧化碳分压大于 50 mmHg

2. 呼吸衰竭最早出现的症状是（　　）。

   A. 发绀

   B. 神经精神症状，如烦躁、嗜睡、夜间失眠、昏迷

   C. 循环系统症状，如心率增快、血压上升、各种心律失常

   D. 呼吸困难

3. 对呼吸衰竭患者病情观察的内容包括（　　）。

   A. 观察生命体征及意识状态的变化

   B. 及时发现肺性脑病、休克、上消化道出血的征兆

   C. 使用呼吸兴奋剂（如尼可刹米、洛贝林等）时，注意观察用药后反应

   D. 以上全部正确

参考答案：1. D；2. D；3. D

第五章 老年消化系统疾病的照护

学习目标

掌握：1. 老年消化系统常见疾病的照护评估。
2. 老年消化系统常见疾病的照护措施。
3. 老年消化系统常见疾病的健康宣教。

了解：1. 消化性溃疡的发病机制和常用药物。
2. 老年消化系统常见疾病的症状体征和临床表现。

第一节 胃食管反流病

导入案例

老先生，62 岁，既往有反流性食管炎，近 10 年感反酸、胃灼热、嗳气，偶有恶心、呕吐。

思考：1. 作为照护者在为老先生准备饮食时，应注意哪些事项？
2. 老先生在生活中对体位的要求如何？

一、概述

胃食管反流病（Gastroesophagal Reflux）是指过多的胃、十二指肠内容物反流入食管所致的慢性症候群或黏膜损伤。胃食管反流病在西方国家十分常见，有胃食管反流症状的人占 15% ~20%；发病率随年龄增加而增加，40 ~60 岁为高峰发病年龄，老年人的发病率极高。北京老年人胃食管反流病的发生率为 8.63%，广东老年人胃食管反流病的发生率为 3.5%。

（一）病因

胃食管反流病的发病机制与老化后食管的功能退化有关，导致该病发生的因素如下：

1. 胃食管抗反流防御机制减弱

抗反流防御机制包括胃食管抗反流屏障功能、食管对反流物的清除及黏膜对反流攻击作用的抵抗力。

（1）胃食管抗反流屏障功能降低。老年人由于生理进行性退变，胃食管连接处解剖和生理抗反流屏障的破坏可使反流频率及反流量增加。

（2）食管体部廓清能力下降。正常情况下，一旦发生胃食管反流，大部分反流物会通过1～2次食管自发和继发性、蠕动性收缩随食物内容物排入胃内，即容量清除，这是食管廓清的主要方式。老年人食管蠕动能力下降，口腔唾液分泌减少，导致廓清能力不足，食管过度暴露于反流物中，而引起黏膜损伤。

（3）食管壁抵抗力下降。反流物进入食管后，还可以凭借食管上皮表面黏液、不移动水层和表面 HCO_3^-、复层鳞状上皮等构成上皮屏障，以及黏膜丰富的血液供应构成的后上皮屏障，发挥其抗反流食物对食管黏膜损伤的作用。老年人的细胞代谢降低，修复和增生能力下降，食管黏膜具有防御功能的上皮细胞随年龄增加而退化，导致黏膜屏障的抵抗力下降，加重了食管黏膜损伤。

（4）药物不良反应。老年患者使用的药物直接损害食管黏膜导致胃食管反流。

2. 胃、十二指肠功能失调

胃、十二指肠功能失调包括胃排空延迟、胃酸分泌过多、十二指肠胃反流，其影响因素可增加反流量。

3. 其他因素与疾病

引起腹压增高的因素（如肥胖、腹水、腰带过紧等），影响食物运动功能的疾病（如硬皮病、糖尿病）均可诱发胃食管反流病。

（二）临床表现

胃食管反流病的临床表现多样，轻重不一，主要有以下四种表现：

1. 非特异性表现

老年患者胃食管反流病的典型表现（如心前区烧灼感和泛酸）不明显，但不典型表现（如恶心、呕吐、上腹部不适、体重减轻、贫血等）却随年龄增加而增加。部分患者有哮喘，常有夜间发作，但无季节性，可反复发生肺炎，甚至发生肺间质纤维化等，个别患者合并舌、唇、颊部黏膜的烧灼感或口腔溃疡。

2. 典型症状

（1）心前区烧灼感。心前区烧灼感是胃食管反流病的典型症状。胃灼热是指胸骨后或剑突下的烧灼感，常由胸骨下段向上伸延，常在餐后1 h出现，卧位、弯腰或腹压增高时会加重。

（2）胸痛。反流物刺激食管痉挛导致胸痛，疼痛发生在胸骨后或剑突下。严重时可为剧烈疼痛，可放射到后背、胸部、肩部、颈部、耳后，有的酷似心绞痛。

（3）吞咽困难。30%以上的胃食管反流病患者有吞咽困难，初期可因食管炎引起继发性食管痉挛而出现间歇性吞咽困难，后期由于瘢痕使食管狭窄，进食固体食物可在剑突处引起堵塞或疼痛。

（4）反流症状。反流症状为泛酸、反食、嗝逆，反流物为胃内容物时呈酸味，反流物含胆汁为苦味。

3. 非典型表现

非典型表现包括呃逆、上腹饱胀等。

4. 并发症

（1）上消化道出血。反流性食管炎患者，因食管黏膜炎症、糜烂及溃疡可以导致上消化道出血，临床表现可有呕血或（和）黑便以及不同程度的缺铁性贫血。

（2）食管狭窄。食管炎反复发作致使纤维组织增生，最终导致瘢痕狭窄，这是严重食管炎的表现。

（3）巴雷特（Barrett）食管。在食管黏膜的修复过程中，食管贲门交界处的齿状线 2 cm 以上的食管鳞状上皮被不正常的柱状上皮取代，则称之为巴雷特食管。巴雷特食管发生溃疡时，又称巴雷特溃疡。巴雷特食管是食管腺癌的主要癌前病变，其腺癌的发生率较正常人高 30 ~ 50 倍。

二、照护

（一）照护评估

（1）首先评估患者有无心前区烧灼感、胸痛、吞咽困难、泛酸、嗳气、厌食等症状。

（2）评估患者有无体重减轻，哮喘，舌、唇、颊部黏膜的烧灼感或口腔溃疡的症状。

（3）评估患者有无肥胖、腹水、腰带过紧等可引起腹压增高的症状。

（4）评估患者有无硬皮病、糖尿病等影响食物运动功能的疾病。

（5）评估患者有无使用直接损害食管黏膜的药物。

（二）照护措施

1. 减少和消除加重疾病的不良因素

（1）纠正不良生活方式，减少酸反流，忌烟忌酒，避免浓茶和咖啡。

（2）为了减少反流及夜间反流，可将床头抬高 15 ~ 20 cm。避免在睡前 2 h 内进食，白天进餐后亦不宜立即卧床。

（3）注意减少一切影响腹压增高的因素，如肥胖、便秘、紧束腰带等。

2. 饮食照护

（1）选用营养价值高、质软、易于消化的食物，避免机械性、化学性、刺激性食物。同时给予足够的热量、蛋白质和维生素，肥胖者节制饮食并控制体重。

（2）避免已知的食管刺激食物如高脂、含酒精的食物等，宜选用低脂、低糖饮食。

（3）少量多餐、定时定量，每餐量不超过正常量的2/3。

（4）出现食管严重梗阻、出血时应禁食。

3. 用药的照护

（1）制酸剂。制酸剂可减少胃酸、胃蛋白酶的分泌，升高胃液的pH，能较快地缓解心前区烧灼感等不适症状。本类药宜在饭后1～2 h服用，片剂咀嚼效果更佳。老年人不宜长期服用本类药，应注意不良反应。含钠制剂可致水钠潴留，诱发或加重心衰；含镁制剂可引起腹泻，有脱水、电解质紊乱的危险；含钙制剂可产生便秘和高钙血症。

（2）促进胃动力药。增加下食管括约肌压力，改善食管蠕动，促进胃排空，有利于防止胃食管反流病的发生。促进胃动力药存在不良反应。例如，甲氧氯普胺兼有中枢和外周作用，部分患者可出现中枢不良反应，如疲劳、焦虑、震颤和动作迟缓；西沙必利对增加胃排空和减少反流效果明显，但部分患者可出现腹痛、腹泻、肠鸣音亢进，心电图出现 $Q-T$ 间期延长，甚至致死性心律失常。

（3）胃黏膜保护剂。胃黏膜保护剂可增加食管黏膜的抗反流屏障，减少反流物对食管黏膜的损害。铝制剂的不良反应可导致便秘，还可导致骨软化，具有神经毒性，肾功能不全者慎用。

4. 手术治疗

经内科治疗后，症状无明显改善或出现严重并发症时，可考虑手术治疗。

5. 心理照护

因胃食管反流病无理想的治疗措施，不易治愈；疼痛、吞咽困难等影响患者的生活质量，使患者产生焦虑、抑郁等情绪。应向患者耐心解释引起不适症状的原因，教会其减轻疼痛的方法和技巧，减轻焦虑、恐惧心理，增加对疾病治疗的信心。同时，对患者家属进行疾病相关知识宣教，取得家属的支持和理解，为患者创造良好的治疗康复环境。

6. 健康指导

健康宣教对胃食管反流病患者的治疗与教育非常重要。通过对胃食管反流病患者进行健康宣传教育，可让患者了解胃食管反流病发生的原因和治疗预防措施。患者可与家属共同学习，反复演示并直至掌握。也可以通过电视、广播、健康大讲堂、社区宣传、组织病友进行讨论、将常规内容打印成册、制成 VCD 发放给患者等方式，普及推广胃食管反流病的预防治疗措施。对患者建立电话回访录，定期电话回访，对不遵医行为及时调整教育方案。

健康宣教主要包括如下内容：

（1）介绍疾病相关知识，使患者积极配合治疗和照护。

（2）使患者养成良好的生活方式与饮食习惯，教育与督促患者戒烟。向患者说明合理饮食的重要性，宜进食高蛋白、高纤维、低脂肪、易消化的食物，避免茶碱、大蒜、辣椒、咖啡、柠檬及碳酸饮料。

（3）对患者进行用药指导，交代使用抗酸剂、H_2受体拮抗剂及胃动力药患者，需坚持遵医嘱长期甚至终身服用。

练习题

1. 反流性食管炎患者的正确体位是（　　）。

A. 半卧位　　B. 提高床头

C. 服用钙拮抗药　　D. 餐后立即卧床

2. 诊断反流性食管炎最准确的方法是（　　）。

A. 消化道钡剂检查　　B. 食管测压

C. 内镜检查　　D. 24 h 食管 pH 监测

参考答案：1. B；2. C

第二节　消化性溃疡

导入案例

老先生，62 岁，长期在养老院居住，既往有胃溃疡病史及 30 年吸烟史。近半月胃部常有烧灼感，进食后半小时可稍缓解，偶有恶心、反酸。

思考：作为照护者应如何为老先生进行饮食照护？

一、概述

消化性溃疡主要指发生在胃和十二指肠球部的慢性溃疡，也可发生在食管下端、胃空肠吻合口周围和梅克尔（Meckel）憩室，由于多与胃酸及胃蛋白酶的消化作用有关，故称消化性溃疡。该病的临床表现特点是慢性过程、周期性发作、节律性上腹部疼痛。

消化性溃疡是消化系统常见疾病，全球约10%的人患过此病，可发生于任何年龄。十二指肠球部溃疡多见于青壮年，胃溃疡多见于中老年，临床上十二指肠溃疡比胃溃疡多见。

（一）消化性溃疡的发病机制

消化性溃疡的病因与发病机制复杂，是多因素疾病，迄今尚未完全阐明。

1. 病因

（1）胃酸和胃蛋白酶。胃酸、胃蛋白酶是消化性溃疡的发病病因，尤其是胃酸的作用占主导地位。胃酸由胃体壁细胞分泌，胃酸的分泌量与胃体壁细胞总数有关。正常男性胃体壁细胞总数约为10亿个，女性约8亿个，而十二指肠溃疡患者的胃体壁细胞总数可高出正常人一倍。胃体壁细胞总数增高是许多因素长期刺激胃体壁细胞的结果，相应的物质与胃体壁细胞膜上的乙酰胆碱受体、组胺H_2受体或胃泌素受体结合时，胃体壁细胞分泌胃酸。此外，胃蛋白酶的蛋白水解作用与胃酸的腐蚀作用一样，是引起消化性溃疡形成的组织损伤部分。

（2）药物。非甾体类消炎药（如阿司匹林、消炎痛、布洛芬等），除能直接损伤胃黏膜外，还能抑制前列腺素和前列环素的合成，从而损伤黏膜的保护作用。

（3）饮食失调。粗糙的刺激性食物或饮料可引起黏膜的物理性和化学性损伤。不规律的饮食习惯会破坏胃酸分泌的规律。饮料和饮酒除直接损伤黏膜外，还能促进胃酸分泌。咖啡也能刺激胃酸分泌。这些因素均和消化性溃疡的发生和复发有关。

（4）吸烟。研究证明吸烟可以增加胃溃疡和十二指肠溃疡的发病率，影响溃疡愈合，但作用机制不明。

（5）精神因素。持久和过度精神紧张、情绪激动等精神因素可引起大脑皮质功能紊乱，使迷走神经异常兴奋和肾上腺素皮质激素分泌增加，导致胃酸和胃蛋白酶分泌增多，促使溃疡形成。

（6）幽门螺旋杆菌（Helicobacter Pylori，HP）。幽门螺旋杆菌感染可破坏胃的黏膜屏障，使氢离子和胃蛋白酶渗入黏膜，发生自身消化作用，从而形成溃疡。有关研究表明，幽门螺旋杆菌被清除后，消化性溃疡的复发率可下降到10%以下。

2. 发病机制

（1）胃黏液－黏膜屏障。正常情况下，胃黏膜由其上皮分泌的黏液所覆盖，黏液与完整的上皮细胞膜及细胞间连接形成一道防线，称为胃黏液－黏膜屏障。十二指肠球部黏膜也具有这种屏障，该屏障可以阻碍胃腔内H^+反弥散入黏膜。

（2）黏膜的血液循环和上皮细胞的更新。胃、十二指肠黏膜的良好血液循环和上皮细胞强大的再生能力，对黏膜的完整性起着重要作用。

（3）前列腺素。外来及内在的前列腺素对黏膜细胞有保护作用，能促进黏膜的血液循环，促进胃黏膜上皮细胞分泌黏液及 HCO_3^-。这是增强黏膜上皮更新，维持黏膜完整性的一个重要因素。

3. 其他因素

（1）遗传因素。研究发现，O 型血型者比其他血型容易患十二指肠溃疡。家族中有患消化性溃疡倾向者，其亲属的患病几率比没有家族倾向者高 3 倍。

（2）全身疾病。慢性阻塞性肺疾病、慢性肾衰竭、类风湿性关节炎、肝硬化等疾病可能与消化性溃疡的发病有关。

（二）临床表现

1. 症状

（1）上腹痛。上腹痛是消化性溃疡的主要症状。上腹痛的疼痛性质、部位、疼痛时间、持续时间等依据溃疡部位不同而具有特殊性（表 5－1）。

表 5－1　胃溃疡和十二指肠溃疡的疼痛比较

比较项目	胃溃疡	十二指肠溃疡
性质	烧灼或痉挛感	钝痛、灼痛、胀痛或剧痛，可仅有饥饿样不适感
部位	剑突下正中或偏左	上腹正中或稍偏右
发作时间	进食后 30～60 min，疼痛较少发生于夜晚	进食后 1～3 h，午夜至凌晨 3 点常被痛醒
持续时间	1～2 h	饭后 2～4 h，到下次进餐后为止
一般规律	进食—疼痛—缓解	疼痛—进食—缓解

（2）其他胃肠道症状。其他胃肠道症状表现为反酸、嗳气、恶心、呕吐等消化不良的症状。胃溃疡的胃肠症状较十二指肠溃疡多见。

（3）全身症状。全身症状可表现为植物神经功能失调的症状如失眠、多汗等，也可表现为营养不良的症状如消瘦、贫血等。

2. 体征

溃疡活动时，上腹部常有局限性压痛，压痛的部位多与溃疡的位置基本相符。

3. 并发症

（1）出血。出血是消化性溃疡最常见的并发症，表现为呕血与黑便。十二指肠溃疡出血的发生率比胃溃疡高。

（2）穿孔。穿孔最常见于十二指肠溃疡。穿孔表现为腹部剧痛和急性腹膜炎的体征。当溃疡疼痛变为持续性，进食或服用抑酸药物后长时间疼痛不能缓解，并向背部或两侧上腹部放射时，常提示可能出现穿孔。

（3）幽门梗阻。幽门梗阻主要由十二指肠溃疡或幽门管溃疡引起，表现为餐后上腹部饱胀，频繁呕吐宿食，严重时可引起水和电解质紊乱，常表现营养不良和体重下降。

（4）癌变。少数胃溃疡可发生癌变，尤其是45岁以上的患者。

4. 检查

（1）X线钡餐检查。

（2）胃镜检查与黏膜活检。

（3）幽门螺旋杆菌的检查。

（4）胃液分析。

（5）粪便隐血试验。

（三）诊疗原则

消除病因、缓解症状、愈合溃疡、防止复发和防治并发症。

二、照护

（一）照护评估

（1）评估患者腹痛的时间、部位，观察疼痛的特点。

（2）评估患者有无返酸、嗳气、上腹胀、食欲减退等消化不良症状。

（3）评估患者有无失眠、缓脉、多汗等自主神经功能失调的表现。

（4）评估患者的用药史，如服用阿司匹林、吲哚美辛等。

（5）评估患者的营养情况。

（6）评估患者有无急躁、焦虑等不良心理。

（7）评估患者有无消化性溃疡的并发症。

（二）照护措施

1. 观察

密切观察患者疼痛的部位、程度、持续时间、诱发因素、症状发生与饮食关系，有无放射痛、恶心、呕吐等伴随症状。

2. 饮食

嘱患者定时进餐，少量多餐。进餐时应细嚼慢咽，不宜过快过饱。溃疡活动期可每天5~6顿，症状控制后可改为每天3顿。食物应以清淡、富有营养、易消化的食物为主，避免粗糙、过冷、过热、刺激性食物或饮料，如油炸食物、浓茶、咖啡、辛辣等食物。

3. 药物

嘱患者按照医嘱正确服用药物，不可自行增减药物、停用药物。抗酸药物应在餐后1 h及睡前服用，抗胆碱药物及胃动力药物如吗丁啉、莫沙比利等应该在餐前及睡前服用。

4. 嗜好

帮助患者戒烟戒酒。

5. 心理

解除患者的焦躁心理，向患者详细讲解疾病的发生与发展规律、治疗方法等知识。

6. 健康指导

健康宣教对消化性溃疡患者的治疗非常重要。通过对消化性溃疡患者进行健康宣传，让患者了解消化性溃疡发生的原因和治疗预防措施。通过对患者全面评估后，采取适合患者的健康宣教方式，并注意观察宣教的效果。

健康宣教的主要内容如下：

（1）消化性溃疡发生的原因和治疗预防措施；

（2）督促患者形成良好的饮食习惯；

（3）对患者进行用药指导；

（4）帮助患者戒烟戒酒。

练习题

1. 胃溃疡最常发生的部位（　　）。

A. 贲门旁　　B. 胃后壁　　C. 胃小弯　　D. 胃大弯

2. 一位老年患者被诊断为急性胃十二指肠溃疡穿孔，在送往医院途中，患者体位应为（　　）。

A. 平卧位　　B. 左侧卧位　　C. 俯卧位　　D. 右侧卧位

3. 十二指肠溃疡的典型上腹痛是（　　）。

A. 慢性、节律性饥饿痛，进食后缓解

B. 慢性、节律性饥饿痛，进食后不缓解

C. 慢性腹痛无明显规律

D. 慢性、节律性餐后痛，休息后缓解

4. 溃疡病穿孔后，最早出现的体征是（　　）。

A. 脉搏增加　　B. 高热　　C. 血压升高　　D. 满腹强直

5. 消化性溃疡的并发症有（　　）。

A. 出血、复发、穿孔、癌变　　B. 出血、穿孔、幽门梗阻、癌变

C. 出血、穿孔、幽门梗阻、复发　　D. 出血、癌变、穿孔、营养不良

参考答案：1. C；2. B；3. A；4. D；5. B

第三节　上消化道出血

导入案例

张老先生，65 岁，3 h 前进食炸糕后，突然呕鲜红色血 2 次，约 1 200 mL，并出现面色苍白、呼吸急促、烦躁不安。

思考：作为照护者需要为张老先生紧急采取的体位是什么？

一、概述

上消化道出血是指屈氏韧带以上的消化道，包括食管、胃、十二指肠、胰、胆道病变引起的出血，以及胃空肠吻合术后的空肠病变引起的出血。上消化道大出血一般指在数小时内出血量超过 1 000 mL 或循环血容量的 20%，主要表现为呕血和（或）黑便，并伴有急性周围循环衰竭。

消化道出血是临床常见的急症之一，若不及时抢救会危及老年患者的生命，应引起照护人员的足够重视。尽早识别出血征象，密切观察病情变化，及时有效的急救措施及认真细致的照护，是抢救患者生命的重要环节。

（一）病因

1. 上消化道疾病

（1）食管疾病，如食管炎（反流性食管炎、食管憩室炎）、食管癌和食管损伤（物理损伤、化学损伤）。

（2）胃十二指肠疾病，如消化性溃疡、急性糜烂出血性胃炎、胃癌、促胃液素瘤、胃黏膜脱垂、急性胃扩张、十二指肠憩室炎、胃扭转、胃手术后病变、重度钩虫病、胃或十二指肠克罗恩病。

（3）空肠疾病，如空肠克罗恩病、胃肠吻合术后空肠溃疡。

2. 门静脉高压

门静脉高压可引起食管、胃底静脉曲张破裂。

3. 上消化道邻近器官或组织疾病

（1）胰腺疾病累及十二指肠，如胰腺炎、急性胰腺炎并发脓肿破溃。

（2）胆道出血，如胆囊或胆管结石、胆囊或胆管炎、胆道蛔虫等，以及术后胆总管引流管造成的胆道受压坏死、肝脓肿、肝血管瘤或肝癌破裂入胆道等。

（3）其他，如纵膈肿瘤破入食管，主动脉瘤破入食管、胃或十二指肠。

4. 全身性疾病

（1）血管性疾病，如过敏性紫癜、遗传性出血性毛细血管扩张。

（2）血液病，如白血病、血友病、血小板减少性紫癜、弥散性血管内凝血。

（3）应激性溃疡，严重感染、大手术、脑血管意外、使用糖皮质激素、烧伤、休克等引起的应激状态，可导致急性胃黏膜损伤。

（4）其他，如尿毒症、系统性红斑狼疮、流行性出血热。

5. 其他因素

（1）饮食不当、过度疲劳、精神紧张。

（2）长期嗜酒或服用损害胃黏膜的药物（如非甾体类抗炎药、糖皮质激素）。

（二）临床表现

1. 症状

（1）呕血与黑便。呕血与黑便是上消化道出血的特征性表现。

① 上消化道大量出血后，既有黑便，也有呕血。出血部位在幽门以上者，伴有呕血。出血部位在幽门以下者，如出血量大、出血速度快，血液反流入胃表现呕血；出血量较少、出血速度慢，则仅有黑便。

② 呕血与黑便的颜色与形状取决于出血量及血液在胃或肠道内停留的时间。如大量出血，在胃内停留时间短，则呕血颜色呈鲜红色或暗红色；如在胃内停留时间长，因血红蛋白和胃酸作用生成酸化正铁血红蛋白，则呕血颜色为棕褐色，呈咖啡渣样。上消化道出血时，由于血红蛋白中的铁在肠道内与硫化物作用形成黑色的硫化铁，使粪便呈黏稠而发亮的柏油样；当大量出血时，血液在肠道内停留时间短，粪便可呈暗红或鲜红色。

③ 失血性周围循环衰竭。急性大量失血时，循环血量锐减，导致周围循环衰竭，表现为头晕、乏力、心悸，突然起立时可出现晕厥、出汗、四肢湿冷等。严重者呈休克状态，表现为面色苍白、脉搏细速、血压下降、呼吸急促、烦躁不安或意识不清。

（2）氮质血症。上消化道大出血时，肠道中血液的蛋白质消化产物被吸收，使血中尿素氮浓度升高，称为肠源性氮质血症。一般大出血数小时血尿素氮开始上升，24～48 h 达高峰，不超出 14.3 mmol/L（40 mg/dL），3～4 天后降至正常。

（3）发热。上消化道大量出血后，多数老年患者可在 24 h 内出现低热，一般不超过38.5 ℃，可持续3～5天。引起发热的原因不明，可能是因为周围循环衰竭而导致体温调节中枢的功能障碍或出现失血性贫血等。

（4）血象变化如下：

① 出血早期：红细胞计数、血红蛋白浓度及血细胞比容无明显改变。

② 急性出血：为正细胞正色素性贫血，出血后骨髓明显代偿性增生，呈大细胞性贫血。

③ 慢性失血：为小细胞低色素性贫血。

④ 出血24 h内：网织红细胞升高，随着出血停止，逐渐恢复正常。

⑤ 上消化道大量出血后：白细胞计数出现轻度至中度升高，止血后2～3日即可恢复正常。但肝硬化合并脾功能亢进者，白细胞不增高。

2. 检查

（1）实验室检查。测定红细胞、白细胞、血小板计数、血红蛋白、网织红细胞、肾功能、肝功能、粪便潜血试验、血尿素氮等，对估计出血量及动态观察活动性出血、进行病因诊断等有帮助。

（2）内镜检查。内镜检查是上消化道出血病因诊断的首选检查。

（3）X线钡餐造影检查。X线钡餐造影检查在出血停止后或病情稳定后进行，对明确病因有价值，也用于胃镜检查禁忌者及不愿行胃镜检查者。

（4）其他。内镜检查无阳性发现或不宜做内镜检查者，可进行选择性动脉造影检查。

（三）诊疗原则

迅速补充血容量、纠正水电解质失衡、抗休克、止血治疗等。

二、照护

（一）照护评估

（1）评估患者呕血、黑便的量、颜色、性质。

（2）评估患者有无低血容量征象。

（3）评估患者是否存在上消化道系统疾病，如胃十二指肠溃疡、急性糜烂出血性胃炎、胃癌等。

（4）评估患者是否有肝胆系统疾病。

（5）评估患者有无消化道系统外伤。

（6）评估患者有无全身性疾病，如血管性疾病、血液病、应激性溃疡等。

（7）评估患者有无长期饮食不当、过度疲劳、精神紧张、长期嗜酒或服用损害胃黏膜的药物（如非甾体类抗炎药、糖皮质激素）等。

（二）照护措施

1. 一般照护

（1）休息与体位。嘱患者适当休息，大出血时绝对卧床休息，取舒适体位或平卧位，下肢略抬高，保证脑部供血。呕吐时头偏向一侧，避免误吸或窒息，床边备吸引器，及时清除气道内的血液及呕吐物，保持呼吸道通畅。必要时吸氧。

（2）饮食照护。大量出血应暂禁食；少量出血、无呕吐者，给予温凉流质饮食，出血停止 24 ~ 48 h 后，进食营养丰富、易消化的半流质饮食或软食，注意少量多餐，逐步过渡到正常饮食。嘱老年患者定时、定量进餐，避免食用冷、生、硬、粗糙、刺激性的食物，劝其戒烟戒酒。食管胃底静脉曲张破裂出血者，止血后限制摄入钠和蛋白质食物，以免加重腹水及诱发肝性脑病。

2. 病情观察

（1）观察生命体征。密切观察生命体征、神志、尿量、皮肤色泽及肢端温度变化，准确记录 24 h 出入量。如老年患者出现烦躁不安、血压下降、心率加快、脉搏细速、面色苍白、出冷汗、皮肤湿冷等，则提示微循环血流灌注不足，应及时通知医生，并配合抢救。

（2）估计出血量。观察出血方式，注意呕血和黑便的颜色、性状、量及次数，正确估计出血量和速度。粪便隐血试验阳性提示出血量为 5 ~ 10 mL/d；出血量达到 50 ~ 100 mL/d，出现黑便；胃内积血量达到 250 ~ 300 mL 则引起呕血。一次出血量小于 400 mL 时，不会引起全身症状；如出血量达到 400 ~ 500 mL，可出现头晕、心慌、乏力等全身症状；如短时间内出血量大于 1 000 mL，可出现急性周围循环衰竭表现，甚至引起失血性休克。

（3）判断有无继续或再次出血。如出现以下表现则提示有活动性出血或再次出血：

① 反复呕血，呕吐物颜色由咖啡色转为鲜红色；

② 黑便次数及量增加，色泽转为暗红，甚至鲜红，伴肠鸣音亢进；

③ 积极补液、输血后，周围循环衰竭表现仍无改善，或好转后又恶化，血压、脉搏不稳定，中心静脉压仍在下降；

④ 红细胞计数、血红蛋白量、血细胞比容继续下降，而网织红细胞计数持续升高；

⑤ 在补充足够液体、尿量正常的前提下，血尿素氮持续升高或再次升高；

⑥ 原有门静脉高压、脾大的老年患者，出血后脾暂时缩小，如不见脾恢复肿大，则提示出血未止。

（4）原发病观察。观察消化性溃疡患者腹部疼痛情况，以及肝硬化并发上消化道大量出血患者有无肝性脑病。

3. 用药照护

（1）补充血容量。迅速建立静脉通路，及时、准确补充血容量。输液开始时应快，老年患者可根据中心静脉压测量结果，调整输液量和速度，以免发生肺水肿。

（2）止血药照护。遵医嘱给予止血药物，观察药物疗效和不良反应。

4. 心理照护

与老年患者及家属积极沟通，关心安慰患者。向老年患者及家属介绍发病的原因、各种检查和互利的目的，减轻其紧张、焦虑情绪。经常巡视，处理不适症状，使老年患者有安全感。

5. 健康指导

（1）疾病知识指导。向老年患者及家属介绍引起消化道出血的主要病因、诱因、治疗及预后，减少再次出血的危险。教会老年患者及家属早期识别出血征象及应急措施，一旦出现异常及时就诊。

（2）生活指导。指导患者保持良好的心境，避免长期精神紧张，合理安排休息与活动；注意饮食卫生，禁烟、酒、浓茶、咖啡及刺激性食物。

练习题

1. 以下描述不属于提示消化道再次出血表现的是（　　）。

A. 呕吐物颜色由咖啡色转为红色　　B. 黑便次数减少

C. 肠鸣音亢进　　D. 周围循环衰竭无改善

2. 消化性大出血是指数小时内出血量多于（　　）。

A. 500 mL　　B. 750 mL　　C. 1 000 mL　　D. 1 250 mL

3. 上消化道出血最常见的病因是（　　）。

A. 消化性溃疡　　B. 胆道疾病

C. 急性糜烂性胃炎　　D. 贲门黏膜撕裂症

4. 上消化道出血，可表现为呕血及黑便，主要取决于（　　）。

A. 出血的速度和量　　B. 出血部位和高低

C. 病变的性质　　D. 凝血机制

5. 对上消化道大出血最有价值的诊断方法是（　　）。

A. 临床观察判定　　B. 吞少量稀钡检查

C. 红细胞比容测定　　D. 急诊胃镜检查

参考答案：1. B；2. C；3. A；4. A；5. D

第四节　便秘与大便失禁

便　秘

导入案例

老奶奶，72 岁，习惯性排便困难十余年；她喜卧床，平日饮水少，饮食喜油腻，目前已一周未排便。

思考：老年人的哪些不良习惯会导致便秘？

一、概述

为了维持正常的生理功能，机体需要不断地进行新陈代谢，新陈代谢产生的废物通过排泄的方式排出体外。人体主要通过皮肤、呼吸道、消化道和泌尿道等 4 条途经排泄废物。近年来，饮食结构改变、生活节奏加快、精神心理因素和社会因素造成便秘患病率高发。我国成人慢性便秘患病率为 4% ~6% 。

便秘是指正常的排便形态发生改变、大便次数减少、排便困难并需要用力，排完后尚有残便感。健康人的排便习惯可明显不同，约 90% 的正常人大便次数为每周 3 次到每天 3 次。排便次数减少指每周排便小于 3 次。排便困难包括排便费力、排出困难、有排便不尽感、排便费时和需手法辅助排便等。慢性便秘则是指便秘的病程至少为 6 个月。

（一）病因

1. 功能性便秘

功能性便秘指找不到器质性变化及药物、化学因素的便秘，占老年便秘患者的大多数。

（1）饮食和排便习惯不良。老年人牙齿松动脱落，影响饮食习惯，导致饮食量少、饮食精细，食物中纤维素少，不能对胃肠道产生有效的刺激，胃 – 结肠反射减弱、肠内压力不足，排便反射随之减弱；饮水过少时，粪便干硬也可产生便秘；缺乏锻炼、运动量不足，导致流向肠道的血液循环减少、肠蠕动减弱；厕所的不洁、旅行、住院等环境因素造成饮食、排便习惯改变所产生的意识性抑制排便均可导致便秘。

（2）生理功能退行性改变。老年人消化系统功能减退、胃酸及各种消化酶减少、消化器官及肌肉萎缩、胃肠松弛无力，造成排便动力及肠蠕动功能减弱，因而发生排便困难和便秘。

（3）长期卧床，使用便盆。因卧床使腹内压增高，易导致排便困难。

2. 器质性便秘

（1）胃肠道梗阻或蠕动异常。

① 消化道狭窄或梗阻。直肠肛管狭窄、直肠内套叠、直肠外脱垂、结肠或结肠外肿瘤、肠梗阻、肛门狭窄等导致消化道狭窄或梗阻，胃肠道内容物不能正常通过，滞留在肠道内而发生便秘。肛裂、痔疮、肛周脓肿和溃疡等，因疼痛造成排便抑制，使便意感觉阈上升，渐渐地排便越来越困难，造成便秘。

② 肠道神经或肌肉功能异常。截瘫、多发性神经炎、脊髓肿瘤等，如累及支配肠的神经，可发生便秘；低血钾、甲状腺功能低下、长期慢性消耗性疾病等所造成的恶病质、慢性肺气肿，膈肌麻痹等引起腹肌、膈肌、肛提肌与腹壁肌肉肌力减退、收缩无力，产生迟缓性便秘。

（2）医源性便秘。

① 药物性。长期应用缓泻剂导致肠道敏感性降低，便意的阈值上升，肠道失去自行排便的功能，而造成意识性的抑制排便。麻醉剂及麻醉辅助剂使肌肉松弛、肠道的蠕动受抑制产生便秘。

② 手术创伤。尤其是腹部手术可使肠蠕动减弱而发生便秘。

（3）精神、神经性便秘。中枢神经系统病变，如脑瘤、帕金森病；骶神经或脊髓损伤、神经缺损；精神抑郁、神经性厌食等使排便反射受抑制而产生便秘。

（二）临床表现

1. 症状

（1）排便次数减少最常见，严重者 1 ~2 周排便一次，甚至时间更长。

（2）排便费时、费力，甚至需手法辅助排便（用力按压腹部或用手抠出大便）。

（3）粪便质硬或呈团块状，重者呈羊粪状。

（4）排便时肛门有堵塞感。

（5）有排便后不尽感，总觉得有便要排出，但如厕时排出很少，反复多次排不痛快。

（6）腹胀，腹部下坠感，甚至出现腹痛，且腹痛部位多不固定。

（7）嗳气，食欲下降，口中有异味。

（8）部分患者还伴有失眠、烦躁、多梦、抑郁、焦虑等情绪改变。

2. 体征

（1）轻叩腹部，正常的胃肠道里有液体和粪便，叩诊呈浊音；当腹胀气时，则叩诊呈鼓音。

（2）便秘者左下腹可触摸到乙状结肠处的粪便，有时在横结肠和降结肠也可触到粪块，注意其大小、位置、形状、硬度及有无压痛。肛门指诊对便秘尤为重要，为诊断提供线索，部分患者可摸到大而坚硬的粪块。

（3）正常的肠蠕动频率是5～34次/min，便秘时肠蠕动减慢。

3. 检查

（1）便常规检查，若粪便中混有血液，应做隐血试验。

（2）X线钡餐检查。

（3）纤维内镜检查。

（三）诊疗原则

治疗应按分级原则，从调整生活方式和饮食指导入手。如有可能，应停用所有致便秘药物。如果无效，可选用容积性药物、渗透性泻剂，如果可能可行盆浴物理治疗。如果以上措施均无效，可选择接触性泻剂、灌肠和促胃动力药物。

二、照护

（一）照护评估

（1）评估患者有无排便习惯改变、腹胀、食欲下降、嗳气、腹部下坠感、口中异味，以及是否经常三日无大便。

（2）评估患者便质软硬，有无排便费力、肛门堵塞感。

（3）评估患者有无失眠、烦躁、多梦、抑郁、焦虑等情绪改变。

（4）评估患者有无良好的排便习惯、饮食结构是否合理。

（二）照护措施

1. 改变不良生活方式

老年人应养成良好的生活习惯，使生活有规律。便意和排便反射受大脑皮质控制，一般情况下，不能随意抑制便意而影响正常排便。照护者则应为老年人提供适宜的排便环境，帮助患者重建正常的排便习惯，选取适当的排便姿势。

2. 合理安排膳食

（1）合理搭配食物。在每日的摄取量中，合理安排脂肪、蛋白质、糖类三者的比例。有人推荐老年人可按1∶1∶3的比例进行搭配，即脂肪占20%，蛋白质占20%，糖类60%。

（2）多摄取可促进排便的食物和饮料。要多食用蔬菜、水果、粗粮等高纤维食物，如芝麻、海带、白笋干、豆类食品等。多饮水，病情许可时每日液体摄入量不少于2 000 mL（大约8大杯水）。最好晨起饮温开水或温淡盐水200～300 mL。餐前饮用开水、蜂蜜、柠檬汁等热饮料，可促进肠蠕动，刺激排便反射，忌饮咖啡、茶等饮料；当出汗或某些药物造成水分额外丢失时，要另外补充水分；适当摄取轻泻食物（如梅子汁等），促进排便；适当食用油脂类食物。

（3）多食药膳粥。为保证机体有足够的水分润肠软便，应提倡老年人多食药膳粥，如核仁粥、黑芝麻粥、松子粥、银耳粥等。药膳粥既具有滋补作用，又有润肠通便作用；多食药膳粥不仅可以治疗便秘，而且可无病先防，有利于老年人的益寿保健。

3. 鼓励患者适当运动

（1）按个人需要拟订规律的活动计划。协助患者进行运动，如散步、慢跑、做操、打太极拳、练气功等，不能活动的老年人应定时进行被动活动，如床上被动活动等。一般每天应运动 15 ~ 20 min。

（2）加强肌肉运动。指导患者进行增强膈肌、腹肌和盆底部肌肉的运动，以增加肠蠕动和肌张力，促进排便。例如，仰卧起坐；腹式呼吸锻炼法（吸气时鼓腹并放松肛门和会阴，呼气时收腹并缩紧会阴和肛门，如此反复 6 ~ 8 次，每日 2 ~ 3 次）；肛门会阴运动锻炼法（随意收缩肛门和会阴 5 s，再舒张放松 5 s，反复进行 10 次）。

（3）指导患者进行腹部环形按摩。排便时用手自右沿结肠解剖位置向左做环形按摩，可促使降结肠的内容物向下移动，并可增加腹内压，促进排便。指端轻压肛门后端也可促进排便。

4. 用药照护

进行一般治疗及病因治疗不能奏效时，可短期应用一些药物。使用药物的原则如下：

（1）一般不宜经常使用。

（2）刺激性强的泻药少用为宜。

（3）口服泻剂对直肠下端粪块堵塞无效，需灌肠治疗。

（4）对伴有腹痛者，在诊断不明确之前，不可滥用药物。

5. 灌肠

灌肠是将一定量的溶液自肛门经直肠灌入结肠，刺激肠蠕动，促进排便或使干燥粪便软化，帮助老年患者解除便秘的方法。老年患者采用灌肠法需根据便秘的严重程度及全身情况，选择和配制不同性质和作用的灌肠液。

6. 取粪结石法

粪便嵌塞是便秘的一种特殊形式。由于对已出现的便秘未及时处理，使大量坚实的粪块聚积在直肠内，患者肛门剧痛、全身不适，无法自行排出粪便。有时在排便时，由于粪便嵌塞难于排出，但有少量粪质绕过粪块自肛门流出，而形成假性腹泻。老年患者可有腹痛、腹胀、恶心、食欲减退、疲乏无力及头痛、头昏等症状。遇到以上情况可采用以下措施：

（1）粪石小的可做油类保留灌肠，2～3 h 后再清洁灌肠。

（2）粪石较大者，需戴手套帮助患者从直肠内取出粪结石。使老年患者左侧卧位，照护人员用右手戴手套涂以润滑油，轻轻将食指、中指插入直肠，慢慢将粪便掏出。注意动作要轻柔，切忌暴力硬挖，以免损伤肠黏膜或增加患者痛苦。

7. 针灸疗法

中医针灸疗法可以通过经络系统调节全身状况，调节支配胃肠的自主神经系统功能，促进肠蠕动，导致排便。可做穴位按压 30～50 次（足三里或支沟，2～3 min）。

8. 心理照护

应让功能性便秘的老年患者详细了解便秘的机制，使其保持乐观的精神状态，克服心理不安与恐惧，尤其要强调“自我暗示法”，使其了解意识对排便的重要影响。

9. 病情观察

密切观察便秘的伴随症状，积极寻找病因与诱因；观察患者目前是否养成正确的排便习惯、排便的状况、粪便的性质及量，观察治疗照护效果，做好评价工作。

10. 健康指导

（1）向老年患者和家属介绍如何判断是否发生便秘、便秘预防及改善便秘症状的健康教育知识。

（2）养成每日排便的习惯，改变不良生活方式。

（3）合理安排膳食。

（4）指导老年患者出现便秘应及时就诊，不要自行滥用药物。

练习题

1. 便秘是指 7 天内排便次数少于（　　）。

A. 1～2 次　　B. 2～3 次　　C. 3～4 次　　D. 4～5 次

2. 便秘与腹泻交替最常见于（　　）。

A. 肠结核　　B. 血吸虫病

C. 慢性细菌性痢疾　　D. 溃疡性结肠炎

3. 下列有关便秘的叙述中，（　　）是错误的。

A. 排便频率减少

B. 排便困难，粪便干结

C. 习惯性便秘，多发生于中、老年人

D. 正常人排便的标准是 1 次/天

4. 下列药物中，经常服用不引起便秘的是（　　）。

A. 吗啡　　B. 酚酞　　C. 阿托品　　D. 硫糖铝

参考答案：1. B；2. A；3. D；4. B

大便失禁

导入案例

老先生，69岁，大便失禁20天，近一周感觉症状加重，伴消瘦。今照护者发现老年人肛周皮肤破损。

思考：如何对大便失禁老年人进行皮肤照护？

一、概述

大便失禁发生的普遍性已被许多国家所确定，有资料报道：大便失禁者约占人口比例的2.2%。随着年龄的增加，大便失禁的发生率也随之升高，65岁以上人群大便失禁的发生率为青年人的3倍。女性大便失禁的发生率远高于男性，尤其是多产妇女，男女发病率比例为1∶(3~8)。大便失禁较多见于老年人，且通常发生于机体较虚弱的状态下，常同时存在便秘或小便失禁。

大便失禁或称肛门失禁是指每天至少2次或2次以上不能随意控制的排便和排气。它是各种原因引起的具有多种病理生理基础的一种临床症状。

（一）病因

大便失禁的病因繁多，一种或多种病因均能引起大便失禁。大便失禁的分类方法有多种，可按失禁的程度、性质、直肠感觉和病因等分类，也可以中医辨证分型，但目前尚无统一的分类标准。导致大便失禁的病因如下：

1. 大便性状的改变

如肠易激综合征、炎症性肠病、感染性腹泻、滥用泻剂、吸收不良综合征、短肠综合征、放射性肠炎等可改变大便性状，从而导致大便失禁。

2. 肠容量或顺应性异常

如炎症性肠病、直肠容量缺损、直肠缺血、胶原血管性疾病、直肠肿瘤、直肠外压迫等，使肠容量或顺应性异常，从而导致大便失禁。

3. 直肠感觉异常

如神经系统病变、溢出性失禁等可导致直肠感觉异常。

4. 括约肌或盆底肌功能异常

括约肌或盆底肌功能异常包括括约肌解剖学缺损、盆底肌丧失神经支配、先天性异常等。

（二）临床表现

大便失禁可分为完全失禁和不完全失禁。大便完全失禁是指不能随意控制粪便及气体的排出。大便不完全失禁是指能控制干便排出，而不能控制稀便和气体排出。

本症患者常因肛门、会阴区长期潮湿不洁，污染衣裤、床单等而影响生活质量和身心健康。体检可见肛门会阴区潮湿不洁、湿疹、溃疡瘢痕、肛周皮肤瘢痕、肛门松弛，有时可见直肠脱垂。指检可触及坚硬的粪块或肿瘤等，可有肛门括约肌松弛和伸展，但其收缩力减弱或消失。

（三）诊疗原则

老年人大便失禁的处理应高度重视个体化治疗，对不同原因引起的大便失禁应采取不同的治疗措施。对于大便失禁患者，应首先进行内科保守治疗，这也是手术治疗的基础。

1. 调整饮食、生活习惯

避免大量饮食、食用粗糙和有刺激性的饮食。对固体性粪便失禁者，每天饭后按时甘油灌肠和鼓励患者多活动是有利的。

2. 清洁局部

保持会阴部清洁干燥，便后坐浴。大便过频时，应洗肠；有湿疹时，应遵医嘱用药治疗。

3. 清除粪块嵌塞

这类患者应定期灌肠，适当增加液体和纤维素饮食，鼓励多运动，必要可按便秘使用药物治疗。总之，要保持直肠空虚、清洁。

4. 应用止泻剂

对全结肠切除术后或腹泻患者，可以应用复方樟脑酊、氰苯哌酯/阿托品（复方苯乙哌啶）、碱式碳酸铋（次碳酸铋）等治疗。

5. 针灸

对末梢神经损伤所致的大便失禁患者，可行针灸治疗，如选择长强、百会、承山等穴位。

二、照护

（一）照护评估

（1）评估患者腹泻的次数、量。

（2）评估患者有无肠道疾病，如肠易激综合征、炎症性肠病、感染性腹泻、滥用泻剂、吸收不良综合征、短肠综合征、放射性肠炎等。

（3）评估患者有无直肠感觉异常，如神经系统病变、溢出性失禁；有无括约肌或盆底功能异常，如括约肌解剖学缺损、盆底肌丧失神经支配、先天性异常等。

（4）评估患者有无食用不洁饮食、不健康饮食。

（5）评估患者营养状况。

（二）照护措施

1. 大便失禁照护的各种用具及方法

（1）一次性尿垫是较早用于大便失禁患者的一种用具，它可以缩小潮湿污染的范围，减轻皮肤的损害程度，但不能避免皮炎的发生。

（2）根据患者情况取脱脂棉适量，撕成团絮，卷成条索状，置于肛门口上下夹住。由于脱脂棉有强烈的吸附能力，能将患者排出的软便及稀便较好地吸附于脱脂棉上。此方法操作简单，但需经常更换和及时擦拭肛周皮肤。

（3）用肠造口袋照护大便失禁患者的方法。取用人工肛门造口的肠口袋。上部分弃之不用，只使用下部分的便袋，持剪刀将肠造口袋的开口剪成与患者肛门大小适宜的圆形；然后撕去黏纸，用手指撑开肛周褶皱皮肤黏膜，按压使之紧紧贴在肛周皮肤上。

此方法的优点为：与使用尿布相比较，减少了大便对臀部皮肤的刺激；与使用便盆相比较，减少了由于使用不当，拖、拉等与皮肤产生摩擦易使皮肤破损的机会；与使用一次性尿布相比，成本更低。

此方法的缺点是：粘贴时，肛周易留空隙，患者有不适感觉。

各种方法无论在材料、结构、工艺方面均不能完全满足患者生理及心理需要，要找到解决大便失禁的理想用具及方法，仍需业内人士的共同努力。

2. 皮肤照护

浸渍性皮炎是大便失禁患者最常见的并发症，因此皮肤照护的重点就是保持皮肤清洁，加强营养。及时清洗掉粪便，充分观察附着腹泻便部位的皮肤，及早发现异常。用纸擦拭皮肤会引起皮肤损伤，应采取清洗的方法。骨隆突部位的组织容易缺血，粪便刺激会引起皮肤损伤，并容易引起压疮，应减轻受压、变换体位、翻身按摩等，避免或减少压疮的发生。

3. 心理照护

大便失禁患者常有心理障碍，惧怕社交，容易产生孤寂和抑郁，因此应给予心理支持，要鼓励他们回到社会。可嘱患者穿弹性紧身裤，以增加大便节制能力。应多指导患者掌握合理膳食、正确用药，并为老年人创造一个温馨、舒适的生活环境，启发他们重新向往人生幸福，重新获得最佳的生理、心理状态。

4. 饮食照护

增加膳食中食物纤维的含量，如麦麸、玉米、燕麦、茭白、芹菜、苦瓜、水果等，平均每日供应6.8 g。食物纤维不会被机体吸收，但可增加粪便的体积，刺激肠蠕动，有助于恢复肠道功能，增强排便的规律性，有效地改善大便失禁状况。

5. 社会支持

社会支持是个体通过正式或非正式的途径与他人或群体接触，并获得自我价值感以及物质、信息和情感支持。社会支持具有缓解压力和直接影响患者身心健康和社会功能的作用。得到的社会支持越多，患者心理障碍的症状就越少。

练习题

1. 腹泻患者最适宜的饮食为（　　）。

A. 高蛋白饮食　　B. 高糖饮食

C. 低胆固醇饮食　　D. 低脂少渣饮食

2. 关于大便失禁发生的病因，下列描述不正确的是（　　）。

A. 大便性状的改变　　B. 肠结核

C. 直肠感觉异常　　D. 括约肌或盆底肌功能异常

3. 不属于富含膳食纤维食物的是（　　）。

A. 麦麸　　B. 玉米　　C. 土豆　　D. 茭白

4. 大便完全失禁指（　　）。

A. 能控制干便排出，而不能控制稀便和气体排出

B. 不能随意控制粪便及气体的排出

C. 干便

D. 稀水样便

参考答案：1. D；2. B；3. C；4. B

第五节　肝硬化

导入案例

老奶奶，62岁。既往有肝硬化病史，近半月消瘦明显，面色灰暗，精神不振，食欲减退、厌食，进食油腻食物后恶心、腹泻。

思考：作为照护者如何对这位老年人进行饮食照护？

一、概述

肝硬化是一种由不同病因引起的慢性进行性弥漫性肝病，其病理特点为广泛的肝细胞变性坏死（伴或不伴炎症过程），再生结节形成，结缔组织增生，正常肝小叶结构被破坏和假小叶形成。该病由于治疗困难，预后较差。

肝硬化是全球性的常见病，不同国家和地区因环境、种族、生活方式的差异，发病率不同。临床上可出现多系统受累，以肝功能损坏和门静脉高压为主要表现，晚期出现上消化道出血、肝性脑病、继发感染等并发症。本病以青壮年多见，出现并发症时死亡率高。

（一）病因

1. 病毒性肝炎

在我国引起肝硬化最常见的病因是病毒性肝炎，占60%～80%。主要是乙型肝炎，其次是丙型和丁型，由慢性肝炎阶段发展为肝硬化。

2. 慢性酒精中毒

慢性酒精中毒是西方国家引起肝硬化的主要原因，我国酒精性肝硬化约占肝硬化总数的15%，但呈上升趋势。长期大量饮酒，乙醇及其中间代谢产物（乙醛）对肝脏造成直接损害，先引起脂肪性肝炎，继而发展为酒精性肝炎、肝纤维化，最后形成酒精性肝硬化。此外，酗酒引起的长期营养失调也会对肝脏造成损害。

3. 药物或化学毒物

长期接触化学毒物，如砷、磷、四氯化碳；长期服用肝损伤药物，如巴比妥类、盐酸氯丙嗪、异烟肼、氯霉素等，可引起中毒性肝炎，导致肝硬化。

4. 慢性肠道感染

由于患慢性肠炎时，细菌毒素经常由门静脉进入肝脏，使肝细胞变性坏死，导致肝硬化。

5. 胆汁淤积

长期各种原因引起的肝外胆管阻塞，高浓度胆汁酸和胆红素的毒性作用损害肝脏，导致胆汁性肝硬化。

6. 血吸虫病性肝硬化

长期或反复感染血吸虫，其虫卵沉积于肝脏汇管区，刺激纤维组织增生，最终导致肝纤维化和门静脉高压。

7. 其他

循环障碍，如充血性心力衰竭、狭窄性心包炎等，导致淤血性肝硬化；自身免疫性肝炎也可进展为肝硬化。此外，原因不明的隐源性肝硬化，占5%~10%。

（二）临床表现

1. 症状

肝硬化起病隐匿，病程发展缓慢，可潜伏3~5年甚至10年以上；少数患者因大面积肝坏死，在3~6个月内会形成肝硬化。临床上分为肝硬化代偿期和肝硬化失代偿期。

（1）肝硬化代偿期。症状较轻，以乏力、食欲减退，伴腹胀不适、恶心、厌油腻、上腹隐痛或轻度腹泻等。症状常因劳累或伴发病而出现，经休息或治疗可缓解。患者营养状况一般，肝功能正常或轻度异常，肝、脾轻度到中度肿大，临床上很难与慢性肝炎区别。

（2）肝硬化失代偿期。

① 肝功能减退症。

A. 全身症状。一般，患者营养状况较差，表现为消瘦、乏力、面色灰暗、精神不振，有些患者出现低热、水肿、舌炎等症状。

B. 消化道症状。食欲明显减退，甚至厌食；进食后感上腹部不适，恶心、呕吐等；对脂肪和蛋白质耐受性差，进食油腻食物可引起腹泻，与肝硬化门静脉高压使胃肠道淤血水肿致消化吸收障碍、肠道菌群失调、腹水及脾大等加重消化道症状有关。半数以上患者有轻度黄疸，少数有中度或重度黄疸，这提示肝细胞有进行性或广泛坏死，是肝功能严重减退的表现，预后不良，且黄疸时可出现皮肤瘙痒。

C. 出血倾向和贫血。轻者有皮肤紫癜、鼻出血、牙龈出血、眼底出血等皮肤黏膜出血表现；重者引起内脏出血，常见胃肠道出血引起黑便等。女性患者出现月经过多，是肝脏合成凝血因子减少、脾功能亢进和毛细血管脆性增加所致。营养不良、肠道吸收障碍和脾功能亢进等因素可引起不同程度的贫血。

D. 内分泌紊乱。男性常有女性化表现，如体毛脱落、睾丸萎缩、阳痿、乳房发育及不育；女性表现为月经不调、闭经和不孕等。此外，还可出现毛细血管扩张、肝掌、蜘蛛痣、色素沉着等表现，这是由于肝功能减退对激素灭活所致。少数患者的面部及其他暴露部位出现皮肤色素沉着，与肾上腺皮质激素减少有关。

② 门静脉高压症。门静脉压正常值为5~10 mmHg，压力高于10 mmHg时则称为门静脉高压症。门静脉高压症的三大临床表现是脾大、侧支循环建立和腹水。

A. 脾大、脾功能亢进。门静脉高压症早期多为脾轻度或中度肿大，与长期淤血有关；后期伴有脾功能亢进，导致白细胞、血小板和红细胞计数减少。

B. 侧支循环的建立和开放。门静脉系与腔静脉系之间的交通支很细小，血流量很少。门静脉压力升高时，正常消化器官和脾脏的回心血流经肝脏受阻，导致主要的门腔静脉交通支开放并扩张，建立侧支循环。

a. 食管下段、胃底静脉曲张。因门静脉压力明显增高、粗糙食物机械损伤或恶心、呕吐、剧烈咳嗽等使腹内压突然升高，导致曲张的静脉破裂出血。

b. 腹壁静脉曲张。在脐周和腹壁可见迂回静脉，以脐为中心向上及下壁延伸。

c. 痔核形成。门静脉系的直肠上静脉与下腔静脉系的直肠中、下静脉吻合扩张，破裂时引起便血。

C. 腹水。腹水是肝功能严重损伤的表现，伴有腹胀、食欲减退，大量腹水时腹部隆起，腹壁绷紧发亮，患者行动困难，出现呼吸困难、心悸。

2. 体征

肝硬化患者面色灰暗，缺少光泽，皮肤、巩膜黄染，面、颈和上胸部可见毛细血管扩张或蜘蛛痣；其手掌的大、小鱼际和指端有红斑称为肝掌。早期肝脏增大，表面平滑，质中等硬；晚期肝脏缩小，表面呈结节状，质地坚硬。一般无压痛，在肝细胞进行性坏死或并发肝炎和肝周围炎时，有压痛与叩击痛。

3. 并发症

（1）上消化道出血。上消化道出血是本病最常见的并发症，一次性出血量可达1 000 ~2 000 mL，多出现突然呕血或黑便，常致出血性休克或诱发肝性脑病。由于肝功能损害引起凝血功能障碍及脾功能亢进导致血小板计数减少，出血难以自行停止。患者可反复出现上消化道出血。

（2）肝性脑病。肝性脑病是本病最严重的并发症，也是最常见的死亡原因，常在摄入大量含蛋白质的食物、上消化道出血、感染、放腹水、使用大量排钾利尿剂、贫血时诱发。

（3）感染。由于抵抗力低下、门腔静脉侧支循环开放等因素，容易发生自发性细菌性腹膜炎、肺炎、胆道感染等。

（4）原发性肝癌。若短期内病情迅速恶化、肝区持续性疼痛、肝脏进行性肿大、不明原因发热、血性腹水等，应怀疑并发原发性肝癌。

（5）电解质和酸碱平衡紊乱。常见低钠血症，与长期低钠饮食、长期利尿或大量放腹水有关；低钾、低氯血症与代谢性碱中毒，与摄入不足、呕吐、腹泻、利尿及继发性醛固酮增多有关。

（6）肝肾综合征。肝硬化合并顽固性腹水时，患者可有自发性少尿或无尿、氮质血症、稀释性低钠血症和低尿钠，但肾脏无明显器质性损害，故又称功能性肾衰竭。

4. 检查

（1）实验室检查，具体项目如下：

① 血常规。肝硬化代偿期的血常规多正常，肝硬化失代偿期有不同程度的贫血。合并感染时白细胞计数可升高，脾功能亢进时白细胞和血小板计数减少。

② 肝功能检查。肝硬化代偿期肝功能检查正常或轻度异常。肝硬化失代偿期转氨酶有轻、中度增高；清蛋白降低，球蛋白增高，清蛋白/球蛋白比值降低或倒置；凝血酶原时间延长。

（2）影像学检查。B 超检查显示肝脾大、门静脉高压、腹水等；CT、MRI 检查显示肝、脾、肝内门静脉、肝静脉、腹水等。

（3）内镜检查。上消化道内镜检查可直视食管和胃底静脉曲张的程度和范围。上消化道出血时，可判断出血原因，并通过内镜进行止血治疗。腹腔镜检查可直接显示肝脾情况。

（4）肝活组织检查。在 B 超引导下活检，若有假小叶形成可诊断肝硬化，是代偿期肝硬化诊断的标准。

（三）诊疗原则

肝硬化的治疗原则为：早期发现、早期诊断，针对病因治疗、注重一般治疗和支持治疗，以缓解和延长肝硬化代偿期。肝硬化失代偿期主要是对症治疗，改善肝功能和防治并发症。

二、照护

（一）照护评估

（1）评估患者有无腹水、腹水的增长情况。

（2）评估患者营养状况。

（3）评估患者有无消化道出血、肝性脑病等并发症征象。

（4）评估患者有无消瘦、乏力、面色灰暗、精神不振，有些患者出现低热、水肿、舌炎等症状。

（5）评估患者有无出血、贫血征象。

（6）评估患者皮肤完整性有无受损，有无水肿、皮肤干燥、瘙痒等。

（7）评估患者饮食情况、烟酒嗜好情况。

（8）评估患者有无出现焦虑、抑郁、恐惧等心理情况。

（二）照护措施

1. 一般照护

（1）休息与活动。休息可减少能量消耗，减轻肝脏代谢的负担，增加肝脏血流量，有利于细胞的修复，改善腹水和水肿。肝硬化代偿期老年患者应适当减少活动量；肝硬化失代偿期老年患者应以卧床休息为主，如活动则以不感疲劳、不加重症状为宜。

（2）饮食照护，具体如下：

① 饮食原则。给予高热量、高蛋白质、高维生素及易消化饮食，并根据病情变化及时调整，忌烟忌酒，避免进食刺激性食物、粗纤维含量多和较硬食物。

② 食物的选择：

A. 血氨正常者，保证蛋白质摄入，为肝细胞修复和维持血浆白蛋白正常水平提供重要的物质基础，应以豆制品、鸡蛋、乳类、鱼、猪肉等为主；血氨增高者，应限制或禁食蛋白质，待病情好转后再逐渐增加摄入量。

B. 肝功能明显减退或有肝性脑病先兆的老年患者，给予低蛋白饮食。

C. 如进食不能维持老年患者的营养，可遵医嘱静脉补充氨基酸、白蛋白等。

D. 食物不可过烫，应进温凉饮食，以免损伤食管黏膜而诱发上消化道出血。

（3）皮肤照护。黄疸老年患者如出现皮肤瘙痒，可协助老年患者进行温水擦浴，外用炉甘石洗剂止痒，指导老年患者勿抓挠皮肤，以免引起皮肤损伤、出血和感染。卧床的老年患者应定期变换体位，消瘦者可使用防压疮气垫床，防止发生压疮。

2. 病情观察

（1）准确记录 24 h 出入量，定期测量腹围、体重，以便观察腹水消长情况。

（2）监测血清电解质和酸碱度变化，及时发现水、电解质和酸碱平衡紊乱。

（3）注意有无呕血和黑便，有无精神症状，有无腹痛、腹胀、发热及短期腹水迅速增加，有无少尿、无尿及恶心等表现，及时发现上消化道出血、肝性脑病、自发性腹膜炎及肝肾综合征。

3. 腹水的照护

（1）体位。体位应取平卧位，以增加肾血流灌注；抬高下肢，以减轻水肿。阴囊水肿的老年患者可用托带托起阴囊，有利于水肿的消退。大量腹水者可采取半卧位，使膈肌下降，减轻对胸腔的压迫，有利于呼吸运动，减轻呼吸困难。

（2）限制水钠摄入。盐控制在 1.5 ~ 2 g/d，少食酱菜、咸肉等食物；水限制在 1 000 mL/d。

（3）用药照护。使用利尿剂时，注意水、电解质、酸碱平衡；利尿速度不可过快，以每日体重减轻不超过 0.5 kg 为宜。

（4）协助腹腔穿刺放腹水或腹水回输。对大量腹水引起呼吸困难、心悸，且利尿效果不佳者可放腹水或腹水浓缩回输。

4. 用药照护

（1）可使用肌苷、乙酰辅酶 A 等保肝药物，避免使用红霉素、巴比妥类、盐酸氯丙嗪等损害肝脏的药物。

（2）上消化道出血使用垂体后叶素时，应注意滴速，观察有无恶心、心悸、面色苍白等不良反应；防止药物外渗，造成组织坏死；高血压及孕妇不宜使用。

（3）抗肝纤维化药物治疗需长期服用，应注意观察有无胃肠道反应及粒细胞减少，嘱老年患者按医嘱服药，不可自行停药或改变剂量。

5. 心理照护

向老年患者及家属解释情绪稳定的重要性，保持豁达的心态；对于不能配合的老年人，及时向家属介绍病情，取得家属配合，指导家属给予老年患者生理和心理上的支持。

6. 健康指导

（1）疾病知识指导。肝硬化为慢性病，应向老年患者和家属讲解肝硬化的相关知识和自我照护方法；指导患者积极配合治疗和照护，延缓疾病发展，提高生活质量。

（2）用药指导。指导老年患者和家属应严格遵医嘱用药，未经医生允许，不可擅自用药，以免服用不当加重肝脏负担和肝功能损害。向老年患者和家属详细讲解所用药物的名称、作用、剂量、给药方法和注意事项。服用利尿剂，如出现软弱无力、心悸等症状时，则提示低钾、低钠血症，应及时就医。

（3）照护者指导。指导家属理解和关心老年患者，给予生活照护和心理支持。学会识别并发症的先兆，及时发现老年患者的病情变化，如出现性格、行为改变等肝性脑病的前驱症状，或消化道出血等其他并发症时，及时就诊。

练习题

1. 肝硬化时，门静脉高压可引起（　　）。

A. 男性乳腺发育　　B. 食管静脉曲张

C. 氨中毒　　D. 凝血因子减少

2. 肝硬化患者肝功能减退的临床表现不包括（　　）。

A. 齿龈出血　　B. 脾大　　C. 黄疸　　D. 水肿

3. 我国肝硬化最常见的原因是（　　）。

A. 酒精中毒　　B. 胆汁淤积　　C. 循环障碍　　D. 病毒性肝炎

4. 关于肝硬化大量腹水患者的照护，错误的是（　　）。

A. 给予半卧位　　B. 应用利尿剂者均应补钾

C. 低盐饮食　　D. 准确记录出入量

5. 某肝硬化患者出现了持续肝内疼痛，腹水呈血性，不明原因发热，应考虑并发了（　　）。

A. 急性穿孔　　B. 病毒性肝炎　　C. 胆汁淤积　　D. 原发性肝癌

参考答案：1. B；2. B；3. D；4. B；5. D

第六节　消化系统肿瘤

原发性肝癌

导入案例

老先生，67 岁，确诊原发性肝癌；目前主诉乏力、食欲缺乏、恶心、呕吐、肝区疼痛，体重进行性下降 5 kg。

思考：如何运用已学到的知识为老先生提供适宜的饮食？

一、概述

原发性肝癌是指肝细胞或肝内胆管上皮细胞等肝组织的恶性肿瘤。它是我国最常见的恶性肿瘤之一，其死亡率在消化系统恶性肿瘤中仅次于胃癌和食管癌，排名第 3 位。原发性肝癌在世界各地的发病率不等，但均呈上升趋势。我国东南沿海地区是原发性肝癌的高发区，其中江苏启东、广西扶绥、浙江同安的发病率最高。本病可发生于任何年龄，以40～49 岁多见，男性多于女性，男女比例为（2～5）∶1。

（一）病因

1. 病毒性肝炎

在我国，乙型肝炎病毒（HBV）是肝癌的重要致病因子，肝癌患者 HBsAg 的阳性率可达 90%。研究表明，在欧洲及日本，慢性丙型肝炎病毒（HCV）感染是肝癌的主要危险因素。由此可见，乙型肝炎和丙型肝炎均为肝癌的促发因素。

2. 肝硬化

肝癌常与肝硬化并存，每年约 3% 的肝硬化患者发展为肝癌，肝硬化对肝癌的发生中起促进作用。在我国，肝癌常发生于 HBV、HCV 感染后的肝硬化。

3. 黄曲霉毒素 B_1

黄曲霉毒素 B_1 来源于黄曲霉菌，有强烈的致癌作用。食物受黄曲霉毒素 B1 污染严重的地区，肝癌发病率高，如热带及亚热带地区。

4. 饮用水污染

我国饮用水污染是部分地区诱发肝癌的重要危险因素之一，池塘中生长的水藻产生的毒素有明显的促肝癌作用。

5. 其他

其他病因包括：长期进食高盐饮食、咸菜、烟熏和腌制食品；长期接触有机氯农药、亚硝胺类化学物质、酒精等；家族史等。

（二）临床表现

1. 症状

（1）肝区疼痛。肝区疼痛是肝癌最常见、最早出现的症状，半数以上的患者有肝区疼痛，呈持续性胀痛或钝痛。疼痛由癌肿生长过快、肝包膜被牵拉或肿瘤坏死刺激被膜所致。若肿瘤生长缓慢，通常无痛或仅有轻微钝痛，病变侵犯横膈时，右肩或右背部有牵涉痛；肝表面的癌结节破裂时，可突然引起剧烈腹痛，从肝区迅速延至全腹，并有急腹症的表现，如出血量大可引起晕厥和休克。

（2）消化道症状，如食欲缺乏、消化不良、恶心、呕吐、腹部包块等。

（3）全身症状，如乏力、发热、营养不良、进行性消瘦，甚至恶病质等。发热为低热或中度热，与肿瘤坏死产物或代谢产物的吸收或合并感染有关。

（4）转移灶症状。多见肺转移和骨转移等。肺转移出现咳嗽或咯血，胸腔转移以右侧多见，出现胸痛和血性胸水；骨转移出现局部压痛或神经受压、椎体破坏引起截瘫等。

2. 体征

（1）肝脏肿大。晚期表现为肝脏进行性增大，质地坚硬，表面凹凸不平，可触及大小不等的结节或巨块，边缘钝而不整齐，有不同程度的压痛。癌肿突出于右肋弓下、胡剑突下时，上腹呈现局部隆起或饱满；癌肿位于膈面，表现为膈抬高而肝下缘不肿大。

（2）黄疸。黄疸常出现在肝癌晚期，多为阻塞性黄疸，少数为肝细胞性黄疸。阻塞性黄疸因癌肿压迫或侵犯胆管或肝门转移性淋巴结肿大而压迫胆管所致；肝细胞性黄疸由癌组织肝内广泛浸润或合并肝硬化、慢性肝炎引起。

（3）伴癌综合征。伴癌综合征是由于癌肿本身代谢异常、癌组织对机体影响而引起内分泌或代谢异常的一组综合征，以自发性低血糖症、红细胞增多症较常见。其他还有高钙血症、高脂血症、类癌综合征、异常纤维蛋白原血症等。

3. 并发症

（1）肝性脑病。肝性脑病是肝癌终末期最严重的并发症，预后不良，约1/3的患者因此死亡。

（2）上消化道出血。上消化道出血约占肝癌死亡原因的15%。肝硬化或门静脉、肝静脉癌栓导致门静脉压升高，引起食管胃底静脉曲张破裂出血；晚期肝癌因胃肠黏膜糜烂及凝血功能障碍引起出血，表现为呕血和黑便，可引起失血性周围循环衰竭或诱发肝性脑病。

（3）肝癌结节破裂出血。约10%的肝癌患者因癌结节破裂致死。破裂局限于肝包膜下，产生局部疼痛；如包膜下出血快速增多，形成压痛性血肿，也可破入腹腔引起急性腹痛和腹膜刺激征。大量出血可导致休克或死亡，少量出血表现为血性腹水。

（4）继发感染。因长期消耗，抵抗力低下，化疗或放疗后白细胞下降，易并发肺炎、肠道感染、泌尿系感染、压疮，甚至引发败血症。

4. 检查

肿瘤标志物甲胎蛋白是诊断肝细胞癌最特异性的标志物，有助于发现无症状的早期肝癌，肝细胞癌阳性率为70%～90%，现已广泛用于肝癌的普查、诊断、判断疗效、预测复发。

（三）诊疗原则

早发现、早治疗是改善肝癌预后的主要措施，也是提高肝癌患者生存率的关键。

二、照护

（一）照护评估

（1）评估患者有无肝区疼痛、疼痛的性质和部位。

（2）评估患者营养状况。

（3）评估患者有无焦虑等心理情况。

（4）评估患者有无发生并发症征象，如感染、肝性脑病、上消化道出血、肝癌结节破裂出血等。

（5）评估患者有无腹水、腹水的增长情况。

（6）评估患者有无消瘦、乏力、发热、面色灰暗、精神不振，有些患者出现低热、水肿、舌炎等症状。

（7）评估患者有无出血、贫血征象。

（8）评估患者饮食情况、烟酒嗜好情况。

（二）照护措施

1. 一般照护

（1）活动与休息。根据病情合理安排休息，协助患者采取舒适体位。大量腹水、呼吸困难时应采取半卧位和氧气吸入。

（2）饮食。给予高蛋白、适当热量及高维生素、易消化饮食，避免高热量、高脂肪和刺激性食物，以免加重肝脏负担。疼痛剧烈时应暂停进食，待疼痛缓解后再进食。恶心、呕吐时，可应用止吐药物，呕吐停止 30 min 后再进食。有肝性脑病倾向时，应减少蛋白质摄入，以免诱发肝性脑病。对晚期肝癌患者，可静脉补充营养，维持机体代谢的需要。

（3）预防感染。向患者和家属解释感染的危险因素、易感部位、征象及预防措施。做好皮肤照护、口腔照护，注意饮食卫生。病房减少探视，严格无菌操作，防止交叉感染。

（4）疼痛照护。轻度疼痛者，保持环境安静、舒适，减少不良刺激，缓解心理压力；根据患者的年龄、职业、兴趣等，个性化地指导患者放松和转移注意力。效果不佳者，根据世界卫生组织疼痛三阶段止痛法，遵医嘱使用止痛药。

2. 病情观察

（1）观察疼痛的程度、性质、部位及伴随症状，皮肤黏膜、巩膜及尿色的变化，及时发现并进行处理。

（2）观察肿瘤转移表现，如咳嗽、咯血、胸痛、血性胸水、局部压痛、截瘫等。

（3）观察有无并发症征象，如患者有无性格和行为改变，有无烦躁不安、嗜睡和扑翼样震颤等肝性脑病征象，有无呕血、便血等上消化道出血征象。

3. 心理照护

了解患者的心理变化，对患者的心理状态、承受能力、文化修养进行全面调查和评估，根据患者的不同心理，给予疏导和鼓励。对家属给予安慰和关心，使患者得到更多的亲情、温暖，能积极配合治疗和照护。

4. 健康指导

（1）疾病知识指导。向患者和家属介绍肝癌的相关知识，积极治疗病毒性肝炎和肝硬化，定期对肝癌高发地区的人群进行普查；忌服能损害肝脏的药物，遵医嘱用药。教会患者和家属观察病情，如病情有变化，及早就诊。

（2）生活指导。养成良好的生活习惯，注意休息，劳逸结合，适当锻炼，避免重体力活动；保持乐观情绪和愉快心情，避免精神紧张和情绪激动，以积极的态度配合各种治疗和照护；指导患者合理饮食，避免摄入高脂、高热量和刺激性食物，戒烟戒酒，以免加重肝脏负担；注意饮食和饮水卫生，不吃发霉粮食和食品，保护水源，防止污染。

练习题

1. 与原发性肝癌的发生关系最密切的是（　　）。

A. 肝炎后肝硬化　　B. 酒精性肝硬化

C. 慢性胆道感染　　D. 肝脏血管瘤

2. 当肝脏占位，无法鉴别良、恶性时，最好的方法是（　　）。

A. 肝脏血管造影　　B. 肝动脉碘油造影结合 CT 检查

C. CT 检查　　D. 肝脏穿刺＋病理活检

3. 原发性肝癌最主要的转移部位是（　　）。

A. 肝内　　B. 肺部

C. 左锁骨上淋巴结　　D. 腹腔

4. 大多数原发性肝癌患者的首发症状是（　　）。

A. 肝区疼痛　　B. 发热　　C. 黄疸　　D. 腹水

参考答案：1. A；2. D；3. A；4. A

胃　癌

导入案例

老先生，87 岁，一年前做胃镜提示胃癌，在医院进行胃切除及胃造瘘术，现老年人欲居住养老机构。

思考：作为照护者如何为老先生进行胃造瘘的照护？

一、概述

胃癌是常见的恶性肿瘤，居全球肿瘤发病和癌症死亡率的第 2 位。男性胃癌的发病率和死亡率均高于女性，男女比例约 2∶1；胃癌的发病年龄以中老年居多，35 岁以下发病率较低，55～70 岁为高发年龄段。我国胃癌的平均年死亡率约为 16/10 万。

（一）病因

1. 环境和饮食

经常食用霉变食品、咸菜、腌制烟熏食品，以及过多摄入食盐，可增加胃癌发生的危险性。长期食用含硝酸盐较高的食物后，硝酸盐在胃内被细菌还原成亚硝酸盐，再与胺结合生成致癌物质亚硝胺。此外，慢性胃炎及胃部分切除术者胃酸分泌减少有利于胃内细菌繁殖。老年人因泌酸腺体萎缩常有胃酸分泌不足，有利于细菌生长。胃内增加的细菌可促进亚硝酸盐类致癌物质产生，长期作用于胃黏膜会导致癌变。

2. 幽门螺杆菌感染

幽门螺杆菌诱发胃癌的可能机制如下：

（1）幽门螺杆菌导致的慢性炎症有可能成为一种内源性致突变原；

（2）幽门螺杆菌可以还原亚硝酸盐，N-亚硝基化合物是公认的致癌物；

（3）幽门螺杆菌的某些代谢产物促进上皮细胞变异。

3. 遗传因素

胃癌有明显的家族聚集倾向，家族发病率高于人群 2～3 倍。浸润型胃癌有更高的家族发病倾向，提示该型胃癌与基因有关。一般认为遗传因素使致癌物质对易感者更易致癌。

（二）临床表现

1. 症状

（1）早期胃癌多无症状，或者仅有一些非特异性消化道症状。

（2）进展期胃癌最早出血的症状是上腹痛，常同时伴有纳差、厌食、体重减轻。腹痛可急可缓，开始仅为上腹饱胀不适，餐后更甚；继之有隐痛不适，偶呈节律性溃疡样疼痛，但这种疼痛不能被进食或服用抑酸药缓解。患者常有早饱感及软弱无力感。

（3）胃癌发生并发症或转移时可出现一些特殊症状。贲门癌累及食管下段时可出现吞咽困难；并发幽门梗阻时可有恶心呕吐；溃疡型胃癌出血时可引起呕血或黑粪，继之出现贫血。胃癌转移至肝脏可引起右上腹痛、黄疸和（或）发热；转移至肺可引起咳嗽、呃逆、咯血，累及胸膜可产生胸腔积液而发生呼吸困难；肿瘤侵及胰腺时，可出现背部放射性疼痛。

2. 体征

早期胃癌无明显体征，紧张期在上腹部可扪及肿块，有压痛。肿块位于上腹偏右相当于胃窦处。如肿瘤转移至肝，可使之肿大及出现黄疸，甚至出现腹水。腹膜有转移时也可发生腹水，出现移动性浊音。侵犯门静脉或脾静脉时有脾大症状。有远外淋巴结转移时，可扪及菲尔绍（Virchow）淋巴结，质硬不活动。

3. 并发症

（1）出血。约 5% 患者可发生大出血，表现为呕血和（或）黑便，偶为首发症状。

（2）幽门或贲门梗阻。病变位于贲门或胃窦近幽门部时常发生幽门或贲门梗。

（3）穿孔。穿孔在良性溃疡中较少见，多见于幽门前区的溃疡型癌。

4. 检查

内镜检查结合黏膜活检，是目前最可靠的诊断手段。有检验的内镜医师诊断准确率可达 95%～99%，为此要多取活检，应在病灶边缘与正常交界处至少取 6 块以上。对早期胃癌，内镜检查是更佳的诊断方法。

（三）诊疗原则

手术治疗是目前根治胃癌的方法。

二、照护

（一）照护评估

（1）评估患者有无疼痛、疼痛的性质和部位。

（2）评估患者营养状况。

（3）评估患者有无化疗所致胃肠道反应、吞咽困难、消化吸收障碍等症状。

（4）评估患者有无预感性悲哀、抑郁、恐惧等心理情况。

（5）评估患者有无发生并发症征象，如上消化道出血、幽门或贲门梗阻、穿孔等。

（6）评估患者纳差、厌食、体重减轻等消化系统症状。

（7）评估患者有无不良饮食习惯、烟酒嗜好。

（8）评估患者有无幽门螺旋杆菌感染。

（9）评估患者有无癌肿转移征象。

（二）照护措施

1. 一般照护

（1）活动与休息。根据病情合理安排休息，病情轻者，适当参加日常活动、进行身体锻炼，以不感到劳累、不适为原则；重者应卧床休息，采取舒适体位，避免诱发疼痛。

（2）饮食照护。给予蛋白质、碳水化合物和维生素丰富的饮食，保证足够热量，改善患者的营养状况。能进食者，鼓励其进食易消化、营养丰富的软食或半流质饮食；食欲不佳者，为患者提供良好的进食环境，避免不良刺激，选择适合患者口味的食品和烹调方法，改变食物的色、香、味，以增进食欲。定期测量体重。

（3）疼痛照护。轻度疼痛者，保持环境安静、舒适，减少不良刺激，缓解心理压力；根据患者的年龄、职业、兴趣等，个性化地指导患者放松和转移注意力。效果不佳者，根据世界卫生组织疼痛三阶段止痛法，遵医嘱使用止痛药。

（4）静脉营养支持。有吞咽困难者和中晚期胃癌患者，遵医嘱静脉输入高营养物质，以维持机体代谢需要，提高免疫力。发生幽门梗阻时，立即禁食，行胃肠减压，遵医嘱静脉输液。

2. 病情观察

（1）观察疼痛的程度、性质、部位及伴随症状，及时发现并进行处理。

（2）观察肿瘤转移表现，如咳嗽、咯血、胸痛、血性胸水、局部压痛等。

（3）观察有无并发症征象，如上消化道出血征象、幽门或贲门梗阻征象、穿孔征象。

3. 胃造瘘的照护

胃造瘘是在腹壁上做一个永久性或暂时性的开口，使造瘘管直接进入胃内，流质食物由胃造瘘灌入胃中，使患者获得足够的营养。必要时也可作胃肠减压。

（1）按鼻饲法给予喂食，每次注入食物速度不能太快，量不能过多。注意，食后30 min内应保持半坐位以防误吸，卧床者应抬高床头30°。

（2）保护胃造口周围皮肤，防止胃液侵蚀。喂饲完毕后用温水或生理盐水清洁胃造口周围皮肤，保持胃造口周围清洁。

（3）定期旋转松动调节胃造口固定片，避免胃造口的固定片固定过紧，造成皮肤黏膜糜烂及胃内段陷入黏膜下窦道中。

（4）为了延长硅胶管的使用寿命，将快速释放夹由胃造口的末端向前依次夹放，避免在固定位置夹放损坏胶管。

（5）对长期置管及神志不清、躁动不安的老年人，应妥善固定造瘘管，避免脱出或回缩，防止发生腹膜炎。

（6）保持造瘘管通畅，避免导管堵塞。每次注入食物后，应注入温开水20～30 mL，持续输注者也应每隔3～4 h注入温开水20～30 mL，以保证导管通畅。两餐之间须注水100 mL。

（7）保持口腔清洁，防止因口腔分泌减少而引起口腔炎症。

（8）加强心理照护，及时发现和解除老年人的心理障碍。

4. 心理照护

了解患者的心理变化，对患者的心理状态、承受能力、文化修养进行全面调查和评估，根据患者的不同心理，给予疏导和鼓励。对家属给予安慰和关心，使患者得到更多的亲情、温暖，能积极配合治疗和照护。

5. 健康指导

（1）疾病知识指导。向患者和家属介绍胃癌的相关知识，积极治疗，定期对胃癌高发地区的人群进行普查；教会患者和家属观察病情，如有病情变化，及早就诊。

（2）生活指导。指导患者养成良好的生活习惯，注意休息，劳逸结合，适当锻炼，避免重体力活动；保持乐观情绪和愉快心情，避免精神紧张和情绪激动，以积极的态度配合各种治疗和照护；指导患者合理饮食，避免进食刺激性饮食，多吃新鲜蔬菜和水果、少吃腌制性食品，规律饮食，少食多餐，不暴饮暴食，戒烟戒酒，注意饮食和饮水卫生，不吃发霉粮食和食品。

练习题

1. 胃癌的好发部位是（　　）。

A. 胃体　　B. 胃窦　　C. 贲门　　D. 幽门

2. 胃癌晚期最常见的转移部位是（　　）。

A. 肺　　B. 肝　　C. 脑　　D. 肾

3. 以下胃造瘘护理中错误的是（　　）。

A. 释放夹由胃造口的前端向末端依次夹放

B. 定期旋转松动固定片

C. 每次注入食物速度不能太快

D. 妥善固定造瘘管，避免脱出或回缩

4. 胃癌患者饮食指导错误的是（　　）。

A. 不暴饮暴食　　B. 多食新鲜蔬菜、水果

C. 可以吃腌菜　　D. 避免刺激性食物

参考答案：1. B；2. B；3. A；4. C

结直肠癌

导入案例

老奶奶，68 岁；四个月前因排便次数增加，每天 3～4 次，伴里急后重感，大便表面带血及黏液，肠镜显示直肠癌；手术治疗后，现留有结肠造瘘口。

思考：为老年人进行结肠造瘘口照护时应注意哪些事项？

一、概述

结直肠癌是发生在结肠和直肠的恶性肿瘤，发病年龄在 40～60 岁，直肠癌的发病率高于结肠癌。

（一）病因

结直肠癌的病因尚未明确，可能与下列因素有关：

1. 环境因素

结直肠癌的流行病学特点提示，高脂肪食谱与食物纤维不足是其主要的相关因素。

2. 遗传因素

从遗传学观点，可将结直肠癌分为遗传性（家族性）和非遗传性（散发性）。前者

的典型例子如家族性结肠息肉综合征和家族遗传性非息肉病性大肠癌。后者主要是由环境因素引起的基因突变。

3. 其他高危因素

如大肠息肉、炎症性肠病、胆囊切除术后都与结直肠恶性肿瘤有一定关系。

（二）临床表现

1. 症状

结直肠癌早期常无自觉症状，病情发展到一定程度，才有明显的临床表现。排便习惯的改变和大便带血往往是最早出现的症状。依据肿瘤生长的部位不同，结直肠癌的临床表现也存在差异。

（1）右半结肠癌。右半结肠肠腔较宽大，粪便较稀，结肠血运及淋巴丰富，吸收能力强，癌肿多为肿块型，易溃烂坏死致出血感染，故临床表现以中毒症状为主，常有贫血、腹部肿块，晚期可有肠梗阻。

（2）左半结肠癌。左半结肠肠腔相对狭窄，粪便成形，癌肿多为浸润型；因肠腔常环状狭窄，故较早出现肠梗阻症状，临床表现以不全性或完全性低位肠梗阻为主，伴有腹泻、便秘、黏液血便。

（3）直肠癌。直肠癌的主要表现如下：

① 直肠刺激症状。直肠刺激症状是最早出现的症状，患者便意频繁，排便习惯改变，便前有肛门下坠感，伴里急后重感、排便不尽感，晚期有下腹痛。

② 肠腔狭窄症状。大便变形变细，严重时出现低位性肠梗阻表现。

③ 癌肿破溃感染症状，如黏液血便、脓血便。

2. 检查

（1）直肠指检。直肠指检是直肠癌的首选检查方法。直肠癌中近 75% 为低位直肠癌，因此大多数患者经直肠指诊可发现肿瘤。

（2）内镜检查。内镜检查是诊断直肠癌的有效方法，有直肠镜、乙状结肠镜、纤维光束结肠镜等。内镜检查可深入结直肠腔，发现早期病变，并可取病变组织进行病理检查。

（3）X 线钡剂灌肠。X 线钡剂灌肠可显示结肠壁充盈缺损、黏膜破坏或不规则，肠腔狭窄等征象。

（4）癌胚抗原测定。癌胚抗原（carcinoembryonic antigen，CEA）阳性率随病情进展而增高，但特异性不强。目前癌胚抗原测定主要用于癌胚抗原阳性的结直肠癌患者术后监测。

二、照护

（一）照护评估

（1）评估患者有无恐惧、抑郁等心理情况。

（2）评估患者营养状况。

（3）评估患者有无发生体像紊乱等征象。

（4）评估患者有无发生并发症征象，如术后尿潴留、出现、感染、造口坏死或狭窄等。

（5）评估患者排便习惯、便质等改变。

（6）评估患者饮食情况。

（7）评估患者造瘘口使用情况。

（二）照护措施

1. 一般照护

鼓励患者进食少渣、易消化的高热量、高纤维素饮食，纠正贫血、低蛋白血症。有肠梗阻症状者禁食，必要时遵医嘱行胃肠减压，补液纠正水电解质紊乱。

2. 病情观察

观察患者生命体征，注意有无缺水、出血等征象；观察患者腹痛、腹胀及排便情况，了解有无肠梗阻征象。

3. 结肠造瘘口的注意事项

（1）应评估老患者及照护人员对造瘘口的接受程度和自我照护能力。

（2）为避免肠内容物刺激造瘘口周围皮肤，应及时清除流出的肠液和大便，并以温水洗净，局部涂氧化锌软膏保护，造瘘口与皮肤愈合后使用人工肛门袋。

（3）重视心理照护，鼓励患者及其家属说出内心感受，引导他们正视造瘘口的存在，逐步接受并参与造瘘口的照护。讲明人工肛门对消化功能无明显影响，如处理得当，可使其带来的不便降到最低程度，并可恢复正常的生活、娱乐、社交甚至工作。

（4）应根据造瘘口直径选择大小合适的肛门袋，佩戴时须贴牢并使袋囊置于低位，袋内储存量达 1/3 应及时倾倒。换下的肛门袋清洗、晾干备用。

（5）指导患者合理饮食。术后早期少渣饮食，以减少排便，促进造瘘口愈合；后期如胃肠功能良好，可正常均衡饮食，鼓励摄取新鲜蔬菜、水果及多饮水，保持大便通畅；忌产气食物和碳酸饮料，以免腹胀不适及产生不良气味；注意饮食卫生，避免生冷、刺激性食物，防止胃肠功能紊乱而致腹泻。

（6）指导患者衣着宽松，生活规律，避免剧烈运动及提举重物，睡眠时勿使造瘘口受压。可采用定时结肠灌洗的方法，即每日用适量温水（500～1 000 mL）按灌肠法经造瘘口灌入结肠。通过人为控制排便，训练规律的肠蠕动，从而达到类似正常人的习惯性排便行为。

（7）发现湿疹、造瘘口颜色苍白或紫黑等情况应及时就医。

4. 心理照护

术后患者的心理问题主要源自结肠造瘘口，应鼓励患者正视现实，理解结肠造瘘口的治疗价值，指导其正确进行结肠造瘘口的自我照护，适应新的生活方式，重塑自我形象，增强生活的信心和勇气，积极配合治疗，促进患者身心康复。

5. 健康指导

（1）鼓励患者积极适应新的排便方式，有规律的生活，保持心情愉悦，适当户外活动。教会患者适当掌握活动强度，避免过度活动增加腹压而引起人工肛门黏膜脱出。

（2）饮食指导。选用产气少、少渣、易消化的富含营养食品，避免生冷、辛辣饮食，规律进食，注意饮食卫生。

（3）出院后每3～6个月复查1次，以便及时发现癌肿复发或转移情况。

练习题

1. 结肠癌最早出现的症状是（　　）。

A. 腹痛　　B. 排便习惯及粪便性质改变

C. 腹部包块　　D. 肠梗阻

2. 造瘘口出现（　　）情况应及时就医。

A. 造瘘口皮肤苍白或紫黑　　B. 造瘘口皮肤完好

C. 更换人工肛门袋　　D. 造瘘口血运正常

3. 结肠癌初步筛查的手段是（　　）。

A. 直肠指检　　B. X线钡剂灌肠　　C. 癌胚抗原测定　　D. 大便潜血测定

4. 以下结肠癌健康宣教中不正确的是（　　）。

A. 少食产气的食物　　B. 定期复查

C. 衣着应紧身　　D. 训练规律的肠蠕动

参考答案：1. B；2. A；3. A；4. C

第六章　老年泌尿系统疾病的照护

学习目标

掌握：1. 老年常见泌尿系统疾病的临床表现。

2. 老年常见泌尿系统疾病的照护措施。

了解：1. 老年常见泌尿系统疾病的病因。

2. 老年常见泌尿系统疾病的照护评估。

第一节　泌尿系感染

导入案例

张奶奶，60 岁，长期卧床，间断出现尿频、尿急、尿痛、腰痛、发热 5 年，每次经过养老院医务室抗感染治疗后均可好转。近 3 天出现尿频、尿急、尿痛、腰痛、体温 39 ℃，现为进一步确诊需要为张奶奶留取尿标本进行细菌学检查。

思考：如何为张奶奶留取尿标本并进行细菌学培养？

一、概述

泌尿系感染又称尿路感染，是尿路上皮被细菌侵入导致的炎症反应，通常伴随有菌尿和脓尿。根据感染部位泌尿系感染可分为上尿路感染和下尿路感染，是老年人的常见病。泌尿系感染的发生率仅次于呼吸道感染，居老年人感染性疾病的第 2 位，但其发生率随年龄增长而增加。老年人慢性衰弱状态或长期卧床时，其患病率可达 25% ~50%。

（一）病因

老年泌尿系感染的病因主要是细菌感染，其主要致病菌为大肠埃希菌和变形杆菌，其次为铜绿色假单胞菌、克雷白杆菌等其他革兰氏阴性杆菌。老年人易感可能与以下几方面的因素有关：

（1）尿路梗阻及尿流不畅，使细菌易于在泌尿系统生存繁殖。

（2）全身及局部的免疫力下降。

（3）老年女性阴道 pH 改变。

（4）膀胱、输尿管反流。

（5）患有糖尿病。

（6）尿路器械的使用。

（7）其他，如膀胱排空不全、滥用药物等可使泌尿系感染的发生率增高。

（二）临床表现

1. 典型症状少

尿频、尿急、尿痛等膀胱刺激症状是泌尿系感染的典型症状，而老年人由于感觉迟钝及表达能力差，发生泌尿系感染时常无尿路刺激症状，部分患者因平时即有尿失禁、遗尿、夜尿多或前列腺肥大导致尿频，易与尿路刺激症状相混淆，不易被发现。

2. 非特异症状多

大部分老年人临床表现为肾外非特异性症状，如发热、下腹不适、腰骶部酸痛、食欲减退等，有些老年人表现为乏力、头晕或意识恍惚等。

3. 复发率高

老年泌尿系感染多为慢性顽固性感染，复发率及重新感染率较高。

（三）辅助检查

1. 尿常规检查

镜检尿白细胞计数升高，若见有白细胞（或脓细胞）管型则不仅有诊断意义，尚有定位价值，提示病变在上尿路。

2. 尿细菌培养

临床上常用清洁中段尿作细菌培养、菌落计数，这对确定是否真性细菌尿有重要意义。

3. 尿沉渣镜检

高倍镜下平均每个视野≥20 个细菌，即为有意义细菌尿。

（四）诊疗原则

应注意治疗基础病，去除梗阻因素，鼓励患者多饮水、勤排尿，及时合理应用抗生素，避免应用肾毒性药物。

二、照护

（一）照护评估

（1）评估患者有无尿路梗阻及尿路不畅等疾病，了解患者既往排尿状况及有无急性尿潴留等。

（2）询问患者饮食习惯、饮食状态、每日饮水量、生活方式、卫生习惯及婚姻状况。

（3）评估有无经常性腹部不适、饮食减退、间断性腰骶部酸痛症状等，测量患者的体温变化。

（二）照护措施

1. 饮食照护

给予清淡、富于营养的饮食，鼓励多饮水、勤排尿。如出现发热、食欲下降等全身症状时，给予易消化的半流质食物，保证患者有足够的营养。

2. 保证休息与睡眠

为患者提供安静、舒适的休息环境，急性期患者应注意卧床休息。各项护理最好集中进行，避免过多打扰患者休息。

3. 及时提供生活护理

保持会阴部皮肤清洁卫生，鼓励患者勤换内裤。对于尿失禁患者勤换尿布，及时清洁会阴部；对于留置导尿管者，每日擦洗会阴 2 次。

4. 密切观察病情

观察体温是否增高，有无尿频、尿急、尿痛等膀胱刺激症状，及时发现和处理病情。

5. 用药照护

遵医嘱治疗泌尿系感染，若中毒症状严重或有糖尿病、肾结石、尿路梗阻、长期服用免疫抑制药、高龄等，应采用静脉给药，疗程不少于 2 周。在应用抗生素时，向患者解释有关药物作用、疗程、用法、注意事项。

6. 正确采集标本

正确采集尿标本，做尿细菌学检查。

（1）最好留取清晨第 1 次清洁、新鲜中断尿液（尿液在膀胱停留 6 ~ 8 h 以上）送检。

（2）在应用抗生素之前或停用抗生素 5 天后留取尿标本。

（3）留取尿液时严格无菌操作，先充分清洁外阴、包皮，消毒尿道口，再留取中段尿液，并在 1 h 之内做细菌培养。

（4）尿标本中勿混入消毒液。

7. 心理照护

向患者解释老年人泌尿系反复感染的原因，帮助患者认识和正确对待疾病，给予其精神心理支持和鼓励，使患者积极主动地参与治疗。

8. 健康指导

指导患者减少诱发泌尿系感染的因素，如养成定时饮水、保证每日饮水 2 000 mL 以上，起到生理性冲洗的作用。注意会阴及肛周皮肤的清洁卫生、勤换内裤。尿失禁患者，及时清洗更换内裤。避免劳累，加强体质锻炼，增强机体抵抗力。

指导患者定期门诊复查。

练习题

1. 老年泌尿系感染的主要病因是（　　），其主要致病菌为大肠埃希菌和变形杆菌。

A. 铜绿色假单胞菌　　B. 克雷白杆菌

C. 革兰氏阴性杆菌　　D. 细菌感染

2. 留取尿标本，做细菌学检查最好用清晨第 1 次的清洁、新鲜中断尿液，尿液在膀胱停留（　　）送检。

A. 4 h 以上　　B. 8 h 以上　　C. 2 h 以上　　D. 10 h 以上

3. 应鼓励泌尿系感染患者多饮水，每日饮水量应大于（　　），减少感染机会。

A. 2 000 mL　　B. 500 mL　　C. 5 000 mL　　D. 1 000 mL

参考答案：1. D；2. B；3. A

第二节　前列腺增生

导入案例

刘爷爷，65 岁，近 2 年开始出现排尿费力和不尽感，并逐渐加重。今晨起床时，突然出现不能排尿 3 h。

思考：根据上述情况判断，刘爷爷发生了尿潴留，那么针对刘爷爷发生尿潴留，作为照护者可给予哪些照护措施？

一、概述

前列腺增生是由细胞增生所致，而不是细胞的肥大，这是组织病理学意义上的诊断。临床上增生的前列腺造成膀胱出口的梗阻，最终引起与下尿路梗阻相关的一系列症候群，是泌尿外科最常见的疾病之一。随着全球人口老龄化，其发病率日渐增多。一般男性自35岁以后，前列腺均有不同程度的增生，50岁以后出现临床症状。

（一）病因

目前认为老龄和有功能的睾丸是前列腺增生发病的基础。随着年龄增长，睾酮、双氢睾酮以及雌激素的改变和失去平衡是前列腺增生的重要病因。种族/民族也与前列腺增生有关。

（二）临床表现

前列腺增生的症状可以分为两类：一类是因前列腺增生阻塞尿路产生的梗阻症状；另一类是因尿路梗阻引起的并发症。

1. 前列腺增生产生的尿路梗阻症状

（1）尿频。尿频是最常见的早期症状，夜间较明显。由于前列腺增生刺激以致压迫后尿道和膀胱颈，引起尿频、尿急。

（2）进行性排尿困难。进行性排尿困难是前列腺增生最重要的症状，典型的表现是排尿迟缓、断续、尿流细而无力，射程短、终末滴沥，排尿时间延长。

（3）急性尿潴留。尿潴留是指膀胱胀满不适而不能自行排出尿液的状态。其表现为：下腹有胀满感，伴焦虑不安、出汗，耻骨联合上可摸到膨隆的膀胱，甚至下腹部饱满高达脐部。梗阻严重者可发生尿潴留，并可出现充盈性尿失禁。可因受凉、劳累、饮酒等引起急性尿潴留。

（4）血尿。前列腺增生后，覆盖前列腺黏膜的毛细血管充血，小血管曲张，膀胱收缩时血管破裂，引起出血。

2. 尿路梗阻引起的并发症

（1）感染。下尿路梗阻导致尿液积聚膀胱而发生下尿路感染，伴有尿急、尿频、尿痛、排尿困难等症状。继发上尿路感染时，出现发热、腰痛等急性肾盂肾炎症状，严重时甚至出现全身中毒症状。

（2）肾积水。前列腺增生较重、时间较长后，由于膀胱和上尿路代偿功能不全，可导致输尿管和肾积水。

（3）膀胱结石。下尿路梗阻且伴有大量残余尿时，尿液在膀胱内停留时间过长，逐渐结晶形成结石。常伴有尿线中断、排尿终末期疼痛等症状，部分患者在改变体位后方可排尿。

（4）肾功能损害。膀胱残余尿量增加导致膀胱内压力增高，输尿管反流，最终导致肾积水，肾功能遭到破坏。部分肾功能受损的患者，会主诉食欲缺乏、贫血、血压升高、嗜睡、意识迟钝等症状。

（5）痔疮、脱肛。排尿困难，腹压长期增加，易引起痔疮和脱肛等并发症。

（三）辅助检查

B 超可测量膀胱残余尿量。尿流率检查可确定前列腺增生患者排尿的梗阻程度。血清前列腺特异性抗原测定，可排除是否合并前列腺癌的可能性。

（四）诊疗原则

应首先考虑药物治疗，当膀胱残余尿超过 50 mL 或曾经出现过急性尿潴留者，可采取手术治疗。

二、照护

（一）照护评估

（1）凡 50 岁以上男性，有进行性排尿困难，应考虑前列腺增生可能。

（2）询问有无因受寒、饮酒、劳累后发生尿潴留，有无排尿困难，详细了解患者排尿困难的程度，是否有尿潴留存在。

（3）了解患者平时的饮水习惯，是否有足够的液体摄入量和尿量。

（4）询问患者是否有定时排尿习惯，有无憋尿情况。

（5）了解患者体温，以评估是否合并尿路感染。

（二）照护措施

1. 饮食活动

嘱患者吃粗纤维、易消化食物；忌饮酒及辛辣食物；多饮水，勤排尿，但避免一次性大量饮水。

2. 心理照护

前列腺增生是一种进行性逐渐加重的疾病。随着疾病发展，出现尿频，特别是夜间排尿次数增多，严重影响患者休息和睡眠。因增生前列腺压迫尿道，出现排尿困难，甚至发生尿潴留、血尿等症状，给患者的躯体和精神带来了较大的压力。患者多为老年男性，听力、理解力降低，长期受慢性前列腺疾病折磨，有些患者心情烦躁、易怒，陪护人员除了要在生活上关心患者，还要耐心倾听他们的主诉，安慰体贴患者。

3. 尿潴留患者的照护

前列腺增生的患者，由于长期排尿困难，膀胱内压力增高，易导致尿潴留。应观察患者的排尿情况，一旦发生尿潴留，应及时进行留置导尿或耻骨上膀胱造瘘，暂时解决排尿困难，并进行膀胱冲洗。针对发生尿潴留患者的具体照护措施如下：

（1）心理照护。安慰患者，创造排尿环境。

（2）诱导排尿。采取留置导尿前可使用诱导排尿，如听流水声、采用甘油灌肠剂（开塞露）10～20 mL 肛门塞入可促进排尿。按摩膀胱区，顺时针按摩，年老体弱、有高血压病史的患者慎用按摩法排尿。

（3）通过上述措施，尿潴留仍不能解决者，应立即进行尿液引流。引流尿液的方法包括留置导尿管和耻骨上膀胱穿刺造瘘。尿潴留伴出血的患者遵医嘱留置三腔气囊导尿管以备必要时进行膀胱冲洗，保持引流通畅。应嘱留置尿管的患者多饮水、多排尿，达到自行冲洗尿路的目的。

（4）对于尿潴留后行留置导尿的患者，首次放尿不得超过 1 000 mL，以免由于腹压突然降低引起虚脱，或因膀胱内压力突然降低而引起膀胱黏膜急剧充血导致血尿。

4. 经尿道前列腺电切术后患者的照护

（1）观察尿液颜色。仍保留尿管者应保持尿管通畅，如有堵塞现象，可进行加压冲洗，直至通畅。

（2）预防并发症。根据患者的情况，指导患者进行适宜的活动。可以下床的患者，应鼓励患者早期下床活动；卧床患者可指导其在床上活动双下肢，促进血液循环，防止血栓形成。

（3）保持大便通畅。避免由于排便用力，而引起腹压增高，造成前列腺窝出血。除饮食上应多食粗纤维及新鲜的蔬菜和水果，以保持大便的通畅外，必要时可服用润肠剂或缓泻剂。鼓励患者多饮水，一般白天饮水量应为 2 000～3 000 mL。

5. 膀胱冲洗患者的照护

出现出血及感染的患者，应使用生理盐水进行持续膀胱冲洗（图 6－1）3～7 日。膀胱冲洗的注意事项如下：

（1）保持冲洗管道通畅，防止受压。冲洗过程中应观察尿液的颜色、性质、量。

（2）控制冲洗速度。可根据尿色确定冲洗速度，色深则快、色浅则慢。

（3）记录膀胱冲洗液的情况。准确记录冲洗量与排出量，尿量＝排出量－冲洗量。

6. 膀胱痉挛患者的照护

膀胱痉挛的患者表现为：强烈尿意、肛门坠胀、下腹部痉挛；若膀胱冲洗速度减慢，则冲洗液血色加深，尿道及膀胱区疼痛难忍等。此时应安慰患者，缓解患者紧张、焦虑的情绪，必要时应就医。

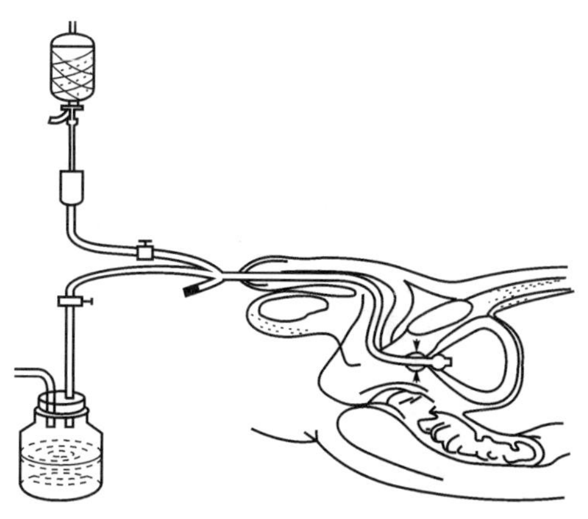

图 6－1 用生理盐水持续膀胱冲洗

7. 术后溢尿患者的照护

术后尿管拔出后，部分患者会出现溢尿的现象。此时应指导患者进行盆底肌肉收缩锻炼，锻炼肛提肌，尽快恢复尿道括约肌功能，防止溢尿。

8. 留置尿管的照护

留置尿管对前列腺增生术后患者至关重要。随着留置尿管时间的延长，尿路感染的发生率会逐渐增加，因此应掌握留置尿管照护的方法，有效减少因置管引起的并发症。

（1）妥善固定。

① 尿管采用气囊导尿管，保证气囊冲水 10 ~ 15 mL，可起到有效的固定作用。同时，保持尿管低于膀胱的位置，以防尿液反流。

② 引流袋固定。无论是日常照护还是为老年人改变体位时，引流袋应始终处在低于膀胱的位置，防止尿液反流造成尿路感染。

（2）保持通畅。搬运患者时应夹闭引流管，防止尿液逆流。同时注意搬运结束后要及时打开引流管，以保持引流通畅。患者改变体位时，要避免导尿管及引流管扭曲打折或受压，防止造成导尿管的牵拉。尿管应根据患者的情况，定时加闭，2 ~ 4 h 开放一次，逐渐锻炼到老年人有尿意时开放尿管，保留膀胱的功能，尽早拔管。

（3）防止泌尿系感染。长期留置尿管的患者建议使用具有抗反流功能的引流袋（图 6－2），以防止并发症的发生。引流袋需按时更换，具有抗反流功能的引流袋可使用 7 天，普通引流袋需每日进行更换。同时要保持会阴部的清洁干燥，每日清洁会阴 2 次。观察尿液的颜色、性质、量，发现尿液浑浊或有沉淀物，及时就诊。应鼓励患者多饮水，从而增加尿量，稀释尿液，达到冲洗膀胱和尿道的作用，减少细菌进入尿道的机会，预防和控制泌尿系感染。

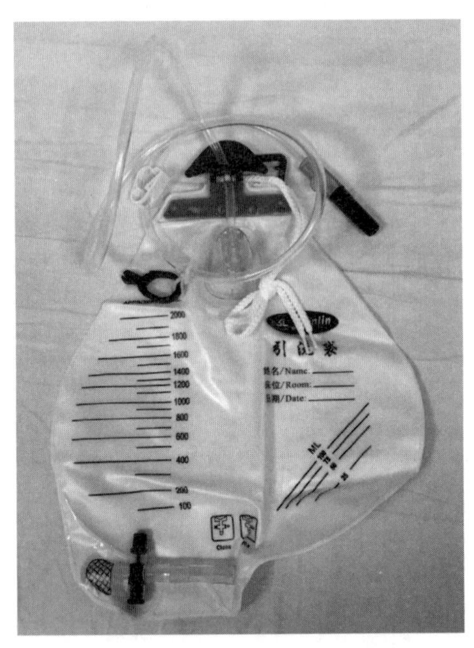

图6－2　具有抗反流功能引流袋

（4）根据留置尿管的有效期，按时由医护人员进行更换。

若患者出现如下情况，如导尿管滑出、阻塞、破裂、患者发热、尿道疼痛、血尿、渗尿，应及时就诊。

9. 留置膀胱造瘘管的照护

膀胱造瘘是因尿道梗阻，在耻骨上对膀胱行造瘘术，使尿液引流到体外。

（1）造瘘口周围皮肤应保持清洁，可根据周围皮肤的情况用碘附棉球消毒造瘘口周围皮肤，每日2次。

（2）观察造瘘口有无红肿、粘连，分泌物的量、颜色、气味。

（3）保持膀胱造瘘管通畅。防止膀胱造瘘管及引流袋扭曲打折、堵塞。妥善固定引流袋，并保持低于膀胱的位置，以防尿液反流；搬运患者或为患者改变体位时应夹闭引流管，防止尿液逆流，同时注意搬运结束后要及时打开引流管，以保持引流通畅。造瘘管应根据患者的情况，定时关闭，2～4 h开放一次，逐渐锻炼到老年人有尿意时开放造瘘管，保留膀胱的功能，尽早拔管。

（4）应鼓励留置膀胱造瘘管患者多饮水，增加尿量，稀释尿液，冲洗膀胱和尿道，减少细菌进入尿道的机会，预防和控制泌尿系感染。留置膀胱造瘘管患者所使用的引流袋的照护同留置尿管中引流袋的照护要求。长期留置膀胱造瘘管会引起并发症，如感染、结石、尿道皮肤瘘、膀胱刺激、膀胱萎缩等，应定期到门诊检查。

（5）根据造瘘管效期按时由医生进行更换。若患者出现如下情况，如造瘘管滑出、阻塞、破裂，患者出现发热、血尿、渗尿，应立即通知医生。

10. 用药照护

（1）α受体阻滞剂时应睡前服用，其主要作用是松弛膀胱颈部的肌肉并加强膀胱的收缩力，因此对缓解排尿次数增多、排尿费力，特别是尿频等症状可以起到较好的效果；其不良反应为直立性低血压，因此刚开始服用时，要注意观察血压的变化。

避免直立性低血压的方法是晨起“三个一分钟”，即醒后在床上躺一分钟；然后床边坐一分钟；穿衣后在床边站立一分钟。

（2）5α-还原酶抑制剂主要有非那雄胺等。此类药物有缩小前列腺的作用，其主要不良反应是性功能减退等。这类药物可降低前列腺抗原，从而掩盖前列腺癌的早期表现，应引起重视。

定期检查评估以了解病情进展以及治疗是否有效，及时调整用药方案，坚持服药。

11. 健康指导

前列腺增生患者应进行积极的自我保健，对配合治疗及疾病转归有着十分重要的意义。

（1）多饮水，每天饮水除正常饮食外，不应少于2 000 mL，保证每日尿量不少于2 000 mL。多饮水能起到内冲洗作用，尤其对于留置尿管和膀胱造瘘管患者，多饮水可以有效预防尿路感染和膀胱结石的发生。

（2）饮食应以清淡、易消化、低脂为佳，多吃蔬菜水果，并少食辛辣刺激食物，不吸烟、饮酒。预防便秘，避免排便用力，以减少因排便用力造成前列腺充血，引起出血，必要时给予通便类的药物。

（3）对于性生活，既不纵欲，亦不禁欲，可根据年龄和健康状况而定。但有尿潴留病史者应小心谨慎，最好不过性生活。

（4）及时治疗泌尿生殖感染，积极预防尿潴留的发生。

（5）适度进行体育活动，有助于增强机体抵抗力，并可改善前列腺局部的血液循环。每日慢跑或快走20～30 min，可促进前列腺组织的血液循环和淋巴循环，对前列腺有保健作用。

（6）保持心情舒畅，切忌过度劳累。调节情绪、放松心情。生活压力可能会增加前列腺肿大的机会。当生活压力减缓时，前列腺症状会得到舒缓，因而应尽量保持放松状态。

（7）洗澡可以缓解肌肉与前列腺的紧张，减缓不适症状。经常洗温水澡无疑对前列腺患者十分有益。

（8）防止受寒，不要久坐在凉石上，因为寒冷可以使交感神经兴奋性增强，导致尿道内压增加而引起逆流。

（9）避免久坐，不能长时间或长距离地骑自行车或摩托车，减少对前列腺的压迫。避免会阴部摩擦，会阴部摩擦会加重前列腺的症状。术后勿做用力的活动，防止出血，如提重物、用力排便、活动过度等。切忌长时间憋尿，以免损害逼尿肌功能，加重病情。

（10）掌握盆底肌肉锻炼的方法，增加盆底肌肉的支撑力，改善尿失禁。锻炼时应循序渐进，根据个人身体状况而定。具体方法如下：

① 训练次数。每日至少做 30 ~ 45 次，每次持续 10 s 左右。可由每次 2 ~ 3 s 开始，逐渐达到每次 10 s。

② 具体方法。盆底肌肉训练是一个简单易行的方法，不受体位影响，站、卧、等车、行走时都可进行。指导患者全身放松 10 s，提肛运动 10 s，每天做 30 ~ 45 次，预防治疗尿失禁。要均匀呼吸，腰、腹、大腿肌肉放松。

③ 注意事项。锻炼前先排空膀胱；饭后 1 h 内应避免进行此运动；尽量避免双腿、腹部与臀部的肌肉协同收缩；如有阴道或泌尿道感染的情形应暂停练习；进行训练时，如有发生头晕、胸闷、心悸或呼吸急促的症状应立即停止练习；每次训练重视训练质量。

（11）生活中注意遵医用药，定期检查，不憋尿，不饮酒，不饮咖啡及浓茶，少食刺激性食物，坚持合理膳食（低盐、低脂、七分饱）；坚持运动（最好的运动是步行）。

（12）微创治疗后，坏死组织全部脱落，创面黏膜修复需 30 天左右，排尿困难症状约 2 周开始逐渐改善，少数尿潴留患者留置尿管 3 ~ 4 周后方能恢复自行排尿。应指导患者多饮水，观察排尿情况，耐心等待治疗效果。

练习题

1. 前列腺增生最常见的早期症状是（　　）。

A. 尿频　　B. 进行性排尿困难　　C. 排尿迟缓　　D. 尿流细而无力

2. 盆底肌肉锻炼，可增加盆底肌肉的支撑力，改善（　　）；锻炼时应循序渐进，根据个人身体状况而定。

A. 膀胱痉挛　　B. 排尿困难　　C. 尿失禁　　D. 尿潴留

3. 前列腺切除术拔出尿管后，应鼓励患者多饮水，一般饮水量应在（　　）。

A. 1 000 mL　　B. 3 000 mL　　C. 1 500 mL　　D. 2 000 mL

4. 进行膀胱冲洗时，应控制冲洗速度，可根据（　　）进行调节。

A. 尿量　　B. 患者的主诉

C. 冲洗液的温度　　D. 尿液颜色

参考答案：1. A；2. C；3. D；4. D

第三节　前列腺癌

导入案例

张爷爷，72 岁，近 2 月出现尿频、尿急、夜尿增多的症状。到医院就诊，查前列腺特异性抗原由去年的 3.5 ng/mL 升至 10 ng/mL，医生诊断为前列腺癌。

思考：作为张爷爷的照护者可给予哪些照护？

一、概述

前列腺癌是老年男性生殖系统中较常见的恶性肿瘤，好发于 50 岁以上人群，发病率随年龄增长而递增。前列腺癌早期可无任何不适；随病情进展可逐渐出现下尿路症状，包括尿路梗阻和膀胱刺激症状，严重者可出现尿潴留、尿失禁、血尿等；晚期发生骨转移后可出现骨痛、病理性骨折、贫血、脊髓压迫等。

（一）病因

前列腺癌的发生可能与年龄因素、遗传种族、饮食习惯、吸烟、职业、环境等因素有关，其中遗传是重要的因素。前列腺癌的发病率在男性所有恶性肿瘤中位居第二。建议 50 岁以上男性接受医生的建议，每年例行前列腺指诊和前列腺特异性抗原检查。

（二）临床症状

1. 症状

（1）因前列腺癌多发生于远离尿道的外周腺体，所以早期一般无症状。

（2）在进展期，肿瘤生长可以挤压尿道，直接侵犯膀胱颈部、三角区，患者出现尿流缓慢、尿无力、尿流中断等排尿困难的症状，以及尿频、尿急、夜尿增多的膀胱刺激症状。

（3）骨转移患者可出现腰痛。肺转移出现咳嗽、呼吸困难和咯血。肿瘤压迫直肠发生粪便变细及排便困难，甚至血便。肝脏转移出现黄疸、腹水、下肢水肿。

（4）晚期出现缺乏食欲、消瘦、便血、乏力症状及体征。

2. 体征

直肠指诊可触及前列腺结节，质地坚硬。淋巴结转移时，患者出现下肢水肿。

（三）辅助检查

1. 实验室检查

正常男性的血清前列腺特异性抗原浓度小于 4 ng/mL，此项目可作为前列腺癌的筛查方法。

2. 影像学检

B 超检查能够对前列腺癌进行较可靠的分期，同时也能观察到前列腺周围的肿瘤浸润情况，有重要的诊断意义。

3. 前列腺穿刺活检

在 B 超引导下进行活检，用于确诊前列腺癌。

（四）诊疗原则

根据患者的年龄、全身情况、临床分期等综合考虑治疗方案。

二、照护

（一）照护评估

（1）年龄、性别、受教育水平、家族史、饮食习惯、吸烟史。

（2）有无长期接触致癌物质。

（3）有无诱发肿瘤的病因。

（4）评估患者的营养状况，有无消瘦、贫血、乏力。

（5）评估患者自理能力，以便选择不同的照护方式给予帮助。

（6）询问患者尿液排出情况，如排尿是否费力，夜尿次数有无明显增加，是否有膀胱刺激症状。

（二）照护措施

1. 饮食活动

前列腺癌早期无症状，患者有症状就医时多为中晚期，且多有不同程度的机体消耗。应给予含维生素丰富的食物，多饮绿茶。必要时给予肠内营养支持。

2. 心理照护

与患者沟通，减轻焦虑和恐惧，解释病情；告知患者，前列腺癌恶性程度属中等，经有效治疗后疗效尚可，5 年生存率较高，从而减轻思想压力，稳定情绪。

3. 用药照护

雌激素、雌二醇氮芥、拮抗剂去势、放射治疗对抑制前列腺癌的进展有作用，但也有较严重的心血管、肝、肾、肺的不良反应，故用药期间应严密观察。

4. 根治性前列腺切除术的照护

记录24 h尿量，预防感染，注意观察患者的体温变化；加强各项基础照护措施，保持切口清洁，敷料渗湿及时更换；发现体温变化以及伤口红肿应及时就诊。

5. 健康指导

（1）复查指导。定期检测前列腺抗原可作为判断预后的重要指标。若有骨痛，应立即就诊行骨扫描，确定有骨转移者可加放射治疗。

（2）正确指导训练。每日进行盆底肌肉训练，出现尿频、尿急的症状时可遵医嘱口服酒石酸托特罗定。

（3）多饮水。注意观察尿液的颜色、性质、量，防止憋尿。

（4）避免高脂肪饮食，特别是动物脂肪、红色肉类，它们是前列腺癌的危险因素。应多食蔬菜、水果及粗纤维食物，忌烟忌酒，忌辛辣、刺激性食物，从而保持大便的通畅。

练习题

1. 前列腺癌患者应避免高脂肪饮食，动物脂肪和（　　）是前列腺癌的危险因素。

A. 烟酒　　B. 红色肉类　　C. 刺激性食物　　D. 水果

2. 诊断前列腺癌的主要手段是（　　）。

A. 直肠指诊　　B. X线检查　　C. CT检查　　D. B超检查

3. 早期诊断确诊前列腺癌的方法是（　　）。

A. 穿刺活检　　B. 直肠指诊　　C. PSA检查　　D. CT检查

参考答案：1. B；2. A；3. A

第四节　膀胱肿瘤

导入案例

黄奶奶，67岁，曾长期从事油漆工；患者因无痛、间歇、全程、肉眼血尿，尿中有血凝块，无发热，被诊断为膀胱肿瘤。行手术治疗后，患者留有尿路造口入住养老院。

思考：患者留有尿路造口，作为照护者应如何进行尿路造口的观察？

一、概述

在我国膀胱肿瘤是泌尿系统最常见的肿瘤，好发于50～70岁的男性患者，男女比例为4∶1，膀胱癌早期多以无痛性间歇血尿就诊。故老年患者的无痛性肉眼血尿应引起足够的重视，需及早进行系统的检查。

（一）病因

1. 长期接触某种致癌物质

已经确定的化学致癌物有：2-萘胺、联苯胺、4-氨基双联苯、4-硝基双联苯等。

2. 吸烟

吸烟是最常见的致癌因素，大约1/3膀胱癌与吸烟有关。吸烟致癌可能与香烟中含有多种芳香胺的衍生致癌物有关。

3. 膀胱的慢性炎症与异物刺激

膀胱结石、膀胱憩室、膀胱白斑等容易诱发膀胱肿瘤。

4. 其他

长期大量服用镇痛剂非那西丁、内源性色氨酸的代谢异常等，均可能为膀胱肿瘤的病因或诱因。

（二）临床表现

1. 血尿

血尿是膀胱肿瘤最常见和最早出现的症状。常表现为间歇性无痛性肉眼血尿，可自行停止。出血量多少与肿瘤大小、数目、恶性程度并不成正比。

2. 尿频、尿急、尿痛

尿频、尿急、尿痛多为膀胱肿瘤的晚期表现。

3. 排尿困难和尿潴留

排尿困难和尿潴留因肿瘤较大或堵塞膀胱出口所致。

4. 其他

肿瘤浸润输尿管口时可引起肾积水。晚期有贫血、水肿、腹部肿块等表现。

二、照护

（一）照护评估

（1）了解患者年龄、性别、职业，有无长期接触致癌物质，是否有不良吸烟嗜好。

（2）了解患者的发病情况，询问患者是否有下列症状：

① 血尿。无痛性肉眼全程血尿是膀胱肿瘤最常见的症状。

② 尿频、尿急、尿痛等膀胱刺激症状。

③ 排尿困难、尿潴留等症状。

（3）了解患者的主要脏器功能状况，有无转移的表现，如盆腔转移时，患者有腰骶部不适、疼痛，下肢水肿，晚期表现为恶病质。

（二）照护措施

1. 心理照护

了解患者职业及工作情况，目前享受的医保待遇、经济状况，以及家庭成员对患者的态度。根据患者具体情况，耐心地做心理疏导，说明膀胱肿瘤根治术后虽然改变了正常的排尿生理，但是可延长寿命，提高生活质量，以消除其恐惧、焦虑、绝望的心理。

2. 膀胱灌注化疗的照护

膀胱灌注化疗可预防或推迟肿瘤复发，主要适用于膀胱保留术后患者能憋尿者。

（1）化疗时间。病情允许时，手术后半月行化疗。

（2）化疗方案。遵医嘱将常用的化疗药物灌注入膀胱，每周灌注 1 次，共 6 次，以后每月 1 次，持续两年。

（3）灌注方法。患者灌注前 4 h 禁饮水，排空膀胱。常规消毒外阴及尿道口，遵医嘱将药液稀释后通过导尿管灌入膀胱，随后指导患者取平、左侧、右侧卧位，每 15 min 轮换体位 1 次，共 2 h。再根据患者情况进行排尿，观察排尿的颜色、性质、量，及时告知医师，并指导其多饮水。

3. 留有尿路造口的照护

根据手术的方式，患者术后常会留有尿路造口，具体的照护方法如下：

（1）尿路造口的活力观察。尿路造口的活力观察是根据颜色来判断的。正常的造口颜色为粉红色，表面平滑且湿润，碰触后会有少量出血。如果造口颜色苍白，则可能是由于患者的血色素低引起的；如发现造口有大量出血或造口暗红色、淡紫色，则可能是术后早期缺血的表现；若外观局部或完全变黑，则表示肠管发生了缺血坏死，如发现以上情况应及时通知医生。水肿是术后的正常现象，一般在术后 6 ~ 8 周内逐渐回缩至正常。

（2）造口的高度。造口高度可以为平坦、回缩、突出或脱垂等。理想的高度为 1 ~ 2 cm，这样在粘贴造口用品时能较好地将造口周围皮肤粘贴紧密，防止排泄物对造口边缘皮肤的不良刺激。

（3）造口的形状。造口的形状有圆形、椭圆形或不规则形等。

（4）造口周围皮肤及黏膜缝线的观察。正常的造口，周围皮肤是健康和完整的，与相邻的皮肤表面没有区别。若造口周围皮肤损伤，则表现为红斑、破损、皮疹、水疱等。

（5）造口袋的使用。尿路造口术后即会有尿液流出，术后1～3天尿液呈淡红色，之后会恢复正常黄色。肠道造口同时会伴有黏液排出，这是由于肠道黏膜的杯状细胞分泌黏液所致。尿液会不受控制地不断流出，给患者带来无尽的烦恼，要及时使用造口袋，使患者尽快适应新的排尿方式。

（6）造口袋的选择、粘贴、更换的方法及注意事项。术后早期选用两件式尿路造口袋，有利于观察尿路造口的局部情况，方便脱下清洗。如果尿路造口袋粘贴稳固无渗漏，可以5～7天更换1次。也可选用一件式尿路造口袋，价格相对便宜。为避免在更换尿路造口袋过程中有尿液流出而影响造口袋的粘贴及稳固性，最好在清晨未进食之前进行更换。当造口袋中的尿液超过1/3或1/2时，就要排放或更换造口袋。尿路造口患者睡觉时最好接床旁尿袋，防止尿液逆流而影响肾功能，也避免影响造口袋粘贴的稳固性。造口袋的具体更换方法详见图6－3。

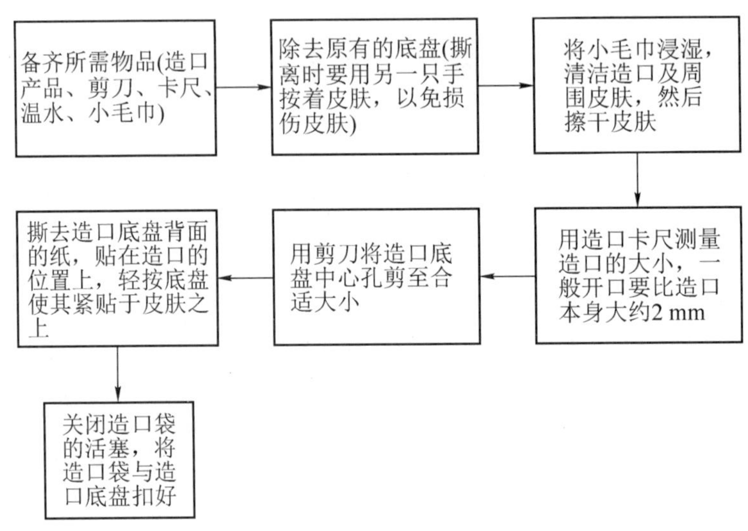

图6－3　造口袋更换流程

（7）更换尿路造口袋时，要先将原尿路造口袋撕开。撕开原尿路造口袋时，要用另一只手按住皮肤，且动作要轻柔，避免动作过重而损伤皮肤，要用棉花蘸温水轻轻擦洗尿路造口周围皮肤；将皮肤彻底清洁干净后，再用柔软的棉布将皮肤擦干。在修剪尿路造口袋底盘前，应先测量造口的大小，尿路造口袋底盘最好比造口的实际尺寸大2 mm。造口袋底盘过大，易受尿液刺激导致周围皮肤损伤；过小则易导致造口血液循环障碍。注意，忌用消毒药水清洗皮肤，要避免刺激造口及周围皮肤，使皮肤保持干燥，必要时可使用皮肤保护膜及皮肤保护粉等。

（8）尿路造口并发症的照护。常见的并发症有尿路造口缺血坏死、尿路造口周围皮肤刺激性皮炎、尿路造口狭窄、尿路造口周围皮肤尿酸结晶、肠脱垂、尿路造口旁疝等。做好尿路造口照护对预防并发症的发生具有重要意义。一旦发生上述并发症，应及时到造口门诊复查。

① 尿路造口缺血坏死是术后早期最严重的并发症。一旦发现造口黏膜呈暗红色、紫色或黑色，失去光泽时，必须高度警惕尿路造口缺血坏死。

② 尿路造口周围刺激性皮炎。尿路造口周围刺激性皮炎多是因为患者未完全掌握尿路造口袋的粘贴技巧，导致尿路造口袋漏尿，尿液长时间浸渍、刺激皮肤而引起炎症。应指导患者正确粘贴和裁剪尿路造口底盘，减少尿液对皮肤的刺激；皮肤不平者可在底盘内环涂防漏膏，以填补皮肤空隙；夜间可将尿路造口袋改变方向，改为侧引流，并接上引流袋；指导患者睡前少喝水，既可保证患者睡眠，又可防止底盘长时间浸泡在尿液中，防止尿液渗漏引起刺激性皮炎，还可以延长造口袋的寿命。

③ 尿路造口狭窄可见于术后早期或晚期。

（9）生活指导包括如下内容：

① 应让尿路造口的患者在饮食中增加液体的摄入量，每日饮水 2 000 ~ 3 000 mL。在稀释尿液的同时，减轻尿液浸渍对皮肤的损伤，还能降低感染的危险性。

② 尿路造口患者需要终身佩戴造口袋，对日常生活造成一定的影响。当伤口愈合后便可进行沐浴，要选用中性肥皂，以淋浴为宜；若带尿路造口袋淋浴，可用防水胶布贴住尿路造口袋底盘的四周。

③ 穿衣应选柔软舒适、宽松的棉质衣服，腰带弹性适中不要过紧，以免尿路造口受压。体力恢复后可参加工作，但不要提重物，避免引起尿路造口周围疝气。

④ 尿路造口患者适应后可像健康人一样参加旅游和运动，但要避免发生碰撞。

（10）健康指导包括如下内容：

① 锻炼与自我保护。术后患者要适当锻炼，加强营养，增强体质；对密切接触致癌物质者要加强劳动保护，禁止吸烟。

② 自我照护。教会留有尿路造口患者造口的照护方法。

③ 膀胱功能训练。尿路造口愈合后指导患者进行新膀胱贮尿功能的训练，夹闭导尿管，定时放尿，初起每 30 min 放尿 1 次，逐渐延长至 1 ~ 2 h。放尿前，收缩会阴、轻压下腹，逐渐形成新膀胱充盈感。控尿功能训练方法为：选择特定的时间排尿，如餐前 30 min，晨起或睡前定时排尿；一般白天 2 ~ 3 h 排尿 1 次，夜间排尿 2 次，减少尿失禁。

④ 定期复查。浸润性膀胱癌术后要定期复查肝、肾、肺等脏器功能，及早发现转移病灶；放疗、化疗期间，定期查血、尿常规，一旦出现骨髓抑制，应暂停治疗；膀胱肿瘤保留膀胱的术后患者，要定期复查膀胱镜。

练习题

1. 膀胱肿瘤最常见和最早出现的症状是（　　）。

A. 脓尿　　B. 血尿　　C. 乳糜尿　　D. 管型尿

2. 临床诊断膀胱肿瘤价值最高的方法是（　　）。

A. B 超检查　　B. CT 检查

C. 膀胱镜检查　　D. 膀胱造影检查

3. 膀胱肿瘤患者手术后进行膀胱灌注化疗前（　　）禁饮水，排空膀胱内尿液，增加药液灌注的保留时间。

A. 4 h　　B. 6 h　　C. 2 h　　D. 8 h

4. 膀胱癌最常见的致癌因素（　　）。

A. 吸烟　　B. 饮酒

C. 长期服用药物　　D. 长期接触致癌物质

参考答案：1. B；2. C；3. A；4. A

第五节　肾衰竭

导入案例

赵爷爷，76 岁，每日尿量 400 mL，双下肢水肿明显；急查血钾 6.89 mmol/L，血尿素氮 13.26 mmol/L，肌酐 766.7 μmol/L；老年人为行长期的血液透析治疗，于右前臂行动静脉内漏成形术。

思考：作为照护者如何指导赵爷爷进行动静脉内漏的日常维护？

肾衰竭是由多种原因引起的，肾小球严重破坏，使身体在排泄代谢废物和调节水电解质、酸碱平衡等方面出现紊乱的临床综合征。根据病因和发病时间可分为急性肾衰竭和慢性肾衰竭。70 岁以上老年人的急性肾衰竭的发病率是正常人的 3.5 倍。老年患者频繁地呕吐、腹泻、失血、感染，过度使用利尿剂、药物等均可导致急性肾衰竭。长期糖尿病、高血压、慢性肾小球肾炎、肾缺血性疾病以及梗阻性肾病都可导致老年患者慢性肾衰竭，表现为充血性心衰、消化道出血、高血压、谵妄甚至昏迷。

急性肾衰竭

一、概述

急性肾衰竭是由多种原因引起的急性肾损害，可在数小时至数天内使肾单位调节功能急剧减退，以致不能维持体液电解质平衡和排泄代谢产物，而导致高血钾、代谢性酸中毒及急性尿毒症综合征。老年急性肾衰竭的发病率为20%～35%。近年来，随着透析、静脉高营养、抗生素等医疗技术的不断进步，此病的治疗有了明显的改观，但其病死率仍然高达50%～70%。

（一）病因

通常根据病因可将急性肾衰竭分为肾前性、肾性和肾后性三类。

1. 肾前性急性肾衰竭

肾前性急性肾衰竭主要表现为有效循环血量减少，其中主要与脱水、电解质紊乱有关，具体如下：

（1）任何原因引起的低血容量，如呕吐、腹泻、大出血等；

（2）低血压；

（3）肾血流量明显减少。

2. 肾性急性肾衰竭

肾性急性肾衰竭是由于各种原因引起肾实质病变而产生的。

（1）急性肾小管坏死最常见。

（2）肾小球病变可见于老年人的新月体性肾炎、膜增生性肾炎、增生性狼疮性肾炎以及血管炎等。

3. 肾后性急性肾衰竭

肾后性急性肾衰竭与老年前列腺肥大及泌尿系结石、肿瘤等疾病有关。

（二）临床症状

急性肾衰竭的发生发展可分为三个阶段，即少尿期、多尿期和恢复期。

1. 少尿期

（1）尿量的变化。大多数患者尿量迅速减少，通常表现为少尿（24 h尿量少于400 mL）或无尿（24 h尿量少于100 mL）。

（2）水中毒。患者发生水中毒的原因为：少尿或无尿；机体分解代谢增强，内生水增加；摄入或输入液体过多；水中毒使细胞外液呈低渗状态，水分向细胞内转移引起细胞内水肿，严重时患者可出现心功能不全、脑水肿和肺水肿。

（3）高血钾。高血钾是急性肾衰竭患者在少尿期最危险的并发症，是少尿期1周内患者死亡的主要原因。高血钾可引起传导阻滞、诱发心律失常，严重时出现心室颤动或心脏骤停。

（4）代谢性酸中毒。由于肾小球滤过功能降低，酸性代谢产物排泄降低，体内酸性物质堆积，引起代谢性酸中毒，患者出现恶心、呕吐、脉搏细微、呼气中带有酮味等症状。

（5）氮质血症。含氮的代谢物质如尿素、肌酐、尿酸等在体内堆积，使血中非蛋白质氮的含量显著升高，称为氮质血症。

2. 多尿期

患者每天尿量超过400 mL即进入多尿期，说明病情趋向好转，此期可持续2周。在此期间，水、电解质大量排出，如不及时补充，则可发生脱水、低钾血症和低钠血症。

3. 恢复期

发病后1个月进入恢复期，肾功能恢复正常需要3个月~1年。此期患者的尿量基本恢复正常，代谢产物的潴留和水、电解质、酸碱平衡紊乱得到纠正，但肾小管浓缩功能完全恢复正常需要较长时间。

（三）辅助检查

1. 尿液检查

（1）尿量改变。少尿期患者每天的尿量在400 mL以下。

（2）尿常规检查。尿液外观混浊、色深，有时呈酱油色；尿蛋白（+－++）；尿沉渣检查常出现不同程度血尿，以镜下血尿较为多见。

（3）尿比重（相对密度）降低且较固定，多在1.015以下。

2. 血液检查

（1）血常规检查，了解有无贫血及其程度。

（2）肾小球滤过功能，检查血肌酐与尿素氮浓度及上升幅度。

（3）血气分析，了解有无酸中毒及其程度和性质，以及低氧血症。

（4）血电解质，检查血中钾、钠、钙、镁、氯化物及磷的浓度等。

（5）出血倾向，了解动态血小板计数有无减少及其程度。

（四）诊疗原则

积极治疗原发病或诱发因素，纠正血容量不足，抗休克及有效抗感染等，可预防急性肾衰竭的发生。必要时采取透析治疗，包括腹膜透析和血液透析，能有效纠正水、电解质和酸碱平衡紊乱，排出有毒物质，提高治愈率。目前主张透析治疗要早做、多做。

二、照护

（一）照护评估

1. 全身情况

全身情况包括患者一般情况、年龄、营养状况、智力、认知和感知能力。

2. 其他病史

其他病史包括既往史、生活习惯、个人卫生状况、是否绝经、并发疾病和药物使用情况。

（二）照护措施

1. 少尿期照护

（1）保持体液平衡，具体包括如下内容：

① 准确记录与观察。准确记录出入量。入量包括饮水量、输液量、进食饭菜、水果等；出量包括尿、粪、呕吐物、引流液等排出体外的总液量。给患者标有刻度的尿杯和尿壶，以便准确记录出入量。观察患者的生命体征变化，有异常及时通知医生处理，并准确观察其动态变化。

② 保持正确的摄水量。少尿期应遵医嘱严格控制水分摄入，防止体液过多导致急性肺水肿。每日同一时间测体重，每日体重减轻 0.12 ~0.15 kg 为宜；如果体重减轻不足此数，则提示体液过多。

③ 电解质平衡。在少尿期，高血钾是最危险的征象。照护者应嘱患者避免食用含钾较多食物，如蘑菇、香菇、榨菜、香菜、马铃薯、橙、橘子、香蕉等。

（2）预防感染。常见的继发感染部位是肺、尿路及腹膜。应密切观察患者，及早发现感染；保持室内空气清新，注意保暖，防止着凉；减少探视陪护人员，减少交叉感染机会；加强口腔照护及外阴照护。

（3）营养疗法。严格限制蛋白质对急性肾衰竭是不适宜的。一般认为急性肾衰竭少尿期蛋白质应控制在 0.15 g/(kg · d)，透析开始后增加到 1 g/(kg · d)，其中应有 1/3 ~1/2 供给高生物效价蛋白质（如牛奶、鸡蛋、瘦肉等）。蛋白质最好由消化道摄入（口服或鼻饲）。

（4）预防出血。急性肾衰竭可有明显出血倾向，尤其出血性疾病，主要表现为鼻出血、口腔黏膜出血、牙龈出血、消化道出血等。

2. 多尿期照护

（1）保持电解质平衡。随着尿量的增加，钾、钠、氯、钙等电解质大量丢失，患者会发生水、电解质和酸碱平衡紊乱。此时的照护重点为记录 24 h 出入量，密切监测电解质变化，复查肾功能，并嘱患者多进食香蕉、橘子等含钾丰富的食物，平稳度过多尿期。

（2）预防泌尿系感染。泌尿系感染患者主要表现为畏寒、高热、肾区疼痛、下尿路症状。照护过程中，应注重无菌观念。对于留置尿管的患者，要防止尿液反流。如发生泌尿系感染，应加强会阴部照护。

3. 健康指导

（1）应指导其合理饮食，适当饮水，勤排尿，遵循量出为入的原则，并注意观察尿量、尿色变化，如有血尿、尿液浑浊、发热、腰腹痛等不适应及时就诊。

（2）恢复期患者应加强营养，增强体质，适当锻炼；注意个人卫生，注意保暖，防止受凉；避免妊娠、手术、外伤等，定期门诊随访，监测肾功能、尿量等。

（3）急性肾衰竭的患者慎用氨基糖苷类抗生素，避免使用大剂量造影剂的X线检查，尤其是老年人及肾血流灌注不良者，应避免接触重金属、误食毒物等。应尽量避免使用和接触对肾脏有毒害的药物或毒物。若属意外服用或接触，应及时发现、及早治疗。

慢性肾衰竭

一、概述

长期糖尿病、高血压、慢性肾小球肾炎、肾缺血性疾病以及梗阻性肾病都可导致老年慢性肾衰竭，具体表现为充血性心衰、消化道出血、高血压、谵妄甚至昏迷等。慢性肾衰竭是由原发性肾疾病或继发于其他疾病引起的肾进行性损害和肾功能的逐渐恶化，当肾功能损害发展到不能维持机体的内环境恒定时，便会导致体内毒性代谢物蓄积，水、电解质和酸碱平衡紊乱，继而出现一系列临床综合征。

（一）病因

1. 原发性肾疾病

原发性肾疾病包括原发性肾小球肾病、慢性肾小管－间质肾炎。

2. 继发性肾病

（1）代谢性疾病，以糖尿病肾病较为多见，其次为尿酸性肾病。

（2）高血压性肾病，常年高血压控制不稳定。

（3）继发系统性疾病，包括系统性红斑狼疮、干燥症。

（4）血液病引起的肾损害，包括溶血性尿毒症综合征。

（5）肝疾病引起的肾损害，包括乙肝相关性肾炎、肝硬化引起的肾损害。

（二）临床症状

1. 水、电解质和酸碱平衡紊乱

慢性肾衰竭最早表现为夜尿量增多，尿比重在1.010左右；到肾衰竭终末期常引起明显的水肿、高血压、心力衰竭或肺水肿，钠潴留，高钾血症，多伴有明显代谢性酸中毒，钙、磷、镁及铝代谢紊乱，如低钙血症和高磷血症。

2. 毒素蓄积引起的中毒症状

（1）消化系统功能紊乱，如厌食、纳差、恶心、呕吐、腹泻及胃肠道出血等。

（2）心血管功能障碍。晨起眼睑及颜面部水肿、活动后的双下肢水肿或长期卧床者的腰骶部水肿；重者可伴有心包积液、胸腔积液或腹水等，可有胸闷、心悸及阵发性呼吸困难等表现，患者表现为烦躁不安、气促、血压下降、脉压减小、不能平卧、颈静脉怒张。

（3）血液系统的改变，包括不同程度的贫血、血小板功能障碍及凝血机制异常等血液系统的改变。

（4）呼吸系统功能障碍，表现为酸中毒式大呼吸或潮式呼吸。

3. 神经精神功能障碍

（1）尿毒症脑病。轻症患者表现为头痛、健忘、注意力减退、表情淡漠、乏力、失眠等；重症患者可出现意识障碍、嗜睡、木僵以致昏迷，个别患者则表现兴奋、狂躁不安、喜怒无常以致精神错乱。尿毒症脑病以扑翼样震颤及肌阵挛以致局灶性或全身性癫痫发作最为常见。

（2）周围神经病变。患者常表现为双下肢奇异的痒、蚁爬感、灼痛或刺痛，酸胀不适，当分散注意力或活动后上述症状可缓解；有些患者可表现为某一肌群的痉挛或抽动、一过性或持续性的视力减退或完全丧失、听力下降或嗅觉下降等。

4. 代谢及内分泌功能紊乱

（1）糖代谢异常。糖代谢异常易引起低血糖昏迷、酮症酸中毒、高渗性非酮症昏迷等严重并发症。

（2）脂代谢紊乱。常见的脂代谢紊乱为血浆中三酰甘油及低密度脂蛋白浓度增加。

（3）蛋白质代谢紊乱。终末期肾衰竭患者常有营养不良及不同程度的低蛋白血症。

（4）内分泌功能紊乱。内分泌功能紊乱表现为性功能异常，如女性患者月经失调或闭经；男性患者睾丸缩小，性功能减退等。

（5）肾性骨病。骨软化症，主要表现为骨密度减低、骨皮质变薄、骨骼变形（多见于胸廓、骨盆）；纤维性骨炎，主要表现为骨皮质疏松及骨膜下吸收；骨硬化，主要表现为骨密度增加。

（三）诊疗原则

慢性肾衰竭的治疗方法包括原发病和诱因治疗、非透析治疗、饮食疗法，以及替代疗法（透析疗法、肾移植）。

1. 原发病和诱因治疗

对于初次诊断的患者，必须积极重视原发病的诊断。对慢性肾炎、狼疮性肾炎、紫癜性肾炎、IgA 肾病、糖尿病肾病等，积极寻找各种诱发因素，合理纠正这些诱因可能会使病变减轻或趋于稳定，并能较大程度地改善肾功能。

2. 非透析治疗

非透析治疗主要维持水、电解质平衡及纠正酸碱紊乱。对明显水肿及高血压患者，特别是对已有心力衰竭、肺水肿表现的患者的摄入水量必须严加控制，钠摄入量应小于 2 g/d。当血钾大于 7.0 mmol/L 时，应首选透析疗法。

3. 饮食疗法

饮食疗法历来被认为是慢性肾衰竭的基本治疗措施。目前的饮食疗法更倾向于给患者制定更合理的营养治疗方案。营养治疗方案要保证能量供应，减少蛋白质分解；能量来源以糖及脂肪为主，糖占总热量的 2/3 左右。嘱患者饮食中以糖类为主，如多吃地瓜、土豆及食用糖类；低蛋白饮食，一般认为蛋白质摄入量为 0.5 ~0.6 g/(kg·d) 时，尚可以维持患者的氮平衡，而且在摄入的蛋白质总量中必须以高生物效价蛋白为主（如禽蛋、瘦肉、鱼及乳类等），同时注意保证能量的供应。

4. 替代疗法

替代疗法包括血液透析、腹膜透析、肾移植，各有优缺点，在临床应用上可互为补充。透析时间每周不少于 12 h，一般每周做 3 次，每次 4 ~6 h。

二、照护

（一）照护评估

（1）询问患者有无各种原发肾脏疾病及泌尿系统其他疾病。

（2）有无高血压、糖尿病肾病、痛风性肾病、狼疮性肾炎及多发骨髓瘤等。

（3）有无感染、血容量不足、肾毒性物质、心力衰竭、手术及创伤、水电解质平衡失调及高蛋白饮食等诱因。

（4）有无过敏史及家族史，询问患者诊疗经过及用药情况。

（二）照护措施

1. 饮食活动

（1）应该对患者的蛋白质摄入量进行限制，且应该要求患者饮食中 60% 以上的蛋白质富含人体必需氨基酸，如牛奶、鸡蛋、瘦肉等食物，尽量减少植物蛋白的摄入量。

（2）为患者供应充分的热量。每日为患者供应的热量应该严格控制在 125.5 kJ/kg，主要包括糖类和脂肪。

（3）对水和盐的摄入量进行严格控制，避免患者机体水的负荷过重。患者伴有高血压或水肿时，应限制水和钠的摄入。

（4）还要注意供给富含维生素的食物。患者有高血钾时，应限制含钾高的食物。

2. 用药照护

（1）尽量避免使用对肾脏有毒性的药物，如庆大霉素、小诺霉素、卡那霉素、万古霉素及消炎痛等。

（2）大部分药物都是通过肾脏排泄的，因此应根据肾功能不全的程度适当减少用药剂量。

（3）因慢性肾衰竭时，钾排出减少，所以在使用利尿剂时应避免使用保钾利尿剂（如安体舒通、氨苯蝶啶等含钾的药物）。输血时不要使用库存血液，而以新鲜血液为佳，这是因为库存血液中红细胞被破坏，血钾从细胞内溢到血浆中，会使患者的血钾增高。

3. 上呼吸道照护

慢性肾衰竭患者免疫功能低下，容易被感染。病房内的空气要保持新鲜且流通，对家属和亲友探视的次数和人数进行限制，禁止患者到公共场所活动，避免交叉感染。一旦出现感染现象，应及时采用适当的抗生素进行治疗，并且指导患者进行有效咳嗽，这对排痰有积极的促进作用。

4. 活动与休息

慢性肾衰竭的患者应卧床休息，减少代谢产物的形成，避免过度劳累。休息与活动的量视病情而定。病情较重或心力衰竭的患者应绝对卧床休息；能起床活动的患者，鼓励其适当活动，如室内散步、床边活动等；贫血严重者也应卧床休息。患者坐起及下床动作易缓慢；对于长期卧床患者应指导或帮助其进行适当的床上活动，主动与被动运动相结合；治疗与各项操作要尽量集中，避免打扰患者的正常休息。

5. 口腔照护

照护人员应指导患者在饭前饭后漱口，选用软毛刷进行刷牙并掌握正确的方法。临床常用的漱口液是生理盐水，患有口腔溃疡的患者可以采用浓度为1%过氧化氢漱口液漱口，出现真菌感染现象的患者可以采用浓度为5%的碳酸氢钠注射液漱口。

6. 皮肤照护

（1）皮肤瘙痒者，要修剪指甲，以免抓破皮肤，造成感染。

（2）有皮肤水肿者，宜着棉质内衣，衣服应宽大柔软，床铺要平整、清洁、舒适。

（3）沐浴时避免使用碱性肥皂，水温不宜过高。

（4）卧床患者生活不能自理，应给予定期翻身，指导其有效咳嗽，并加强生活照护。防止抓伤皮肤，尤其要观察患者的皮肤是否出现压疮，并采取防范措施。

7. 心理照护

由于经济负担、身体负担，以及家庭矛盾等诸多因素，使慢性肾衰竭患者心理负担很重、依从性较低，很难做到规律充分透析，对患者的生存质量和生存期影响很大。患者入院后由医护人员进行一对一的心理照护，先对患者的性格、文化、素养及心理状态做出初步评估；然后针对性地进行情感支持，对于患者的任何努力和进步都要给予肯定和鼓励，让其感觉到自我价值的体现，充满信心面对困难与挑战，尽量减少患者的后顾之忧。同时要鼓励患者家属及亲朋好友对患者多关心、多交流、多陪伴，发挥支持系统的作用。

8. 血管通路的照护

建立和维护良好的血管通路，是保证血液透析顺利进行和充分透析的首要条件。血管通路也是长期维持血液透析患者的“生命线”。根据患者病情的需要和血液净化方式，血管通路分为临时性（紧急透析）血管通路和永久性（维持性）血管通路。

（1）临时性血管通路。临时性血管通路是在紧急血透时因永久性血管通路建立后尚未成熟而所采用的方法。它包括颈内静脉插管术、锁骨下静脉插管术、股静脉插管术。具体的照护要点如下：

① 留置导管期间要养成良好的卫生习惯，保持穿刺伤口周围皮肤的清洁、干燥，防止周围皮肤感染。如局部出现红、热、痛，应及时就医处理，给予抗感染。

② 尽量不做剧烈运动，以减少出汗，避免洗浴，应采取擦洗的方法清洁脸部及身体的皮肤。

③ 活动和睡眠时避免压迫导管以防形成血栓和损伤血管壁。

④ 穿脱衣服时要特别注意保护留置导管，以免把导管拉出，固定胶带松脱时及时重新固定。

（2）永久性血管通路。永久性血管通路即动静脉内瘘，采取手术方式将动脉和静脉永久性连接后，使静脉扩张，管壁肥厚，可耐受穿刺针的反复穿刺。永久性血管通路是安全且能供维持性血透患者长期使用的。做好动静脉内瘘照护，对患者内瘘的使用寿命极其重要。动静脉内瘘日常照护的要点如下：

① 透析后当天不要清洗穿刺部位，以免感染。如果内瘘局部出现红、肿、热、痛，要及时就诊。

② 养成早晚检查动静脉内瘘是否通畅的习惯。具体方法为：将 2 ~ 3 个手指的指腹放到内瘘吻合口处，感觉血管震颤是否存在，还可以用对侧耳朵听血管杂音。如果震颤或杂音消失、变弱，应立即就诊。

③ 不宜在内瘘侧肢体输血、输液、抽血及测量血压。日常外出时，手袋、篮子不

能挎在内瘘侧肢体前臂。

④ 睡眠时注意避免内瘘侧肢体受压，冬季注意保暖。

⑤ 内瘘侧肢体不宜佩戴手表或首饰等物品。

⑥ 内瘘局部注意保持清洁、干燥，严防感染。每天外涂喜疗妥药膏消炎并软化血管。要穿袖口宽松的衣服。

9. 健康指导

（1）掌握自我保健知识，矫正不良行为。出院后要保证生活规律，少去人群集中的地方，注意个人卫生，预防感染。

（2）指导患者每天正确记录尿量，学会测量血压，遵医嘱服药。定期门诊复查，一旦病情变化及时就诊。

（3）合理膳食，食用优质低蛋白食物，如牛奶、鸡蛋、瘦肉、鱼等，在限制总蛋白的基础上尽量限制主食中的蛋白质。避免进食含高磷食物，如坚果、菇类、口蘑、动物内脏、虾米或虾皮、豆类、芝麻酱等。给予钙剂补充，每天补钙 1 000 ~ 1 500 mg。

练习题

1. （　　）既是急性肾衰竭原发病之一，又是导致患者死亡的严重并发症。

A. 感染　　B. 电解质紊乱　　C. 尿量减少　　D. 心力衰竭

2. 急性肾衰患者每天尿量超过（　　）即进入多尿期。

A. 800 mL　　B. 2 500 mL　　C. 1 000 mL　　D. 400 mL

3. （　　）是慢性肾衰竭的基本治疗措施。

A. 血液透析　　B. 饮食疗法　　C. 肾移植　　D. 内科治疗

参考答案：1. A；2. D；3. B

第六节　尿失禁

导入案例

姜奶奶，65 岁，生活能够自理；于咳嗽及大笑后，小便会从尿道口排出，不能自控，每日需要更换多条内裤。

思考：1. 作为照护者可指导姜奶奶进行哪些功能锻炼？

2. 姜奶奶在进行功能锻炼时应注意哪些事项？

一、概述

尿失禁是指膀胱内尿液不受控制，不自主地流出，是排尿障碍性疾病的常见症状，是老年人常见的一种病症。女性尿失禁的发病率高于男性，这与女性尿道短、盆底肌肉较薄、雌激素水平下降有关。老年尿失禁不仅损伤老年人的皮肤，增加感染的几率，而且由于身体异味和自尊心降低而影响老年人的社会交往，困扰着老年人的生活，故有人称其为“社交癌”。尿失禁对大多数老年人的生命无直接影响，但可造成皮肤糜烂，反复尿路感染，从而导致老年人性格孤僻、抑郁。

（一）病因

1. 膀胱方面的原因

（1）逼尿肌反射亢进及逼尿肌不稳定，如脊髓外伤、炎症、肿瘤、间质性膀胱炎等。

（2）逼尿肌无反射或反射低下，如骶髓或周围神经系统损伤、尿道内的严重梗阻。

2. 尿道方面的原因

（1）尿道括约肌功能障碍，多由神经系统损伤引起，表现为内、外括约肌痉挛。

（2）尿道内机械性梗阻，较常见，前列腺增生、尿道狭窄都属于这种。

（3）膀胱尿道周围支持组织遭到破坏或变薄弱，多由子宫、直肠手术或多次分娩、内分泌的改变等导致。

（二）临床症状

1. 症状

尿失禁伴有尿急、尿频和夜尿增多。

（1）尿急，是逼尿肌反应过强的可靠指标。

（2）尿频，属于非特异性症状，可由逼尿肌反应过强引起，也可因不良的排尿习惯、溢出性尿失禁、膀胱顺应性差或抑郁等因素导致。

（3）夜尿增多，需在特定的情况下分析。例如，2 次排尿对于睡眠 10 h 的人可能是正常的，但对于睡眠 4 h 的人则不正常。

2. 并发症

尿失禁的人易发生会阴部皮疹、压疮、反复尿路感染、败血症、跌倒和骨折等并发症。

（三）辅助检查

1. 实验室检查

通过尿常规及肾功能检查明确有无肾衰竭的多尿；血尿提示可能由尿路结石引起尿

流不畅；脓尿和明显的菌尿则提示尿路感染。

2. 其他检查

为进一步明确尿失禁的原因，可通过腹平片、静脉肾盂造影、膀胱内病变、残余尿量及尿动力检查确定病因从而给予针对性的治疗。

（四）诊疗原则

针对不同的失禁类型给予相应的治疗，积极治疗引起失禁的原发病因。

1. 非手术治疗

（1）进行盆底肌肉训练。早期训练效果不明显，应鼓励患者持之以恒地进行提肛运动，但要避免运动量过大，造成盆底肌肉过度劳累，加重尿失禁症状。

（2）药物治疗。对女性压力性尿失禁者，多采用雌激素与 α 受体拮抗剂（如丙咪嗪）两者合用。

（3）膀胱训练。鼓励老年人有规律地定时排尿，为老年人设计排尿时间表。开始可每隔 0.5 ~1 h 排尿一次，以后逐渐延长间隔时间，直至每隔 2 ~3 h 排尿一次，促进恢复正常排尿功能。在非规定排尿时间内，让患者尽可能憋住尿液，到预定时刻再排尿。

2. 手术治疗

手术治疗适用于以下患者：

（1）非手术治疗效果不佳或不能坚持、不耐受、预期效果不佳者；

（2）中至重度压力性尿失禁，伴有盆腔器官脱垂者。

二、照护

（一）照护评估

（1）是否有尿频，咳嗽、打喷嚏或大笑时尿液滴出情况。

（2）是否有泌尿系感染、前列腺增生、尿道狭窄、脑动脉硬化、脑卒中、谵妄等。

（3）是否身体虚弱，起、坐、行等活动障碍。

（4）对女性老年人还要询问既往分娩史、有无阴道手术史。

（5）评估尿失禁患者皮肤有无压疮、有无失禁性皮炎。

（6）了解有无服用可能引起尿失禁的药物。

（二）照护措施

1. 病情观察

观察老年人会阴局部有无红肿、破溃，有无压疮发生。

2. 皮肤照护

尿失禁最大的危险就是皮肤溃烂、发生压疮、继发感染，应引起照护人员高度重视。尿液弄脏的衣裤、床单要勤换，老年人排便后要用温水清洗、擦干局部，必要时局部涂凡士林或鞣酸软膏以防损伤皮肤。对部分不能控制的失禁患者，可对尿液进行收集。男性患者可直接用尿壶（图 6－4）接尿。神志不清的男性患者可用带胶管的阴茎套（图 6－5）接尿，要注意固定牢固，保持引流通畅。密切观察患者会阴部和受压部位皮肤变化，并注意勤翻身、勤清洁。长期尿失禁患者应适时留置导尿管，从而避免尿液浸渍皮肤。

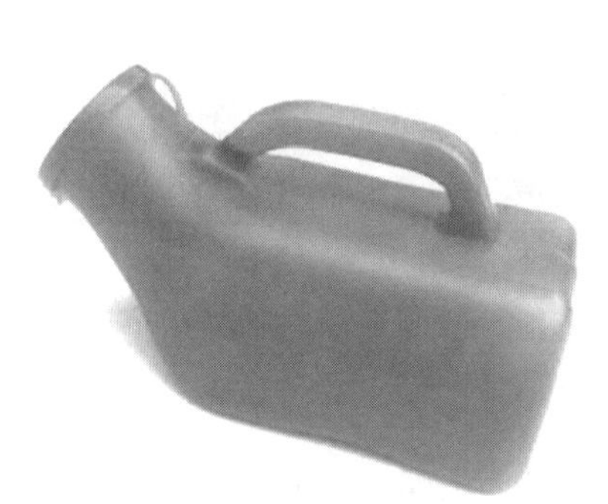

图 6－4　尿壶

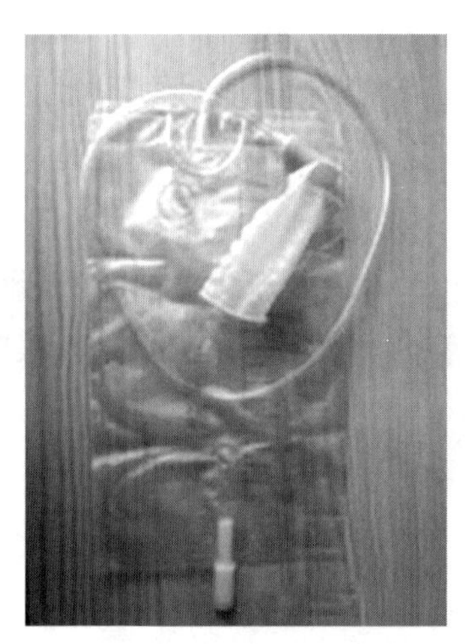

图 6－5　带胶管的阴茎套

3. 饮食活动

患者饮食要清淡，多食含纤维素丰富的食物，防止因便秘引起的腹压增高；要提供高蛋白、高维生素、易消化饮食。为了预防尿路感染和结石的形成，应指导老年人适量饮水，一般每天摄入水 2 000 ~ 2 500 mL。晚上 7 点以后应减少饮水，少饮咖啡和茶，以免影响患者的睡眠。

4. 心理照护

老年人尿失禁后，怕因异味而遭到嫌弃、厌恶，所以不愿和他人交往，进而感到自卑、孤独、苦闷、害羞、自我厌恶，觉得自己拖累了家人，甚至会出现自杀行为。患者需要家人精心照顾，需支付大量卫生用品、衣服、药物的费用，从而影响了工作、生活、娱乐，给家庭和社会带来了负担。作为照护者应该尊重患者，安慰、开导、鼓励患者，使其能够积极配合治疗。照护者还应该主动创造机会，与患者进行沟通，帮助其克服自卑心理，建立自信心，同时要注意保护其隐私。

5. 健康指导

（1）向患者及家属讲解引起尿失禁的可能原因和防范措施。指导积极治疗相关疾病，如尿道和生殖道感染、心力衰竭、低蛋白血症等。

（2）盆底肌肉锻炼。对于压力性尿失禁者，指导老年人坚持此运动，可有效提高患者控制排尿的能力，具体方法参见本章第二节前列腺增生中的相关内容。同时，指导患者避免大笑、咳嗽、打喷嚏、便秘等使腹压增加的因素。

（3）提供良好的如厕环境。指导家属为老年人提供良好的如厕环境。老年人的卧室尽量安排在靠近卫生间的位置，夜间应有适宜的照明灯。必要时将便器置于床边。

（4）告诉患者及其家属避免或合理使用可能引起尿失禁的药物，如镇痛药、镇静剂、降压药及抗抑郁药等。如因心、肾疾病需用利尿剂时，尽可能早晨顿服，减少夜间尿失禁的发生。

练习题

1. 老年女性最常见的尿失禁类型是（　　）。

A. 充盈性尿失禁　　B. 急迫性尿失禁

C. 压力性尿失禁　　D. 混合性尿失禁

2. （　　）可促进老年人有规律地定时排尿，可为老年人设计排尿时间表。

A. 盆底肌肉训练　　B. 膀胱训练

C. 排尿日记　　D. 提示排尿法

3. 充溢性尿失禁是由于（　　）有较严重的机械性（如前列腺增生）或功能性梗阻引起尿潴留，当膀胱内压上升到一定程度并超过尿道阻力时，尿液不自主溢出。

A. 下尿路　　B. 上尿路　　C. 上尿路及下尿路

参考答案：1. C；2. B；3. A

第七章　老年内分泌与代谢疾病的照护

学习目标

掌握：1. 老年糖尿病和甲状腺疾病的临床表现。

2. 老年糖尿病患者胰岛素注射技术与保存方法。

3. 老年糖尿病患者的饮食、运动照护措施。

4. 老年骨质疏松的健康教育内容。

了解：1. 老年糖尿病的诊断标准。

2. 老年甲状腺疾病的照护措施。

3. 老年痛风的临床表现。

第一节　糖尿病

导入案例

佟奶奶，76 岁，10 年前突然出现多饮、消瘦，每日饮水达 3 000 mL 以上，体重 1 月内减轻 10 kg，查空腹血糖为 16 mmol/L，当地医院诊断为“2 型糖尿病”。近两个月来，逐渐出现四肢麻木、双足发凉。

思考：1. 糖尿病的常见临床表现有哪些？

2. 佟奶奶出现的四肢麻木、双足发凉属于哪种并发症？

一、概述

老年糖尿病是指年龄大于 60 岁的糖尿病患者（在西方国家为大于 65 岁），包括 60 岁以前诊断和 60 岁以后诊断的糖尿病者。2 型糖尿病是老年人糖尿病的常见类型。糖尿病的患病率随年龄的增加而增加，从 40 岁年龄段约 5% 增加到 60 ~ 70 岁年龄段的 15% 左右。中国 60 岁以上老年人的比例逐年增加，2006 年增加到 13%；在 2007—2008

年调查中，60 岁以上的老年人的患病率在 20% 以上，是 20 ~ 30 岁人群患病率的 10 倍。约 10% 的老年人并不知道自己患有糖尿病，多是通过体检偶然发现的。

糖尿病（diabetes mellitus）是一组以慢性血葡萄糖（简称血糖）水平增高为特征的代谢性疾病，是由胰岛素分泌和（或）作用缺陷所引起的。长期碳水化合物以及脂肪、蛋白质代谢紊乱可引起多系统损害，导致眼、肾、神经、心脏、血管等组织器官的慢性进行性病变、功能减退及衰竭；病情严重或应激时可发生急性严重代谢紊乱，如糖尿病酮症酸中毒、高血糖高渗状态等。

（一）临床表现

1. 早期症状

糖尿病早期症状为：眼疲劳，视力下降，表现为看不清东西，站起来眼前发黑；饥饿和多食；手脚麻痹和下肢麻痹，不想走路，夜间小腿抽筋。有这些症状时，应及时就诊。

2. 典型症状

糖尿病的典型症状为：多饮、多食、多尿、消瘦，即“三多一少”。尿量增多，每昼夜尿量可达 3 000 ~ 5 000 mL，最高为 10 000 mL 以上，排尿次数达 30 余次。老年患者病程越长，血糖控制越差，病情越重，消瘦越明显。

3. 不典型的症状

糖尿病的不典型症状包括：

（1）反复生疖长痈，皮肤损伤或手术后伤口不愈合；

（2）皮肤瘙痒，尤其是女性外阴瘙痒或泌尿系感染；

（3）不明原因的视力减退、视物模糊；

（4）男性不明原因性功能减退、勃起功能障碍（阳痿）；

（5）过早发生高血压、冠心病或脑卒中；

（6）下肢麻木、烧灼感；

（7）尿中有蛋白（微量或明显蛋白尿）。

如果有这些情况，一定要提高警惕，及时检查血糖。

（二）诊疗原则

1. 诊断标准

我国目前采用世界卫生组织（1999 年）的糖代谢状态分类标准和糖尿病诊断标准（表 7 - 1 和表 7 - 2）。

表 7-1　糖代谢状态分类标准

糖代谢状态分类	静脉血浆葡萄糖/(mmol/L)	
	空腹血糖（FPG）	葡萄糖负荷后 2 h 血糖（2hPPG）
正常血糖（NGR）	<6.1	<7.8
空腹血糖受损（IFG）	6.1～7.0	<7.8
糖耐量减低（IGT）	<7.0	7.8～11.1
糖尿病（DM）	≥7.0	≥11.1

表 7-2　糖尿病诊断标准

诊断标准	静脉血浆葡萄糖/(mmol/L)
（1）糖尿病症状加随即血糖	≥11.1
（2）空腹血糖（FPG）	≥7.0
（3）葡萄糖负荷后 2 h 血糖	≥11.1
无糖尿病症状者，需改日重复检查	

2. 治疗原则

（1）糖尿病健康教育。糖尿病教育的内容包括糖尿病的自然进程、临床表现，如何防治急慢性并发症，个体化的治疗目标，生活方式的干预，饮食，运动，口服药，胰岛素及规范的胰岛素注射技术，自我的血糖监测，口腔照护、足部照护和皮肤照护的具体技巧。

（2）营养治疗。控制总热量的摄入，合理、均衡地分配营养素，维持理想体重和血糖水平。每日定时进餐，尽量保证碳水化合物的供给。主食的摄入量建议为：休息或只做一般家务者每日摄入 250 g 左右；轻体力劳动者每日 300 g 左右；中体力劳动者每日 350 g 左右；重体力劳动者每日进 400 g 以上。除了确定量之外，在品种上根据饮食习惯进行搭配。每日三餐的分配为 1/5、2/5、2/5 或 1/3、1/3、1/3。成人每日每千克理想体重摄入 0.8～1.2 g，伴有糖尿病肾病但肾功能正常者应限制为 0.8 g，血尿素氮升高者应限制在 0.6 g 以下。膳食中脂肪提供的能量不超过饮食总热量的 30%，饱和脂肪酸的摄入量不应超过饮食总热量的 7%，食物中胆固醇摄入量小于 300 mg/d。

（3）运动治疗，包括以下内容：

① 个体化的原则。根据老年人的具体情况制定可行的运动方案，正常体能者、年老体弱者、肢体残障者和智能障碍者分别选择适宜的运动方式进行锻炼。提倡每周 5 次每次 30 min 的运动。

② 运动时应遵循的原则为：运动应在医师指导下进行；运动前需进行必要的评估；空腹血糖大于 16.7 mmol/L、反复低血糖或血糖波动大、有糖尿病酮症酸中毒等急性并发症、合并急性感染、增殖性糖尿病视网膜病变、严重肾病、严重心脑血管疾病等情况下禁止运动，病情稳定后方可恢复运动。

③ 运动项目要与患者的年龄、病情及身体承受能力相适应，并定期评估，适时调整运动计划。

④ 运动前后要加强血糖的监测。记录运动日记，有助于提升运动依从性。养成良好的生活方式，增加日常身体活动，将有益的运动融入到日常生活中。

（4）病情监测。血糖的自我监测，用于了解血糖控制水平和波动情况。根据血糖监测的时间点，血糖监测可以分为：餐前血糖监测、餐后血糖监测、睡前血糖监测、夜间血糖监测、出现低血糖症状或怀疑低血糖时监测、剧烈运动前后监测。糖化血红蛋白是评价长期血糖控制的重要标准，也是血糖监测的项目。糖化血红蛋白的正常值为 4% ~6%，需每 3 ~6 个月监测一次，作为临床调整诊疗方案的依据。

（5）药物治疗。药物治疗是 2 型糖尿病的治疗基础，应贯穿于糖尿病治疗的始终。

① 双胍类。双胍类的代表药物是盐酸二甲双胍。二甲双胍是糖尿病的首选药物。不适合二甲双胍者，可选择 α-糖苷酶抑制剂或胰岛素促泌剂。二甲双胍通过减少肝葡萄糖的输出和改善外周胰岛素抵抗而降低血糖。双胍类药物禁用于肝肾功能不全、严重感染、缺氧或接受大手术的患者。在造影剂检查使用碘化造影剂时，应暂时停用二甲双胍。它可以使糖化血红蛋白下降 1% ~1.5%，可使体重下降，可减少肥胖 2 型糖尿病患者心血管事件的发生和降低死亡率。二甲双胍是各国 2 型糖尿病患者控制高血糖的一线用药，是联合用药中的基本用药。

② α-糖苷酶抑制剂。α-糖苷酶抑制剂通过抑制碳水化合物在小肠上部的吸收而减低餐后血糖。α-糖苷酶抑制剂有阿卡波糖、伏格列波糖和米格列醇。常见不良反应为胃肠道反应，如腹胀、排气等。服药时从小剂量开始逐渐加量，这是减少不良反应的有效方法。单独服用本类药物通常不会发生低血糖；合用 α-糖苷酶抑制剂如果出现低血糖，需使用葡萄糖或蜂蜜治疗，而食用蔗糖或淀粉类食物纠正低血糖的效果较差。此类药物的服用方法是和第一口饭一同嚼碎后服用，这样才能达到最佳效果。

③ 磺脲类药物。磺脲类药物属于胰岛素促泌剂，主要是刺激胰岛 β 细胞分泌胰岛素，增加体内胰岛素的水平而降低血糖。磺脲类药物主要为格列苯脲、格列美脲、格列齐特、格列吡嗪和格列喹酮。建议每天服用一次，本类药物若使用不当可导致低血糖。

④ 格列奈类。格列奈类为非磺脲类胰岛素促泌剂，主要是通过刺激胰岛素分泌第一时相而降低餐后血糖。格列奈类主要有瑞格列奈、那格列奈和米格列奈。本类药物餐

前即刻服用，常见不良反应是低血糖和体重增加。

⑤ 噻唑烷二酮类。噻唑烷二酮类包括罗格列酮和吡格列酮。该类药可通过增加靶细胞对胰岛素作用的敏感性而降低血糖，可以使糖化血红蛋白下降1% ~1.5%。体重增加和水肿是该类药物常见的不良反应，与胰岛素联合使用时表现更加明显。该类药还可能增加骨折和心衰发生的风险，应特别注意。

⑥ 胰岛素。胰岛素治疗是控制高血糖的重要治疗措施。根据胰岛素来源和化学结构的不同，胰岛素分为动物胰岛素、人胰岛素和胰岛素类似物。根据作用特点分为速效（超短效）胰岛素类似物、短效胰岛素、中效胰岛素、长效胰岛素和预混胰岛素。不同胰岛素的作用时间见表7－3。

表7－3　不同胰岛素的作用时间

类　型	起始作用时间	最大作用时间	作用持续时间
速效胰岛素类似物	10 ~ 15 min	1 ~ 2 h	4 ~ 6 h
短效胰岛素	15 ~ 60 min	2 ~ 4 h	5 ~ 8 h
中效胰岛素	2.5 ~ 3 h	5 ~ 7 h	13 ~ 16 h
长效胰岛素	3 ~ 4 h	8 ~ 10 h	20 h

短效和速效胰岛素类似物皮下注射主要控制一餐后高血糖；中效胰岛素主要用于提供基础胰岛素，可控制两餐饭后的高血糖；长效胰岛素和预混胰岛素无明显的高峰，主要提供基础胰岛素。

二、照护

（一）照护评估

1. 营养和饮食的评估

营养对维持健康有着重要的作用。对患糖尿病的老年人进行营养和饮食评估是十分重要的，通过评估可以了解老年人的营养状态、饮食习惯和嗜好，包括每日、每餐的进食量，有无厌食，食物的禁忌，食物过敏或不耐受，进食困难，食欲减退等情况。通过营养和饮食的评估，可以计算出老年糖尿病患者的总热量。尤其是60岁以上老年人，基础代谢率低，体力活动减少，以轻体力活动计算，摄入热量为25 kcal/(kg · d)；一般60 ~80岁男性推荐摄入量为1 900 kcal/d，60岁女性为1 800 kcal/d，70岁以后均降低100 kcal/d。

糖尿病患者的能量供给量以能维持正常（或理想）体重为宜。中国成人正常BMI为18.5 ~23.9，BMI≥24为超重，BMI≥28为肥胖。

2. 运动评估

老年糖尿病患者功能分类见表7－4。

表7－4　老年糖尿病患者功能分类

<table>
<tr><th>类　别</th><th colspan="2">内　容</th></tr>
<tr><td>类别1</td><td colspan="2">功能独立患者</td></tr>
<tr><td rowspan="2">类别2</td><td rowspan="2">功能依赖患者</td><td>亚类A：虚弱患者</td></tr>
<tr><td>亚类B：阿尔茨海默病患者</td></tr>
<tr><td>类别3</td><td colspan="2">临终关怀患者</td></tr>
</table>

（1）功能独立患者。功能独立患者有独立生存能力，活动没有受到明显影响，只需要很少或不需要照护者的看护。尽管糖尿病是主要问题，但这类患者还存在其他合并症影响糖尿病。

（2）功能依赖患者。功能依赖患者丧失活动能力，日常活动如洗澡、穿衣等需要照护。

① 亚类A：虚弱患者。该类患者非常虚弱，近期体重下降，行动力和力气减弱，有摔倒的倾向，寄居的危险性增加。虚弱是一种状态，占老年糖尿病患者的25%。

② 亚类B：阿尔茨海默病患者。该类患者有一定程度的意识障碍，导致记忆力受损、定向力障碍，或者个性改变，不能自理。阿尔茨海默病患者应放宽血糖控制目标，简化治疗方案，使用低风险降糖药物，教育和增强与家属/患者的交流技巧。

（3）临终关怀患者。临终关怀患者疾病严重、恶化，预期寿命短于1年。对于这类患者，控制相关症状、安抚临终老人、提高生命质量是十分重要的。

3. 自我管理能力评估

从智能和体能方面判断老年人的个人能力，包括认知功能、体能损害、跌倒和骨折的风险、精神、视力和听力损害程度；了解患者的血糖控制水平；评估患者是否合并高血压、血脂异常、高尿酸和肥胖；糖尿病知识的获取程度和自我健康需求，判断患者的自我约束能力。

4. 血糖监测的评估

血糖监测是糖尿病管理中的重要组成部分，其结果有助于评估糖尿病患者糖代谢的程度，制定合理的降糖方案。血糖监测方法包括利用血糖仪的自我血糖监测、连续监测3天的动态血糖监测、2～3周平均血糖水平的糖化血清蛋白和2～3个月平均血糖水平的糖化血红蛋白的测定。其中患者进行自我血糖监测是血糖监测的基本形式，糖化血红蛋白是反映长期血糖控制的金标准。询问患者是否进行血糖监测，以及监测的频率和监测记录的情况，了解患者血糖水平和血糖的波动情况。

5. 药物评估

对服用口服药的患者要评估药物种类、服用时间、剂量、方法和不良反应。对使用胰岛素的患者要评估胰岛素使用的类型、注射技术、注射部位、使用的注射器具和患者的反应、接受程度。

6. 并发症的评估

糖尿病的急性并发症包括低血糖、糖尿病酮症酸中毒、高血糖高渗综合征和糖尿病乳酸酸中毒。糖尿病的慢性并发症包括糖尿病肾病、糖尿病视网膜病变、糖尿病神经病变、下肢血管病变和糖尿病足。老年人常见并发症包括低血糖、糖尿病酮症酸中毒、糖尿病足。

（1）低血糖。低血糖的诊断标准为：对非糖尿病患者，血糖 <2. 8 mmol/L；糖尿病患者，血糖≤3. 9 mmol/L。当血糖≤3. 9 mmol/L 时，即需要进行低血糖的治疗，可以补充葡萄糖或含糖食物。低血糖可表现为交感神经兴奋和中枢神经症状，常见有饥饿感、出汗、忧虑不安、感觉异常、心悸、震颤、面色苍白、心动过速、脉压增宽、虚弱、乏力、头晕、头痛、意识模糊、行为异常、认知障碍、视物模糊、复视、中枢性失明、低体温、癫痫发作、昏迷等。老年患者发生低血糖时常表现为行为异常或其他非典型症状。

（2）糖尿病酮症酸中毒。糖尿病酮症酸中毒是由于胰岛素不足以及胰岛素拮抗激素如胰高血糖素、儿茶酚胺、生长激素、肾上腺皮质激素相对或绝对增多、不适当升高，引起糖、脂肪和蛋白质的代谢紊乱，以至于水、电解质和酸碱平衡失调，以高血糖、高血酮和代谢性酸中毒为主要表现的临床综合征。应评估患者有无感染、胰岛素中断或不适当增减、饮食不当、创伤、手术、妊娠和分娩等诱发因素；注意观察患者的体温、脉搏、呼吸、血压、意识、面色、末梢温度及尿量，特别注意呼吸频率、深度及有无烂苹果味；评估血糖、血酮等检测结果。评估患者及家属对疾病的认识及心理反应，对治疗照护的依从性等。

（3）糖尿病足。糖尿病足是由于糖尿病合并神经病变及各种不同程度末梢血管病变而导致的下肢感染、溃疡形成和（或）深部组织的破坏。神经病变患者早期的主要感觉异常有麻木、感觉迟钝、足部如踩棉絮感、异物感等；由于足部血液供应不足，故足部发凉也是该病症状的主要表现之一，不少患者即使是在炎热的夏季也要用棉物包裹足部。糖尿病足可分为 6 级，见图 7－1。

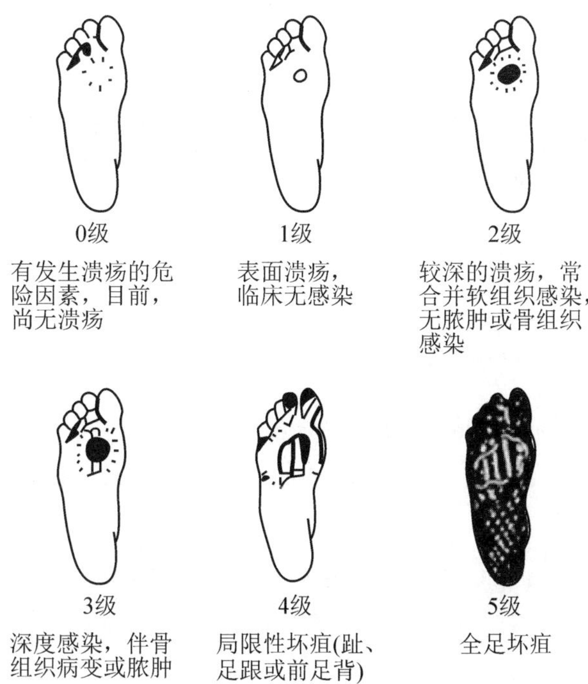

图7－1　糖尿病足的分级

（二）照护措施

1. 饮食与营养

（1）功能独立患者。功能独立的糖尿病患者应鼓励和协助其达到并保持健康的体重。每餐提供适量的碳水化合物，避免过量的糖、软饮和果汁。

（2）功能依赖患者。

① 亚类A：虚弱患者。评估患者是否存在营养失调和/或体重下降，制订适宜的营养计划；对虚弱的老年糖尿病患者应提供高蛋白、高热量的食物以改善营养和功能状态。

② 亚类B：阿尔茨海默病患者。确认实际和潜在的饮食困难，看护者保障患者食用食物。

（3）临终关怀患者。可采用饲管和静脉内营养以保证患者的营养需求。

（4）计算患者每日所需营养素的方法如下：

第一步，计算出患者的标准体重。标准体重（kg）=身高（cm）－105，实际体重在标准体重±10%范围内者为正常，低于10%者为偏瘦，超过10%者为超重。

第二步，查正常（或理想）体重成人糖尿病患者每日能量供给量表（表7－5）确定每千克体重所需要的热量，并计算出每日所需要的总热量。

每日所需要的总热量 = 标准体重 × 每千克体重需要的热量

表 7-5　正常（或理想）体重成人糖尿病患者每日能量供给量　　kcal/(kg·d)

体型	劳动强度			
	卧床	轻体力	中等体力	重体力
消瘦	25~30	35	40	45~50
正常	20~25	30	35	40
肥胖	15	20~25	30	35

第三步：确定各营养要素的比例。

例如，病友 A：男性，65 岁，身高 175 cm，体重 85 kg，退休人员；其每日所需的总热量计算如下：

标准体重为：175 - 105 = 70（kg），该病友超出标准体重的 20%。

该病友属于轻体力劳动，每日所需要总热量为：

标准体重 ×25 = 70 × 25 = 1 750（kcal）

表 7-6　成人糖尿病患者每日营养要素供给量

营养要素	占总热量的比例	产生的热量/(kcal/g)
碳水化合物	55%~60%	4
脂肪	25%~30%	9
蛋白质	15%~20%	4

查表 7-6，得每日所需营养要素的比例如下：

碳水化合物；1 750 × 60%/4 ≈ 263（g）

脂肪：1750 × 25%/9 ≈ 49（g）

蛋白质：标准体重 × 每千克体重含蛋白质的量 = 70 × 1.0 = 70（g）

该病友每日需摄入碳水化合物 263 g、脂肪 49 g、蛋白质 70 g。

（5）合理安排餐次。少食多餐对糖尿病患者而言是一种很好的饮食习惯，一日至少三餐，定时定量。具体而言，三餐热量按 1/3、1/3、1/3 分配或 1/5、2/5、2/5 分配。营养计划应个体化，综合考虑患者个人的饮食喜好、饮食习惯、宗教和文化、身体和认知状态，确保有足量的基本维生素、矿物质、蛋白质、纤维。

2. 运动与训练

（1）功能独立患者。鼓励功能独立的老年糖尿病患者自行运动。

（2）功能依赖患者。鼓励此类患者进行低强度的室内训练项目，改善身体表现，维持日常生活活动和移动能力。

① 亚类 A：虚弱患者。应为其提供轻阻力和平衡训练，改善身体表现和下肢力量，阻止机体功能的恶化。

② 亚类 B：阿尔茨海默病患者。教育家属和看护者进行最安全有效的维持训练。

（3）临终关怀患者。根据患者的能力和身体状况，进行一些床上的被动肢体功能训练。

3. 自我监测

（1）因血糖控制非常差或病情危重而住院治疗的老年患者，应每天监测 4 ~ 7 次血糖或根据治疗需要监测血糖，直到血糖得到控制。

（2）使用口服降糖药者，可每周监测 2 ~ 4 次空腹或餐后血糖，或在就诊前一周连续监测 3 天，每天监测 7 点血糖。

（3）使用胰岛素治疗者，可根据胰岛素治疗方案进行相应的血糖监测。使用基础胰岛素的应监测空腹血糖，根据空腹血糖调整睡前胰岛素的剂量；使用预混胰岛素的患者应监测空腹和晚餐前血糖，根据空腹血糖调整晚餐前胰岛素剂量，根据晚餐前血糖调整早餐前胰岛素剂量；使用餐时胰岛素的应监测餐后或餐前血糖，并根据餐后血糖和下一餐前血糖调整上一餐前的胰岛素剂量。

另外，老年糖尿病患者需关注其他化验指标（表 7 – 7）。

表 7 – 7　中国 2 型糖尿病的综合控制目标

项　目		目标值
血糖/(mmol/L)	空腹	4. 4 ~ 7. 0
	非空腹	10. 0
糖化血红蛋白（HbA1C）		<7. 0%
血压 /mmHg		<140/80
总胆固醇（TC）/(mmol/L)		<4. 5
高密度脂蛋白胆固醇（HDL – C）/(mmol/L)	男性	>1. 0
	女性	>1. 3
甘油三酯（TG）/(mmol/L)		<1. 7
低密度脂蛋白胆固醇（LDL – C）/(mmol/L)	未合并冠心病	<2. 6
	合并冠心病	<1. 8

续表

项　目		目标值
体重指数（BMI)/(kg/m^2）		<24.0
尿白蛋白/肌酐比值/（mg/mmol）	男性	<2.5（22.0 mg/g）
	女性	<3.5（31.0 mg/g）
尿白蛋白排泄率/(μg/min）		<20.0（30.0 mg/d）
主动有氧活动/(min/周）		≥150

4. 药物照护

（1）口服药物的服用方法和药物不良反应见表7－8。

表7－8　口服药物的服用方法和药物不良反应

药物种类	服用方法	不良反应
双胍类	餐中服用	胃肠道反应，常见恶心、呕吐、腹泻、乏力、头晕等
α-糖苷酶抑制剂	与第一口餐嚼服	胃肠道反应，常见腹胀、肠道多气
磺脲类药物	餐前30 min	低血糖
格列奈类	餐前15 min内	低血糖
噻唑烷二酮类	空腹或进餐时	轻中度水肿、贫血

（2）胰岛素笔的规范使用，具体内容如下：

① 注射部位。腹部、大腿前侧及外侧、臀部、上臂。

② 注射步骤如下：

A. 注射前洗手。

B. 核对胰岛素的类型和注射剂量。

C. 安装胰岛素笔芯。

D. 使用前胰岛素需充分混匀。

E. 安装胰岛素注射笔用针头。

F. 检查注射部位消毒。

G. 根据胰岛素注射笔用针头的长度，明确是否捏皮及进针的角度。

H. 注射完毕后，针头留置至少10 s后再拔出。

I. 注射完成后，立即旋上外针帽将针头从注射笔上取下，丢弃在加盖的硬壳容器中。

③ 胰岛素的保存。胰岛素不能冰冻保持，应避免温度过高或过低以及剧烈晃动。未启用的胰岛素应该放置在 2 ℃ ~8 ℃的冰箱冷藏室内储存，并严格遵循产品保质期。已开封的胰岛素产品，注明开封日期后可在室温不超过 25 ℃下保存，并严格遵循产品保质期。

5. 糖尿病的综合管理

要想控制糖尿病，一定要坚持糖尿病综合管理的科学理念。我们常说的“五驾马车”是糖尿病综合管理的基础，其中糖尿病教育是核心，饮食控制是基础，合理运动是手段，药物治疗是降糖的武器，科学全面监测是血糖达标的保障。另外，近些年对糖尿病心理健康和预防糖尿病并发症比较关注，我们在“五驾马车”的基础上又增加了两点，即心理健康是糖尿病治疗的前提，预防并发症是糖尿病综合管理的目标。糖尿病综合管理的七个要点为：教育、饮食、运动、药物、监测、心理和预防。

6. 常见并发症照护

（1）低血糖。服用胰岛素或胰岛素促泌剂，应从小剂量开始，逐渐增加剂量。患者应定时定量进餐。运动量增加时，要在运动前增加碳水化合物的摄入。避免酗酒和空腹饮酒。随身携带备用的碳水化合物食品，发生低血糖，即刻食用。

（2）糖尿病酮症酸中毒。迅速建立两条静脉输液通路，遵医嘱快速补充血容量，确保胰岛素及时输入，纠正水、电解质紊乱和调节酸碱平衡。密切观察病情变化，有条件者给予心电监护、吸氧。准确记录尿量及 24 h 出入量。遵医嘱测量血糖、血酮，尿糖、尿酮；定时监测血气分析和离子变化，特别是血钾变化。做好糖尿病健康教育，使患者认识饮食控制、运动疗法、血糖监测、药物疗法、糖尿病教育的重要性。提高自我照护能力，如合理的饮食治疗原则，掌握正确的血糖测定方法、胰岛素注射方法、降糖药的服用方式。

（3）糖尿病足。预防足部意外伤，要正确修剪指甲，及时修除胼胝和鸡眼。应选择轻巧柔软，前头宽大，面料透气性好，鞋底厚软的鞋。应在下午买鞋，站着试鞋，两只脚都要试；第一次穿新鞋只穿半小时，以后逐渐增加穿鞋时间。穿鞋前应检查鞋有无破损、皱褶、露出的鞋钉，鞋内有无沙子、草秆、异物等，避免足部受伤。要经常检查足部是否受挤压，是否有磨损。指导患者每日做小腿和足部运动，长期卧床者注意变换体位。

练习题

1. 糖尿病典型症状，下列正确的是（　　）。

A. 多饮　　B. 少尿　　C. 少食　　D. 体重增加

2. 胰岛素注射部位下列说法正确的（　　）。

A. 腹部　　B. 大腿后侧　　C. 前臂　　D. 足部

3. 阿尔茨海默病患者是老年糖尿病患者功能分类的（　　）。

A. 功能独立患者　　B. 功能依赖患者

C. 临终关怀患者　　D. 功能丧失患者

4. 下列为糖尿病的急性并发症的是（　　）。

A. 糖尿病酮症酸中毒　　B. 糖尿病肾病

C. 糖尿病视网膜病变　　D. 糖尿病神经病变

5. 对于糖尿病足患者，正确的活动方式是（　　）。

A. 多运动　　B. 制动

C. 多运动和制动交替　　D. 以上都不对

参考答案：1. A；2. A；3. B；4. A；5. B

第二节　甲状腺疾病

甲状腺功能亢进症

导入案例

李奶奶，74 岁，一个月前体重突然减轻 5 kg，经常出现心慌、手抖、浑身没有力气。近几日突然出现腹泻，每日排稀便 3～6 次。

思考：1. 李奶奶的不适症状是否符合老年甲状腺功能亢进症的特征？

2. 如何指导患有甲亢的老年人服药？

一、概述

甲状腺功能亢进症（简称甲亢），也称甲状腺毒症，是指由于甲状腺本身或甲状腺以外的多种原因引起的甲状腺激素增多，作用于全身的组织器官，造成机体的各系统的兴奋性增高，以代谢亢进为主要表现的疾病的总称。甲亢在我国的总发病率约为 3%，女性为 4.1%，男性为 1.6%，本病可发生于任何年龄，从新生儿到老年人均可发病，最常见于青中年女性。甲亢的病因与遗传、自身免疫及环境因素有关。常见病因有毒性弥漫性甲状腺肿、甲状腺炎、毒性结节性甲状腺肿、毒性腺瘤、医源性甲亢。

（一）临床表现

1. 甲状腺毒症表现

（1）一般表现：体重下降，怕热，失眠，疲劳，多汗，坐立不安，多食，易饥，糖耐量减低。

（2）心血管系统：心动过速，心悸，心输出量增加，脉压增高，扩张性心肌病，房颤，心绞痛，心脏增大和心力衰竭。

（3）呼吸系统：呼吸困难。

（4）胃肠系统：大便次数增多或腹泻，食欲亢进，肝大，肝脏转氨酶升高，偶有黄疸。

（5）神经系统：过度兴奋，情感易变，神经质，焦虑，抑郁，注意力分散，定向力障碍，妄想。

（6）肌肉关节：肌无力（尤其是近端的），疲劳，颤抖，肌病，低钾性周期性麻痹。

（7）血液系统：贫血，淋巴细胞比例增加，单核细胞增加，白细胞总数减低，可伴有血小板减少性紫癜，脾脏淋巴结和胸腺增生。

（8）生殖系统：月经不规律；男性乳房增生，阳萎，生育力减低。

2. 甲状腺肿

甲状腺肿多表现为不同程度的弥漫性或结节性肿大，有时可触及震颤，闻及血管杂音等。

3. 眼征

眼征分为非浸润性突眼和浸润性突眼，多累及双侧眼球，少数累及单侧眼球，表现为不同程度的眼球突出，伴有畏光、流泪、复视及视力、视野改变，角膜和视神经受累。

4. 老年甲亢的特征

老年甲亢起病隐袭，高代谢综合征、眼征和甲状腺肿均不明显，主要表现为明显消瘦、心悸、乏力、震颤、昏厥、神经质或神志淡漠、腹泻、厌食。老年甲亢可伴有心房颤动和肌病，易发生心力衰竭，70%的患者无甲状腺肿大。临床中，老年甲亢易被误诊为恶性肿瘤和冠心病，所以对老年人不明原因的突然消瘦、新发生心房纤颤应考虑本病。

（二）辅助检查

（1）甲状腺激素测定。

（2）自身抗体测定。

（3）影像学检查。

（三）诊疗原则

1. 诊断标准

（1）高代谢症状和体征。

（2）甲状腺肿大。

（3）血清总甲状腺素（T4）、游离甲状腺素增高，促甲状腺激素减低。

2. 治疗原则

（1）药物治疗，包括如下内容：

① 抗甲状腺药物。抗甲状腺药物的主要作用机制是抑制甲状腺激素合成，临床上常用的抗甲状腺药物有甲巯咪唑和丙硫氧嘧啶。药物治疗可分为三个阶段：治疗阶段、减药阶段和维持阶段。初始剂量较大，成人常用剂量为：甲巯咪唑 30 mg/d，丙硫氧嘧啶 300 mg/d，分为 3 次口服。待症状、体征明显改善，甲状腺功能基本正常后，药物剂量逐渐减少至维持量，疗程一般为 1.5 ~2 年。用药期间应监测血常规、肝功能等，注意药物使用过程中的不良反应。白细胞明显减少、严重肝功能损害及过敏者不宜使用抗甲状腺药物治疗。

② β 受体阻断剂。可使用普萘洛尔等改善症状。

（2）^{131}I 治疗，妊娠及哺乳期妇女禁用。此方法适用于以下情况：

① 成人甲亢伴甲状腺肿大Ⅱ度以上；

② 抗甲状腺药物治疗失败；

③ 甲亢手术后复发；

④ 甲亢性心脏病；

⑤ 甲亢合并白细胞或全血细胞减少；

⑥ 老年甲亢。

^{131}I 治疗后的常见并发症为甲状腺功能减退症。

（3）手术治疗。手术治疗适用于以下情况：

① 中、重度甲亢，长期服药无效或停药复发；

② 甲状腺肿大显著，有压迫症状；

③ 胸骨后甲状腺肿；

④ 多发结节性甲状腺肿伴甲亢。

手术治疗禁用于伴严重毒性弥漫性甲状腺肿眼病，合并严重心脏、肝、肾疾病，妊娠 3 个月以内和 6 个月以后的妇女。

手术方式为甲状腺次全切除，常见并发症为甲状腺功能减退症和喉返神经损伤。

二、照护

（一）照护评估

1. 健康史

询问患者发病前有无精神刺激、感染、创伤等诱发因素存在；了解患病对患者生活的影响，患者的情绪变化，有无急躁易怒，是否与家人或同事争执等情况；了解患者有无家族发病史；女性患者应了解月经、生育史。

2. 心理社会状况

患者常处于精神紧张状态，易激动，急躁易怒，受到不良刺激后更明显；对他人的言行和周围事物敏感多疑，甚至有幻觉、狂躁等精神异常现象。由于情绪不稳定，患者会在检查、治疗及照护活动中出现不配合或不遵守医嘱的行为，或在与他人的交往中出现社交障碍。

（二）照护措施

对甲亢患者的照护目标为：使患者进食量减少，体重增加；活动量逐步增加，活动时无明显不适；能采用正确的保护眼睛的方法，不发生角膜损伤。

具体照护措施如下：

1. 一般管理

将患者安置在安静、舒适的环境中，以不疲劳为度。合并心力衰竭或严重感染者应严格卧床休息。给予高热量、高蛋白、高纤维素及矿物质丰富的饮食，避免食用含碘食物。

2. 病情观察

观察患者的心率、脉压和基础代谢率的变化，观察患者体重、情绪及症状的发展变化，注意各种激素的检测结果。

3. 用药照护

指导患者正确服药，不可随意增减药量。

4. 其他

其他照护措施包括健康指导、眼部照护和心理照护等。

练习题

1. 下列不是甲状腺毒症表现的是（　　）。

A. 呼吸系统　B. 胃肠系统　C. 神经系统　D. 泌尿系统

2. 甲亢在我国总的发病率约为（　　）。

A. 1%　B. 2%　C. 3%　D. 4%

3. 甲亢可发生于任何年龄，最常见于（　　）。

A. 青中年女性　B. 老年人　C. 青中年男性　D. 儿童

4. 老年甲亢的特征是起病（　　）。

A. 隐袭　B. 缓慢　C. 急骤　D. 迁延

5. 老年甲亢患者饮食应注意（　　）。

A. 高热量、高蛋白、低维生素　　B. 高热量、低蛋白、低维生素

C. 低热量、低蛋白、低维生素　　D. 高热量、高蛋白、高纤维素

参考答案：1. D；2. C；3. A；4. A；5. D

甲状腺功能减退症

导入案例

张奶奶，65 岁，近一月来感觉全身乏力，穿很多衣服仍怕冷，出汗少，表情呆滞，颜面和眼睑水肿，不能与人正常沟通。

思考：1. 老年甲状腺功能减退症的特征有哪些？

2. 甲状腺功能减退症的照护措施有哪些？

一、概述

甲状腺功能减退症（简称甲减）是由各种原因引起的血清甲状腺激素缺乏或作用发生抵抗，而表现出的一组临床综合征，包括机体代谢、各个系统的功能减低和水盐代谢等障碍。甲减在内分泌疾病中是比较常见的，可发生在各个年龄段，从新生儿至老年人均可发病，以老年人为多见。非缺碘地区甲减患病率为 0.3% ~1.0%，60 岁以上可达 2%。甲减在男女中都可发病，但以女性多见，男、女比例为 1 :（4 ~5）；临床甲减的患病率，男性为 0.1%，女性为 1.9%；亚临床甲减的患病率，男性为 2.7%，女性为 7.1%。

（一）病因

甲减的主要病因是：自身免疫损伤，最常见原因是自身免疫性甲状腺炎；甲状腺破坏，包括手术、^{131}I 治疗；碘过量；抗甲状腺药物。

（二）临床表现

1. 一般情况

患者的主要表现以代谢减低和交感兴奋减低为主，病情轻的甲减患者在早期可以完全没有症状。典型患者常感觉乏力、怕冷、少汗、体重增加、记忆力减退、表情呆滞、动作迟缓、声音嘶哑、面色苍白、颜面和或眼睑水肿、鼻翼宽大、唇厚舌大、皮肤角质层过度角化、皮肤组织非可凹性水肿。

2. 心血管系统

心动过缓、心音低钝，心排血量下降；心电图显示低电压。由于心肌间质水肿、非特异性心肌纤维肿胀、左心室扩张和心包积液导致心脏增大，也称继发性心脏病变。

3. 消化系统

厌食、腹胀、便秘，胃酸分泌减少，严重者可出现麻痹性肠梗阻或黏液水肿性巨结肠。

4. 神经系统

常见困倦，嗜睡，记忆力减退，反应迟钝、动作缓慢，麻木，听力减退。

5. 肌肉关节

肌肉乏力，暂时性肌强直、痉挛、疼痛，嚼肌、胸锁乳突肌、股四头肌和手部肌肉可出现进行性肌萎缩，腱反射减弱或消失。

6. 血液系统

甲减的血液系统临床表现为贫血。

7. 生殖系统

性欲减退，女性月经过多或闭经，不育；男性表现为阳萎。

8. 老年甲减的特征

老年甲减的发病常比较隐匿，症状常不典型。老年甲减的甲状腺通常不大，质地偏韧，黏液性水肿和便秘常常是甲减患者的主诉。黏液性水肿引起体重增加，四肢肿胀；声带水肿会造成声音嘶哑、低沉。老年甲减的精神症状较为常见，所以对有抑郁、瞻妄或偏执状态的、声音嘶哑的、严重便秘的、心包积液的老年人都应检查甲状腺功能。

（三）辅助检查

（1）甲状腺激素测定。

（2）自身抗体测定。

（3）影像学检查。

（四）诊疗原则

1. 诊断标准

（1）甲减的症状和体征。

（2）实验室检查血清促甲状腺激素增高，游离甲状腺素减低，则为原发性甲减。

（3）实验室检查血清促甲状腺激素减低或正常，总甲状腺素、游离甲状腺素减低，则可能为中枢性甲减。

2. 治疗原则

（1）左甲状腺素（L－T4）治疗。治疗目标是将血清促甲状腺激素和甲状腺激素水平恢复到正常范围内，需终生服药。治疗的剂量取决于患者的病情、年龄、体重和个体差异。

目前认为需要给予左甲状腺素治疗的情况为：高胆固醇血症，血清促甲状腺激素大于 10 mU/L。

(2) 亚临床甲减的处理。近年来亚临床甲减的处理受到关注。因为亚临床甲减引起的血脂异常可以促进动脉粥样硬化的发生和发展。部分亚临床甲减会发展为临床甲减。

(3) 黏液水肿性昏迷的治疗，包括如下内容：

① 补充甲状腺素。

② 保温、供养、保持呼吸道通畅，必要时行气管切开、机械通气等。

③ 氢化可的松 200～300 mg/d 持续静滴，患者清醒后逐渐减量。

④ 根据需要补液，但是入水量不宜过多。

⑤ 控制感染，治疗原发疾病。

二、照护

(一) 照护评估

1. 健康史

询问患者有无垂体、下丘脑病变；了解患病对患者生活的影响，有无怕冷、嗜睡、思维迟钝及精神淡漠，皮肤干燥、少汗，食欲减退，便秘及心率减慢，是否有性功能障碍等情况；了解患者有无家族发病史；女性患者应了解月经和生育史。

2. 心理社会状况

患者常处于无欲状态，懒言少语，在与他人的交往中出现社交障碍。

(二) 照护措施

对甲减患者的照护目标是：患者情绪改善，进食量增加，血清促甲状腺激素和甲状腺激素水平恢复到正常范围内。

具体照护措施如下：

1. 一般管理

指导患者规律生活，保持乐观情绪，避免过度劳累，注意保暖，给予高热量、高蛋白、高纤维素及易消化的饮食。

2. 观察病情

观察患者的心率、脉压和基础代谢率的变化，观察患者体重、情绪及症状的发展变化，注意各种激素的检测结果。

3. 用药照护

指导患者正确服药，不可随意增减药量。

4. 其他

其他照护措施包括：健康指导，心理照护，指导患者保持乐观情绪，配合治疗。

练习题

1. 甲减是内分泌疾病中比较常见的疾病，可发生在各个年龄段，以（　　）阶段为多见。

A. 老年人　　B. 青年人

C. 中年女性　　D. 儿童

2. 甲减的主要病因是（　　）。

A. 自身免疫损伤　　B. 甲状腺破坏

C. 碘缺乏　　D. 抗甲状腺药物

3. 下列实验室检查结果中，支持原发性甲减成立的是（　　）。

A. 血清促甲状腺激素增高，游离甲状腺激素增高

B. 血清促甲状腺激素增高，游离甲状腺激素减低

C. 血清促甲状腺激素减低，游离甲状腺激素增高

D. 血清促甲状腺激素减低，游离甲状腺激素减低

4. 甲减在男女都可发病，但女性多见，男女比例为（　　）。

A. 1：(4～5)　　B. 1：(3～5)

C. 1：(2～5)　　D. 1：(8～10)

5. 下列不属于照护甲减患者观察要点的是（　　）。

A. 观察患者的心率　　B. 脉压

C. 基础代谢率　　D. 尿量

参考答案：1. A；2. A；3. B；4. A；5. D

第三节　痛　风

导入案例

张先生，53 岁，公交车司机。2 周前的一天下班后突然发现左足背及脚踝肿胀、疼痛，为持续性胀痛。1 天前患者左足跟部疼痛加重，测体温为 38.5 ℃。

思考：1. 张先生是否发生了痛风？还需做哪些检查才能确定诊断？

2. 如何对张先生进行健康教育？

一、概述

痛风最重要的生化基础是高尿酸血症。正常成人每日约产生尿酸 750 mg，其中 80%为内源性尿酸，20%为外源性尿酸，这些尿酸进入尿酸代谢池，每日代谢池中的尿酸约有 60%进行代谢，其中，1/3 经肠道分解代谢，2/3 经肾脏排泄，从而可维持体内稳定的尿酸水平。这其中任何环节出现问题均可导致高尿酸血症。

痛风依病因不同可分为原发性和继发性两大类。原发性痛风是在排除其他疾病的基础上，由先天性嘌呤代谢紊乱和（或）尿酸排泄障碍所引起的；继发性痛风指继发于肾脏疾病或某些药物所致尿酸排泄减少、骨髓增生性疾病及肿瘤化疗所致尿酸生成增多等。

痛风是嘌呤代谢障碍引起的代谢性疾病，痛风的发病有明显的异质性。痛风表现为高尿酸血症、急性关节炎、痛风石、慢性关节炎、关节畸形、慢性间质性肾炎和尿酸性尿路结石。

（一）临床表现

痛风多见于中年男性，女性仅占 5%，主要是绝经后女性。目前，痛风发病有年轻化趋势。痛风的自然病程可分为四期，即无症状高尿酸血症期、急性期、间歇期、慢性期。临床表现如下：

1. 急性痛风性关节炎

多数患者发作前无明显征兆，或仅有疲乏、全身不适和关节刺痛等。典型发作时常于深夜因关节痛而惊醒，疼痛进行性加剧，在 12 h 左右达高峰，呈撕裂样、刀割样或咬噬样，难以忍受。受累关节及周围组织红、肿、热、痛和功能受限。多于数天或 2 周内自行缓解。首次发作多侵犯单关节。首先发生在第一跖趾关节，其次为足背、足跟、踝、膝、腕和肘等关节，肩、髋、脊柱和颞颌等关节少受累，可同时累及多个关节，表现为多关节炎。部分患者可有发热、寒战、头痛、心悸和恶心等全身症状，可伴白细胞计数升高、红细胞沉降率和 C 反应蛋白提高等。

2. 间歇发作期

痛风发作持续数天至数周后可自行缓解，一般无明显后遗症状，或遗留局部皮肤色素沉着、脱屑及刺痒等，以后进入无症状的间歇期，历时数月、数年或十余年后复发，多数患者 1 年内复发，越发作越频繁，受累关节越来越多，症状持续时间越来越长。受累关节一般从下肢向上肢、从远端小关节向大关节发展，出现指、腕和肘等关节受累，少数患者可影响到肩、髋、骶髂、胸锁或脊柱关节，也可累及关节周围滑囊、肌腱和腱鞘等部位，症状趋于不典型。少数患者无间歇期，初次发病后呈慢性关节炎表现。

3. 慢性痛风石病变期

皮下痛风石和慢性痛风石性关节炎是长期显著的高尿酸血症，是大量单钠尿酸盐晶体沉积于皮下、关节滑膜、软骨、骨质及关节周围软组织的结果。皮下痛风石发生的典型部位是耳郭，也常见于反复发作的关节周围及鹰嘴、跟腱和髌骨滑囊等部位。外观为皮下隆起的大小不一的黄白色赘生物，皮肤表面菲薄，破溃后排出白色粉状或糊状物，经久不愈。皮下痛风石常与慢性痛风石性关节炎并存。关节内大量沉积的痛风石可造成关节骨质破坏、关节周围组织纤维化和继发退行性改变等。临床表现为持续关节肿痛、压痛、畸形及功能障碍。慢性期症状相对缓和，但也可有急性发作。

4. 肾脏病变

（1）慢性尿酸盐肾病。尿酸盐晶体沉积于肾间质，导致慢性肾小管－间质性肾炎。临床表现为尿浓缩功能下降，出现夜尿增多、低比重尿、小分子蛋白尿、白细胞尿、轻度血尿及管型尿等。晚期可致肾小球滤过功能下降，出现肾功能不全。

（2）尿酸性尿路结石。尿中尿酸浓度增高呈过饱和状态，在泌尿系统沉积并形成结石。尿酸性尿路结石在痛风患者中的发生率在 20% 以上，且可能出现于痛风关节炎发生之前。结石较小者呈砂砾状随尿排出，可无症状；较大者可阻塞尿路，引起肾绞痛、血尿、排尿困难、泌尿系感染、肾盂扩张和积水等。

（3）急性尿酸盐肾病。血及尿中的尿酸水平急骤升高，大量尿酸结晶沉积于肾小管、集合管等处，造成急性尿路梗阻。临床表现为少尿、无尿，急性肾衰竭；尿中可见大量尿酸晶体。此病多由恶性肿瘤及其放化疗等继发原因引起。

（二）辅助检查

1. 血尿酸测定

男性血尿酸值超过 7 mg/dL，女性超过 6 mg/dL，则为高尿酸血症。

2. 尿尿酸测定

低嘌呤饮食 5 天后，24 h 尿的尿酸排泄量大于 600 mg 为尿酸生成过多型；尿酸排泄量小于 300 mg 则为尿酸排泄减少型。在正常饮食情况下，24 h 尿的尿酸排泄量以 800 mg 进行区分，超过上述水平为尿酸生成增多。这项检查对有痛风家族史、年龄较轻、血尿酸水平明显升高、伴肾结石的患者更为必要。通过检测，可初步判定高尿酸血症的生化分型，有助于降尿酸药的选择及判断尿路结石性质。

3. 尿酸盐检查

偏振光显微镜下表现为负性双折光的针状或杆状的单钠尿酸盐晶体。在急性发作期，单钠尿酸盐晶体可见于关节滑液的白细胞内、外；也可见于在痛风石的抽吸物中；在发作间歇期，也可见于曾受累关节的滑液中。

4. 影像学检查

急性发作期仅见受累关节周围非对称性软组织肿胀；反复发作的间歇期可出现一些不典型的放射学改变；慢性痛风石病变期可见单钠尿酸盐晶体沉积造成关节软骨下骨质破坏，出现偏心性圆形或卵圆形囊性变，甚至呈虫噬样、穿凿样缺损，边界较清，相邻的骨皮质可膨起或骨刺样翘起。重者可使关节面破坏，造成关节半脱位或脱位，甚至病理性骨折；也可破坏软骨，出现关节间隙狭窄及继发退行性改变和局部骨质疏松等。

5. 超声检查

受累关节的超声检查可发现关节积液、滑膜增生、关节软骨及骨质破坏、关节内或周围软组织的痛风石及钙质沉积等。超声下出现肾髓质特别是锥体乳头部散在强回声光点，则提示尿酸盐肾病，也可发现 X 线下不显影的尿酸性尿路结石。

（三）诊疗原则

1. 原发性痛风

中老年男性肥胖者，突然反复发作的单个跖趾、跗跖、踝等关节红肿剧痛，可自行缓解及间歇期无症状者，应首先考虑可能为痛风性关节炎；同时合并高尿酸血症及对秋水仙碱治疗有效者可诊断为痛风；滑液或滑膜活检发现尿酸盐结晶者即可确诊。原发性痛风缺乏病因治疗，不能根治。

治疗痛风的目的为：

（1）迅速控制急性发作；

（2）预防复发；

（3）纠正高尿酸血症，预防尿酸盐沉积造成的关节破坏及肾脏损害；

（4）手术剔除痛风石，对毁损关节进行矫形手术，提高生活质量。

2. 急性痛风性关节炎

（1）非甾类抗炎药。非甾类抗炎药均可有效缓解急性痛风症状，为一线用药。非选择性非甾类抗炎药如吲哚美辛等常见的不良反应为胃肠道症状，必要时可加用胃保护剂，活动性消化性溃疡禁用此药，伴肾功能不全者慎用。

（2）秋水仙碱是治疗痛风急性发作的传统药物。秋水仙碱的不良反应较多，主要是胃肠道反应，也可引起骨髓抑制、肝损害、过敏和神经毒性等。不良反应与剂量相关，肾功能不全者应减量使用。

（3）糖皮质激素治疗急性痛风有明显疗效，通常用于不能耐受非甾类抗炎药和秋水仙碱或肾功能不全者。单关节或少关节的急性发作，可行关节腔抽液和注射长效糖皮质激素，以减少药物全身反应。对于多关节或严重急性发作可口服、肌肉注射、静脉使用中小剂量的糖皮质激素。为避免停药后症状“反跳”，停药时可加用小剂量秋水仙碱或非甾类抗炎药。

3. 间歇期和慢性期的药物治疗

间歇期和慢性期药物治疗目的是长期有效控制血尿酸水平，防止痛风发作或溶解痛风石。使用降尿酸药物的指征包括急性痛风复发、多关节受累、痛风石、慢性痛风石性关节炎或受累关节出现影像学改变、并发尿酸性肾石病等。治疗目标是使血尿酸小于6 mg/dL，以减少或清除体内沉积的单钠尿酸盐晶体。目前临床应用的降尿酸药物主要有抑制尿酸生成药和促进尿酸排泄药，这些药物均应在急性发作终止至少2周后，从小剂量开始，逐渐加量使用。根据降尿酸的目标水平，在数月内调整至最小有效剂量并长期甚至终身维持。仅在单一药物疗效不好、血尿酸明显升高、痛风石大量形成时才可合用两类降尿酸药物。在开始使用降尿酸药物的同时，服用低剂量秋水仙碱或非甾类抗炎药至少1个月，以预防急性关节炎复发。

（1）抑制尿酸生成药为黄嘌呤氧化酶抑制剂。广泛用于原发性及继发性高尿酸血症，尤其是尿酸产生过多型或不宜使用促尿酸排泄药者。肾功能正常、24 h尿尿酸排泄量为600 mg，则应选择抑制尿酸合成药。

（2）促尿酸排泄药主要通过抑制肾小管对尿酸的重吸收，降低血尿酸。该类药物主要用于肾功能正常、尿酸排泄减少型。对于24 h尿尿酸排泄量大于600 mg或已有尿酸性结石者、或慢性尿酸盐肾病的患者、急性尿酸性肾病患者，不宜使用该类药物。在用药期间，特别是开始用药数周内应碱化尿液并保持尿量。本类药物主要有丙磺舒、苯磺唑酮、苯溴马隆。

（3）碱性药物。痛风患者尿的pH往往低于健康人，故在降尿酸治疗的同时应碱化尿液。特别是在开始服用促尿酸排泄药期间，应定期监测尿的pH，使之保持在6.5左右。同时要注意保持尿量，这是预防和治疗痛风相关肾脏病变的必要措施。

4. 肾脏病变的治疗

痛风相关的肾脏病变均是降尿酸药物治疗的指征，应选用别嘌呤醇，同时均应碱化尿液并保持尿量。慢性尿酸盐肾病如需利尿剂时，避免使用影响尿酸排泄的噻嗪类利尿剂及呋塞米等，其他处理同慢性肾炎。对于尿酸性尿路结石，经过合理的降尿酸治疗，大部分可溶解或自行排出，体积大且固定者可行体外冲击碎石、内镜取石或开放手术取石。对于急性尿酸性肾病急危重症，迅速有效地降低急骤升高的血尿酸，除别嘌呤醇外，也可使用尿酸酶，其他处理同急性肾衰竭。

二、照护

（一）照护评估

健康史有无波动性或持续性高尿酸血症，有无急性关节炎、痛风石、慢性关节炎、关节畸形、慢性间质性肾炎和尿酸性尿路结石的表现。

是否伴有肥胖、糖尿病、动脉粥样硬化、冠心病和高血压等疾病。

（二）照护措施

1. 一般照护

进食低嘌呤、低能量食物，保持合理体重，戒酒，多饮水，每日饮水 2 000 mL 以上。避免暴食、酗酒、受凉受潮、过度疲劳和精神紧张，穿舒适鞋，防止关节损伤，慎用影响尿酸排泄的药物，如某些利尿剂和小剂量阿司匹林等。防治伴发病，如高血压、糖尿病和冠心病等。

2. 急性痛风性关节炎患者照护

对于急性痛风性关节炎患者应卧床休息，抬高患肢，冷敷，疼痛缓解 72 h 后方可恢复活动。要尽早治疗，防止迁延不愈。应及早、足量使用药物，见效后逐渐减停。在急性发作期不开始降尿酸治疗，已服用降尿酸药物者发作时不需停用，以免引起血尿酸波动，延长发作时间或引起转移性发作。

3. 无症状高尿酸血症患者照护

预防痛风发作以非药物治疗为主，主要包括饮食控制和戒酒，避免用使血尿酸升高的药物如利尿剂、小剂量阿司匹林、复方降压片、吡嗪酰胺、硝苯地平和普萘洛尔等。饮食控制后血尿酸仍高于 9 mg/dL 时，可用降尿酸药。对于已发生过急性痛风性关节炎的间歇期患者，应预防痛风的再次发作，关键是通过饮食和药物治疗使血尿酸水平达标。此外，应注意避免剧烈运动或损伤，控制体重，多饮水，长期碱化尿液等。

4. 病情观察

（1）观察关节疼痛的部位、性质、间隔时间，有无午夜因剧痛而惊醒等情况。

（2）观察患者受累关节有无红、肿、热和功能障碍。

（3）有无过度疲劳、寒冷、潮湿、紧张、饮酒、饱餐、脚扭伤等诱发因素。

（4）有无通风石的体征，了解结石的部位及有无症状。

（5）观察患者的体温变化，有无发热等。

（6）检测血、尿尿酸的变化。

5. 用药照护

指导患者正确用药，观察药物疗效，及时处理不良反应。临床上常用秋水仙碱，它对于制止炎症、止痛有特效。该药一般口服，但常有胃肠道反应。该药的不良反应与剂量大小有明显相关性，口服较静脉注射安全性高。在急性期，成人常用量为每 1 ~ 2 h 服 0. 5 ~ 1 mg，直到关节症状缓解或出现腹泻或呕吐；达到治疗量一般为 3 ~ 5 mg，24 h 内不宜超过 6 mg；停服 72 h 后一日量为 0. 5 ~ 1. 5 mg，分次服用，共 7 天。若患者一开始口服即出现恶心、呕吐、水样便等严重胃肠道反应，则可采取静脉用药。但静脉用药可产生严重的不良反应，如肝损害、骨髓抑制、弥散性血管内凝血、脱发、肾衰竭、癫痫样发作甚至死亡。应用时需慎重，必须严密观察。一旦出现不良反应，及时停药。有骨髓抑制、肝肾功能不全、白细胞减少者禁用；孕妇及哺乳期间不可使用；治疗无效者，不可再重复用药。此外，静脉使用秋水仙碱时，切勿外漏，以免造成组织坏死。

6. 健康指导

（1）保持心情愉快，避免情绪紧张。

（2）生活要有规律。

（3）肥胖者应减轻体重。

（4）应防止受凉、劳累、感染、外伤等诱因。

（5）适度运动与保护关节。

（6）适量饮水、戒酒。

（7）注意自我检测病情。平时用手触摸耳轮及手足关节处，检查是否存在痛风石。定期查血尿酸，门诊随访。

练习题

1. 痛风的自然病程可分为（　　）。

A. 1 期　　B. 2 期　　C. 3 期　　D. 4 期

2. 急性痛风性关节炎典型发作为常于深夜因关节痛而惊醒，疼痛进行性加剧，在（　　）左右达高峰。

A. 12 h　　B. 24 h　　C. 36 h　　D. 18 h

3. 治疗急性痛风性关节炎主要药物不包括（　　）。

A. 非甾类抗炎药　　B. 秋水仙碱

C. 糖皮质激素　　D. 所有抗炎药

4. 急性痛风性关节炎患者应做到（　　）。

A. 卧床休息　　B. 患肢下垂　　C. 热敷　　D. 各个关节多活动

5. 预防痛风发作以（　　）治疗治疗为主。

A. 物理治疗　　B. 化学治疗　　C. 心理治疗　　D. 非药物治疗

参考答案： 1. D；2. A；3. D；4. A；5. D

第四节　骨质疏松症

导入案例

李奶奶，76 岁，全身疼痛半年多；某日坐公交车途中被颠簸了一下，李奶奶感觉到腰部剧痛难忍。

思考： 1. 李奶奶发生了什么情况？

2. 如何指导骨质疏松的老年人进行体育锻炼？

一、概述

骨质疏松症（osteoporosis，OP）是一种以低骨量和骨组织微结构破坏为特征，导致骨质脆性增加和易于骨折的代谢性疾病。骨质疏松症可分为原发性和继发性两类。老年骨质疏松症属于原发性骨质疏松症Ⅱ型，是机体衰老在骨骼方面的一种特殊表现，也是使骨质脆性增加导致骨折危险性增大的一种常见病。2011 年，中国骨质疏松症患者约 9 000 万，且女性的发病率为男性的 3 倍，是世界上拥有骨质疏松症患者最多的国家。骨质疏松症的患病率随年龄增长明显增高，60～69 岁男、女患病率分别为 33.0% 和 73.8%，70～79 岁分别为 55.6% 和 89.7%，80 岁以上分别为 65.4% 和 100.0%。患骨质疏松症的老年人极易发生股骨颈骨折、脊椎骨折，尤其老年女性患者，发生髋部骨折 1 年内可有 15.0% 死亡，50.0% 残疾，因此骨质疏松症是引起老年人卧床率和伤残率增高的主要因素。

骨质疏松症是多种原因引起的一组骨病，其骨组织有正常的钙化，钙盐与基质呈正常比例，该病是以单位体积内骨组织量减少为特点的代谢性骨病变。在多数骨质疏松中，骨组织的减少主要由于骨质吸收增多所致，以骨骼疼痛、易于骨折为特征。

（一）病因

老年人随着年龄的增长，骨代谢中的骨重建处于负平衡状态，其原因一方面是破骨细胞的吸收增加，另一方面是成骨细胞的功能衰减。此外，老年骨质疏松的发生还与多种因素有关。

1. 遗传因素

多种基因的表达水平和基因多态性可影响骨代谢。另外，基质胶原和其他结构成分的遗传差异与骨质疏松性骨折的发生有关。

2. 性激素

性激素在骨生成和维持骨量方面起着重要的作用。老年人随着年龄的增长，性激素功能减退，激素水平下降，骨的形成减慢，吸收加快，导致骨量下降。

3. 甲状旁腺素（PTH）和细胞因子

甲状旁腺素直接作用于成骨细胞，通过成骨细胞影响破骨细胞活性，使钙和磷释放进入细胞外液。随着年龄的增加，血甲状旁腺素逐年增高，骨髓细胞的护骨素表达能力下降，导致骨质丢失加速。

4. 营养成分

钙是骨矿物中最主要的成分，维生素 D 可促进骨细胞的活性作用，磷、蛋白质及微量元素可维持钙、磷比例，有利于钙的吸收。这些物质的缺乏可使骨的形成减少。

5. 生活方式

体力活动是刺激骨形成的基本方式，因此长期卧床及活动过少常发生骨质疏松。此外，吸烟，酗酒，高蛋白、高盐饮食，大量饮用咖啡，光照减少也是骨质疏松的易发因素。

（二）临床表现

1. 骨痛和肌无力

甲状旁腺素增高较早出现的症状表现为腰背疼痛或全身骨痛，疼痛为弥漫性，无固定部位，于劳累或活动后加重，负重能力下降或不能负重。

2. 身长缩短

在骨质疏松非常严重时，因椎体骨密度减少导致脊椎椎体压缩变形，身长平均缩短 3 ~6 cm，严重者伴驼背。

3. 骨折

骨折是导致老年骨质疏松症患者活动受限、寿命缩短的最常见和最严重的并发症。常因轻微活动或创伤诱发，如打喷嚏、弯腰、负重、挤压或摔倒等。骨折的发生部位在老年前期以桡骨远端最为多见，老年期以后以腰椎和股骨上端多见。脊椎压缩性骨折可导致胸廓畸形，使肺活量、肺最大换气量下降，心血管功能障碍，引起胸闷、气短、呼吸困难，甚至发绀等表现。

（三）辅助检查

1. 生化检查

生化检查包括骨形成指标、骨吸收指标及血、尿骨矿成分。老年人发生改变的主要有以下指标：

（1）骨钙素，是骨更新的敏感指标，可有轻度升高。

（2）尿羟赖氨酸糖苷，是骨吸收的敏感指标，可升高。

（3）血清镁、尿镁，均有所下降。

2. X 线检查

当骨量丢失超过 30% 以上时才能在 X 线片上显示出骨质疏松。表现为皮质变薄、骨小梁减少变细，骨密度减低、透明度加大，晚期出现骨变形及骨折。当锁骨皮质厚度下降至 3.5 ~ 4.0 mm 时，易伴有椎体压缩性骨折。

3. 骨密度检查

按照世界卫生组织 1994 年的诊断标准，采用单光子骨密度吸收仪、双能 X 线吸收仪、定量 CT 检查，骨密度低于同性别峰值骨量 2.5 个标准差以上可诊断为骨质疏松。

二、照护

（一）照护评估

1. 健康史

重点询问与骨质疏松症有关的病因及女性绝经的时间；有无吸烟，酗酒，高蛋白、高盐饮食，饮浓咖啡，光照减少等骨质疏松的易发因素。

2. 身体状况

（1）有无骨痛和肌无力。以全身或腰背部疼痛、肌无力最为常见，在从安静状态起身活动时出现，如久站、久坐之后变换姿势时，在大幅度伸展肢体时各关节疼痛加重；少数人突然剧痛，多数人于夜间发生，清晨起床活动时疼痛加重；急性痛多为腰背痛，由腰椎压缩性骨折引起，可持续 2 ~ 8 周，后逐渐消退。有时也可演变为慢性疼痛和腰骶部不适，主要发生于腰背部，可由急性迁延、骨小梁微小骨折、脊椎旁肌肉痉挛等引起。

（2）有无身长缩短、畸形。

（3）有无骨折。

3. 心理 – 社会评估

骨质疏松造成的形体改变会进一步加重老年人的心理负担，严重挫伤老年人的自尊心。老年人可能因为外形改变而不愿进入公共场合，也会因身体活动不便或担心骨折而拒绝活动。

（二）照护措施

1. 观察病情

观察活动时有无疼痛，压痛，肌紧张，关节僵硬、疼痛性痉挛及红肿，或全关节运动范围缩小等。

2. 坚持体育锻炼

（1）预防骨质疏松运动。每天做两次预防骨质疏松的运动，运动分仰卧位、站立位和坐位两部分。仰卧位每日做两次，每组各动作完成 5 ~ 10 次。站立位、坐位训练每日做数次。具体方法如下：

① 仰卧位练习法，如图 7 – 2 所示：

第一节，患者取仰卧位，上肢上举，置于头部两侧，尽力将上肢向上，下肢向下做伸展动作，同时腹部回收，背肌用力伸展。

第二节，双下肢屈曲，背肌伸展，一侧上肢摆动至与躯干呈垂直的位置然后向床面用力。

第三节，双手抱双膝，背肌伸展，使双腿靠近胸部。

第四节，双下肢屈曲，肩关节外展 90°，肘关节屈曲 90°，用上臂向床面用力按压。

第五节，背肌伸展，做一侧膝关节的屈伸动作。

第六节，背肌、腹肌、大腿肌肉收缩，另外背肌伸展，两手、两膝用力向床面按压。

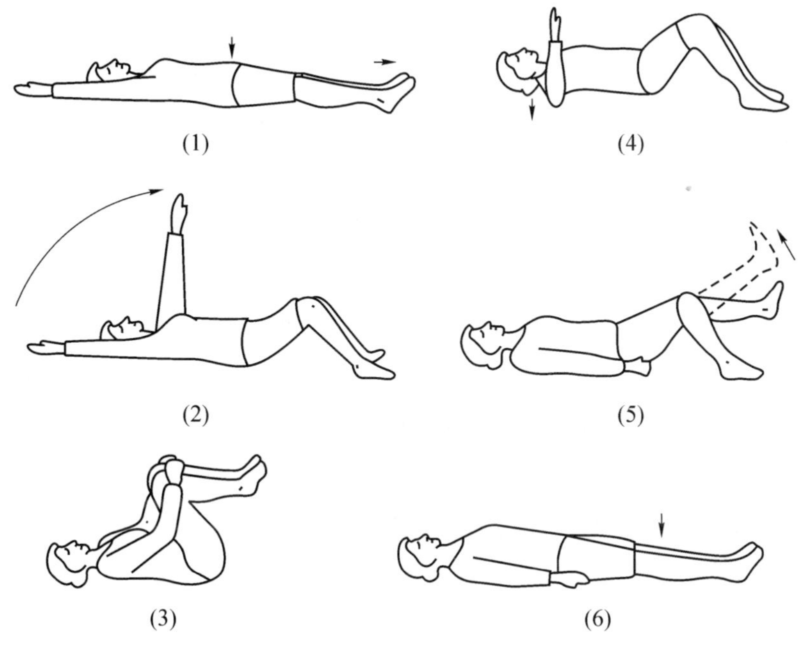

图 7 – 2　仰卧位练习法

② 站立位、坐位练习法，如图 7 – 3 所示：

第一节，患者背部靠墙站立，上肢上举，尽力做背伸动作。

第二节，面对墙站立，双脚前后略分开。双上肢平举与肩同高，背肌伸展，上肢用力推墙。

第三节，双手扶椅子靠背，上身保持正直，背肌伸展，完成膝关节轻度屈曲动作。

第四节，维持上身垂直的坐位姿势。

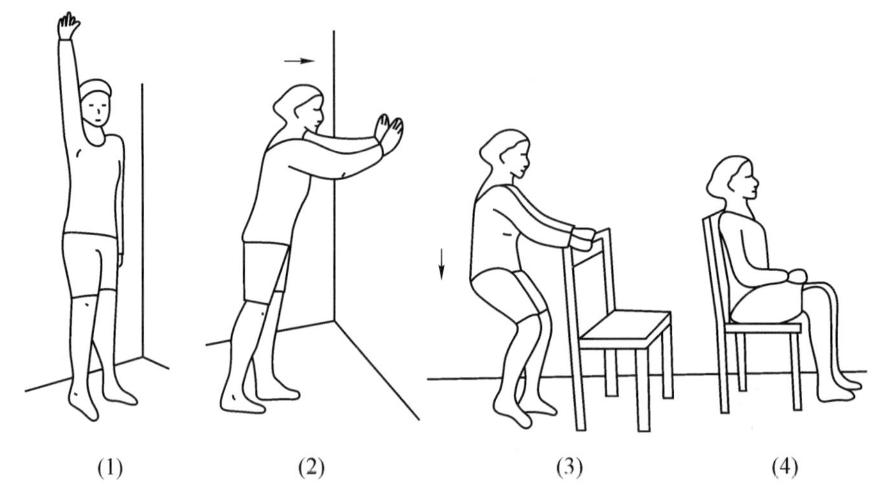

图 7－3　站立位、坐位练习法

（2）多在室外散步、开展体育活动，对骨量增加有益。

（3）要注意运动训练的科学性，防止由于方法不当导致腰椎压缩性骨折。

（4）老年骨质疏松患者要严格按照康复医生设计的处方进行训练，并且要定期到康复门诊复诊。

（5）对肌肉萎缩、肌力弱、平衡功能低下的患者，要使用拐杖加强保护，防止跌倒造成骨折。

（6）严重者要佩戴矫形器，防止脊柱变形或椎体的压缩骨折。

（7）为了改善骨密度，要维持抗重力的姿势，如靠墙站立、起立床上的站立训练、平行杠内的步行训练等。每天最少做 2 h 负重站立和肌肉收缩练习。

（8）运动注意事项，具体如下：

① 要避免做如图 7－4 所示的运动和姿势。

② 老年患者要避免快速的弯腰动作和弯腰抬重物动作。

3. 饮食疗法

戒烟戒酒、少饮咖啡，停用致骨质疏松药物及多进食富含钙镁的食物，如奶类和豆制品等。机体在生理发育不同阶段需要的钙量是不同的，老年人每日需钙量为 1 000～1 500 mg。

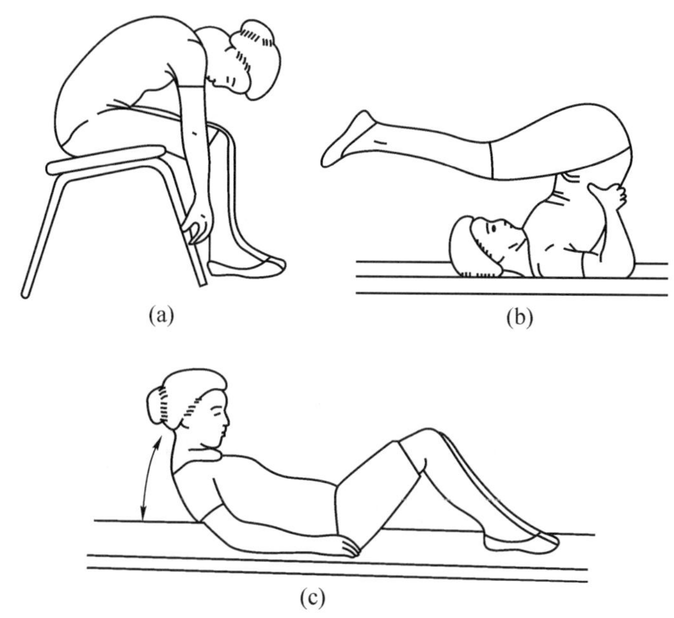

图 7－4　绝对禁忌的运动

（a）不良的坐位姿势；（b）躯干屈曲动作；（c）为练习腹肌而进行的仰卧起坐动作

4. 日光照射

人体的维生素 D_3 一半来自食物，另一半来自日光照射。紫外线照射下可使皮肤 7－脱氢胆固醇在皮肤内合成维生素 D_3，促进钙的吸收，有效预防骨质疏松症。

5. 其他预防措施

尽量减少长期卧床和制动，避免长期持续服用皮质类固醇药物等。对于退行性骨质疏松症患者应积极进行抑制骨吸收、促进骨形成等药物治疗，还应加强防摔、防碰、防绊、防颠等防范骨折的措施。对中老年骨折患者应积极手术，实行坚强内固定，早期活动，进行包括康复治疗在内的综合治疗。

6. 药物治疗

（1）减少骨吸收（抗骨吸收）的药物包括雌激素、选择性雌激素受体调节剂、降钙素、羟乙二磷酸二钠等。

（2）增加骨形成的药物有甲状旁腺素、补充钙剂、类固醇同化剂等。

（3）其他药物治疗如氯噻嗪、骨肽制剂、中药等。

7. 对症治疗

（1）疼痛。

① 止痛剂。当疼痛由肌肉痉挛引起时，可用温和的止痛药物缓解疼痛。

② 局部封闭，如肋间神经封闭。

③ 矫形器，尽量使用柔韧的材料。用硬性材料的矫形器超过一个月将增加骨的丢失。

④ 药物治疗，主要指抗骨质疏松药物，可起到提高骨量、减少骨丢失，尽量不发生骨折的作用，从而减少疼痛的发生或减轻疼痛；但尽可能不用降钙素。

（2）骨畸形局部固定或其他矫形治疗，以防止畸形加剧。

（3）骨折应立即进行复位、固定、牵引或手术治疗，尽早辅以物理疗法和康复治疗。

8. 心理照护

骨质疏松的症状轻重与人的心理状态关系密切。心胸广阔、心情愉快、性格豁达者的自我症状往往较轻，治疗效果也好；心胸狭窄、性格怪僻、心情压抑者的自我症状常表现得较重，治疗效果也较差。因此，应重视心理状态的调整，如患者因长期的疼痛会出现忧虑、消极、自卑、自暴自弃、不配合治疗等，可给予适当的心理疏导和心理暗示。

9. 健康指导

健康指导主要是进行防跌倒宣教与训练，要求患者戒除不良嗜好、坚持平衡饮食、多做户外活动和家庭自我运动训练，特别是静力性体位训练和步行锻炼。

（1）坚持多做户外活动、多晒太阳。例如，步行锻炼以每天步行大于 5 000 步，小于 10 000 步为宜（2 ~ 3 km），适合老年骨质疏松患者。步行锻炼能防治下肢及脊柱的骨质疏松。

（2）每天坚持食用新鲜蔬菜、水果，戒除偏食、酗酒、嗜烟、长期饮用咖啡因饮料等不良嗜好。

（3）家庭自我运动训练，以提高运动的反应能力和对环境的适应能力，防止跌倒。

（4）改造环境。尽量改造和去除家庭和周边环境的障碍，以减少跌倒的机会；采取切实有效的防跌倒措施。照明好、地面防滑、地面无杂物都可以减少倒地危险。

（5）静力性体位训练。坐或立位时应伸直腰背、收腹、收缩臀肌、增加腹压，吸气时扩胸伸背，接着收颏和向前压肩，或坐直背靠椅；卧位时应平仰、低枕，尽量使背部伸直，坚持睡硬板床。所有骨质疏松患者无论其有无骨折都应进行本项训练，使其习惯本训练所要求的姿势，以防骨折驼背的发生。

（6）在骨质疏松的情况下，骨的力学强度明显减低，所以在扭身、持物、弯腰、下楼、所乘坐汽车的抖动、站立倒地等情况下都可以引起骨折。所以应指导老年人及骨质疏松患者进行神经肌肉系统的训练，增加灵活性和应急能力。

（7）预防并发症。尽量避免弯腰、负重等行为，同时为老年人提供安全的生活环境或装束，防止跌倒和损伤，如光线应充足、地面避免光滑或潮湿、卫生间和楼道安装扶手等。指导老年人选择舒适、防滑的平底鞋，裤子或裙子不宜过长，以免上下楼梯时踩地摔倒；日常用品放在容易取到之处。对已发生骨折的老年人，应每隔 2 h 翻身 1 次，保护和按摩受压部位；指导老年人进行呼吸和咳嗽训练，做被动和主动的关节活动训练，定期检查，防止并发症的出现。

练习题

1. 老年人骨质逐渐减少，使骨质疏松，骨脆性增加，患骨质疏松症的老年人极易发生（ ）。

   A. 骨质疏松　B. 脱位　C. 骨软化　D. 骨折

2. 骨质疏松最早期的临床表现为（ ）。

   A. 骨痛和肌无力，表现为腰背疼痛或全身骨痛

   B. 身高降低，驼背

   C. 肺活量、肺最大换气量下降

   D. 心血管功能障碍

3. 老年人骨质疏松症临床观察的要点是（ ）。

   A. 疼痛　B. 骨折

   C. 呼吸功能下降　D. 以上都是

参考答案：1. D；2. A；3. D

第八章　老年血液系统和风湿性疾病的照护

学习目标

掌握： 1. 老年常见血液系统疾病的临床表现。

2. 老年常见血液系统疾病的照护措施。

3. 老年常见风湿性疾病的临床表现及照护措施。

了解： 1. 老年常见血液系统疾病的诊断标准。

2. 老年常见血液系统疾病的健康教育内容。

3. 老年常见风湿性疾病的诊断标准。

第一节　缺铁性贫血

导入案例

唐奶奶，65 岁，患有消化性溃疡 3 年；近两周频繁黑便，常常感到困倦、乏力。经医院检查血红蛋白浓度为 90 g/L，红细胞计数 3.0×10^{12}/L。

思考： 1. 唐奶奶可以诊断为哪种疾病？其主要病因是什么？

2. 服用硫酸亚铁治疗的照护措施有哪些？

一、概述

贫血（anemia）是指单位容积周围血液中血红蛋白浓度（Hb）、红细胞计数（RBC）和（或）红细胞比容（HCT）低于相同年龄、性别和地区正常值低限的一种常见的临床症状。贫血不是一种独立的疾病，各系统疾病均可引起贫血。贫血的实验诊断标准见表 8 - 1，贫血严重度的划分标准见表 8 - 2。

表 8－1　贫血的实验诊断标准

性别	Hb/(g/L)	RBC/($\times 10^{12}$/L)	HCT
男	<120	<4.5	0.42
女	<110	<4.0	0.37

表 8－2　贫血严重度的划分标准

贫血严重度	Hb/(g/L)	临床表现
轻度	>90	症状轻微
中度	60～90	活动后感心悸气促
重度	30～59	静息状态下仍感心悸气促
极重度	<30	常并发贫血性心脏病

缺铁性贫血（iron deficiency anemia，IDA）是体内贮存铁缺乏，导致血红蛋白合成减少而形成的小细胞低色素性贫血。机体铁的缺乏可分为三个阶段：贮存铁耗尽、缺铁性红细胞生成和缺铁性贫血。缺铁性贫血是机体铁缺乏症的最终表现，也是各类贫血中最常见的一种。全球有 6 亿～7 亿人患有缺铁性贫血。

（一）病因

1. 铁需要量增加而摄入量不足

饮食结构不合理而导致铁摄入量不足可引起缺铁性贫血。挑食或偏食，也是导致缺铁的重要原因。

2. 铁吸收不良

铁吸收不良主要与胃肠功能紊乱或某些药物作用，导致胃酸缺乏或胃肠黏膜吸收功能障碍而影响铁的吸收有关。常见于胃大部切除及胃空肠吻合术后、慢性萎缩性胃炎、长期原因不明的腹泻、慢性肠炎、服用制酸剂以及 H_2受体拮抗剂等。

3. 铁丢失过度

慢性失血是成人缺铁性贫血最常见和最重要的病因。反复多次或持续少量的失血，如消化性溃疡、肠息肉、肠道癌肿、月经过多、痔疮等，可增加铁的丢失，使体内贮存铁逐渐耗竭。

（二）临床表现

1. 缺铁原发病的表现

消化性溃疡、慢性胃炎、溃疡性结肠炎、克罗恩病、功能性子宫出血、黏膜下子宫肌瘤等疾病相应的临床表现。

2. 一般表现

疲乏、困倦、软弱无力为贫血最常见和最早出现的症状。皮肤黏膜苍白是贫血最突出的体征。

3. 缺铁表现

缺铁表现有：皮肤干燥、角化、萎缩、无光泽，毛发干枯易脱落，指（趾）甲扁平、不光整、脆薄易裂，甚至出现反甲（图8-1）或匙状甲；黏膜损害多表现为口角炎、舌炎、舌乳头萎缩，可有食欲缺乏，严重者可发生吞咽困难。

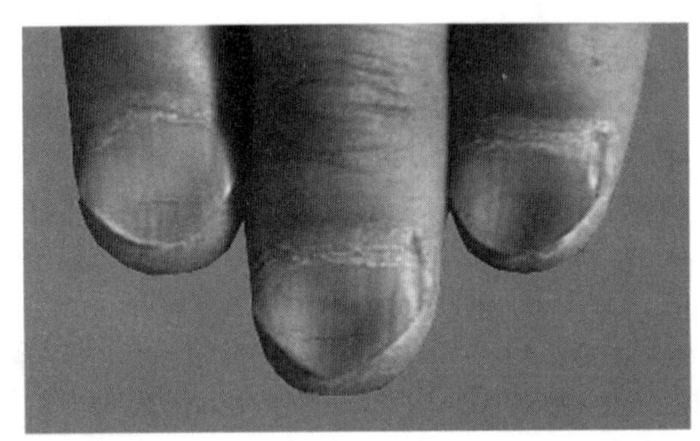

图8-1 反甲

4. 神经系统的表现

由于脑组织缺血、缺氧，无氧代谢增强，能量合成减少，患者常可出现头晕、头痛、耳鸣、眼花、失眠、多梦、记忆力下降及注意力不集中等症状，严重贫血者可出现晕厥，老年患者尚可出现神志模糊及精神异常的表现。

5. 呼吸系统的表现

呼吸系统的表现多见于中度以上贫血的患者，主要表现为呼吸加快以及不同程度的呼吸困难。

6. 心血管系统的表现

心悸、气促，活动后明显加重，是贫血患者心血管系统的主要表现。

7. 消化系统表现

患者可有食欲缺乏、恶心、胃肠胀气、腹泻、便秘等表现。

（三）实验室及其他检查

1. 外周血象

典型血象为小细胞低色素性贫血。红细胞与血红蛋白的减少不成比例，血红蛋白减少较红细胞减少更为明显。白细胞及血小板多正常。血涂片可见红细胞体积较正常小，形态不一，中心淡染区扩大。

2. 骨髓象

红细胞增生活跃，以中、晚幼红细胞为主，细胞体积偏小、染色质颗粒致密、胞浆少；成熟红细胞中心淡染区扩大。骨髓铁染色反映单核－吞噬细胞系统中的贮存铁，因此可作为诊断缺铁的金指标。

3. 铁代谢的生化检查

血清铁减少；血清总铁结合力增高；转铁蛋白饱和度下降；缺铁时血清铁蛋白减少。血清铁蛋白作为早期诊断贮存铁缺乏的一个常用指标，其准确性高、敏感性强。

（四）诊断原则

根据缺铁性贫血的原因、临床表现以及相关的实验室检查结果，可做出初步的临床诊断，必要时可采取诊断性治疗，以进一步明确诊断。

二、照护

（一）照护评估

1. 患病及治疗经过

评估与本病相关的病因、诱因或促成因素：如年龄特征，有无饮食结构不合理导致的各种造血原料摄入不足；有无吸收不良或丢失过多的原因。

2. 既往病史、家族史和个人史

了解患者的既往病史、家族史和个人史，有助于判断贫血的原因。

3. 目前状况

了解患病后患者的体重、食欲、睡眠、排便习惯等的变化，及其营养支持、生活自理能力与活动耐力状况等。

4. 心理与社会支持

了解患者及其家属的心理反应、对贫血的认识与理解程度，以及在治疗与照护方面的配合程度等。

5. 身体评估

除生命体征、皮肤黏膜等常规检查外，应重点评估与贫血严重程度相关的体征，如皮肤黏膜的苍白程度、心率与心律的变化、有无杂音及心力衰竭的表现等。

6. 老年综合评估

根据老年综合评估的要求对患者进行自理能力、智能情况、关节活动度、跌倒风险、焦虑、抑郁程度、压疮风险、家庭状况等方面的评估。

（二）照护措施

1. 饮食照护

（1）纠正不良的饮食习惯。食物是机体内铁的重要来源。不良的饮食习惯，如偏食或挑食，是导致铁摄入量不足的主要原因。应指导患者保持均衡饮食，避免偏食或挑食；养成良好的进食习惯，定时、定量，细嚼慢咽，必要时可少量多餐；尽可能减少摄取刺激性过强的食物。

（2）增加含铁丰富食物的摄取。鼓励患者多吃含铁丰富且吸收率较高的食物（如动物肉类、肝脏、血、蛋黄、海带与黑木耳等）或铁强化食物。

（3）促进食物铁的吸收。不合理的饮食结构或搭配往往不利于铁的吸收，如食物中蔬菜类过多而肉、蛋类不足，富含铁的食物与牛奶、浓茶、咖啡同服等。许多蔬菜富含铁剂，但多为高价铁，吸收率低；牛奶会改变胃内的酸性环境，浓茶与咖啡中的鞣酸可与食物铁结合而妨碍食物中铁的吸收。因此为增加食物铁的吸收，在提倡均衡饮食的同时，还应指导患者多吃富含维生素 C 的食物，也可加服维生素 C；尽可能避免同时进食或饮用可减少食物铁吸收的食物或饮料。

2. 休息与运动

指导患者合理休息与活动，减少机体的耗氧量。应根据贫血的程度、发生发展的速度及基础疾病等，与患者一起制订休息与活动计划，逐步提高患者的活动耐力水平。轻度贫血者，无需作太多限制，但要注意休息，避免过度疲劳。中度贫血者，增加卧床休息时间，但若病情允许，应鼓励其生活自理，活动量应以不加重症状为度；并指导患者在活动中进行自我监控。若自测脉搏≥100 次/min 或者出现明显心悸、气促时，应停止活动。必要时，在患者活动时给予协助，防止跌倒。严重贫血患者应予常规氧气吸入，以改善组织缺氧症状。

3. 铁剂治疗的配合与照护

合理使用铁剂，密切观察并预防其不良反应。

向患者说明口服铁剂的注意事项：

（1）口服铁剂易引起胃肠道反应，宜在饭后或餐中服用。

（2）避免与牛奶、茶、咖啡同服，因茶中鞣酸与铁结合成不易吸收的物质，牛奶含磷较高影响铁的吸收；避免同时服用抗酸药及 H_2受体拮抗剂等，以免抑制铁吸收；口服维生素 C 可促进铁吸收。

（3）口服液体铁剂时，须使用吸管，避免染黑牙齿。

（4）服铁剂期间，大便变黑，是由于铁与肠内硫化氢作用生成黑色硫化铁所致，停药即可恢复。通过介绍消除患者顾虑。

（5）经铁剂治疗到血红蛋白浓度完全正常后，仍需继续服用铁剂 3 ~ 6 个月，以补足体内贮存铁。

4. 原发病的治疗配合与照护

原发病的治疗是有效根治缺铁性贫血的前提和基础。如慢性失血所致的缺铁性贫血，只有去除原发病（如消化性溃疡出血、痔疮等），才能达到纠正贫血并彻底治愈的目的。引起铁剂吸收障碍的疾病如慢性萎缩性胃炎、慢性肠炎等也应积极治疗。

5. 健康指导

（1）疾病知识指导，包括以下两方面内容：

① 向患者介绍常见贫血性疾病的病因、表现、治疗等方面的知识，积极治疗疾病，定期复查。

②指导患者采取科学合理的烹饪方式，纠正不良饮食习惯，对易患此病的患者群采取预防性措施。

（2）活动指导。根据病情参加户外活动，如散步、打太极拳，注意劳逸结合，以不引起心悸、头晕、气促为宜；注意保暖，避免受凉；避免外伤，学会防治出血的简单方法。

练习题

1. 判断贫血严重程度的重要指标是（　　）。

A. 红细胞计数　　B. 血红蛋白

C. 白细胞计数　　D. 血小板计数

2. 贫血最常见和最早出现的症状是（　　）。

A. 头晕　　B. 心悸

C. 乏力　　D. 食欲减退

3. 贫血患者最重要的体征是（　　）。

A. 皮肤黏膜苍白　　B. 食欲减退

C. 肝脾肿大　　D. 疲乏无力

参考答案：1. B；2. C；3. A

第二节　特发性血小板减少性紫癜

导入案例

王先生，60 岁，2 周前突然出现咳嗽咳痰，体温 38.8 ℃，近 2 日出现牙龈渗血，四肢皮肤出现多处淤斑。实验室检查：红细胞计数 3.0×10^{12}/L，血红蛋白浓度 80 g/L，白细胞计数 6.0×10^{9}/L，血小板 18×10^{9}/L。

思考：1. 王先生可以诊断为哪种疾病？

2. 如何做好王先生的心理照护？

一、概述

特发性血小板减少性紫癜（Idiopathic Thrombocytopenic Purpura，ITP）是一种最常见的血小板减少性疾病。由于血小板免疫性破坏过多及生成受抑，造成外周血中血小板数目减少，临床上以自发性皮肤、黏膜及内脏出血为主要表现，实验室检查以血小板计数减少、血液中出现抗血小板抗体、骨髓巨核细胞成熟障碍等为特征。特发性血小板减少性紫癜有急性型和慢性型之分。急性型多见于儿童，慢性型多见于40岁以下女性。近年来，60岁以上老年人的发病率有增加趋势。

（一）病因

1. 免疫因素

由于患者对自身血小板抗原的免疫失耐受，产生体液免疫和细胞免疫介导的血小板过度破坏和血小板生成受抑，最终导致特发性血小板减少性紫癜。

2. 肝、脾与骨髓因素

肝、脾与骨髓不但是血小板抗体和抗血小板抗体产生的主要部位，也是血小板被破坏的主要场所。

3. 感染因素

细菌或病毒感染与特发性血小板减少性紫癜的发病密切相关，部分患者发病前2周有上呼吸道感染，慢性型特发性血小板减少性紫癜常因感染而加重病情。

（二）临床表现

特发性血小板减少性紫癜的主要临床表现为出血倾向。成人特发性血小板减少性紫癜的起病隐匿而不易察觉，多数出血较轻而局限，易反复发生。常表现为皮肤、黏膜出血，如淤点（图8-2）、紫癜、淤斑（图8-3），以及鼻出血，牙龈出血。严重内脏出血较少见。病情可因感染而骤然加重，导致出血广泛、严重的皮肤黏膜及内脏出血。

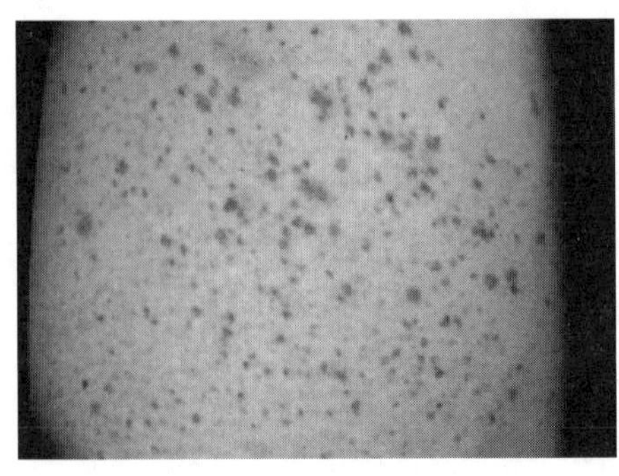

图8-2　淤点

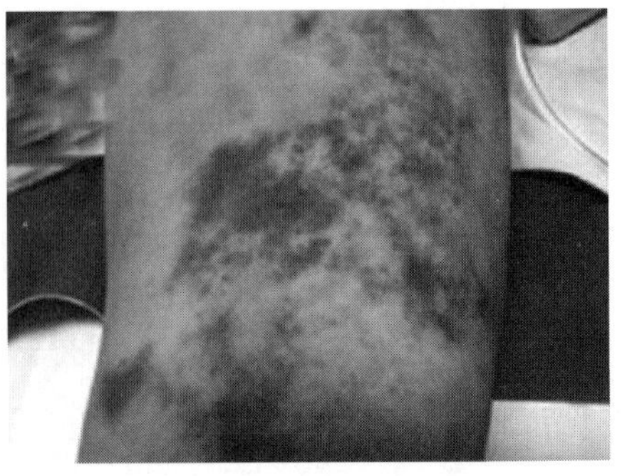

图8-3　淤斑

（三）实验室及其他检查

1. 血液检查

血小板计数减少、平均体积偏大，而血小板功能一般正常；失血多者出血贫血，白细胞计数正常；出血时间延长，束臂试验阳性。

2. 骨髓细胞学检查

骨髓巨核细胞数量增多或正常；巨核细胞发育成熟障碍，表现为体积变小、胞质内颗粒减少、幼稚巨核细胞增多、产血小板型巨核细胞显著减少；红细胞系、粒细胞系、单核细胞系正常。

（四）诊疗原则

特发性血小板减少性紫癜的诊断应根据以下情况作出诊断：反复出现或首次出现程度不等的出血症状；血小板计数明显减少或多次检查血小板减少；脾无肿大或轻度肿大；骨髓巨核细胞增多或正常，有成熟障碍等。特发性血小板减少性紫癜的治疗应个体化，控制出血症状，减少血小板破坏，使血小板计数提高到安全水平，防止严重出血，降低病死率。

二、照护

（一）照护评估

（1）评估患者出血的主要表现形式、发生急缓、主要部位与范围。

（2）评估有无明确诱因；有无应用对血小板有影响的药物。

（3）评估有无内脏出血及其严重程度；有无诱发颅内出血的危险因素及颅内出血的早期表现。

（4）评估发病前有无病毒感染史；有无家族史。

（5）心理社会评估。急性出血者易出现紧张、恐惧心理；慢性出血易反复发作，患者易出现烦躁易怒、抑郁、悲观等心理反应。

（二）照护措施

1. 一般照护

急性期应卧床休息，保持安静、舒适，以减少因周围环境刺激产生焦虑而加重病情。慢性期患者适当活动。血小板在 $50\times10^9/L$ 以下时，避免强体力活动，可适当散步、打太极拳、下棋等。血小板低于 $20\times10^9/L$ 时，要绝对卧床休息，以避免内脏出血。

2. 病情观察

（1）观察出血部位、范围和出血量，及时发现新的出血病灶或内脏出血征象。还应注意患者的自觉症状、情绪反应、生命体征及神志变化。

（2）监测血象，如血小板、白细胞、红细胞计数及血红蛋白浓度等。一旦发现血小板计数小于 $20\times10^9/L$，应警惕颅内出血征象并立即通知医生，配合救治。

3. 对症照护

如有感染、出血等症状，给予相应的照护。

4. 用药照护

（1）糖皮质激素为此类疾病的首选药物。正确执行医嘱并注意药物不良反应，口服药物应餐后服；长期使用糖皮质激素会引起身体外形的变化，还可引起胃肠道反应、诱发和加重感染等。长春新碱可致骨髓抑制、末梢神经炎。环磷酰胺可致出血性膀胱炎。

（2）静注免疫抑制剂、大剂量丙种球蛋白时，易出现恶心、头痛、出汗、肌痉挛、寒战、发热等，可减慢滴速。注意保护局部血管，预防和及时处理静脉炎。

5. 心理照护

安慰患者静心休养、稳定情绪。加强与患者和亲属的有效沟通。告知患者因药物的不良反应所带来的身体不适，会随着停药而逐渐消失，从而消除患者疑虑，缓解其心理压力，树立战胜疾病的信心，积极配合治疗照护。

6. 健康指导

（1）疾病知识指导。向患者介绍本病的有关知识，指导患者学会自我保护，避免一切外伤；自我监测有无皮肤黏膜出血和粪便颜色变化。

（2）用药指导。鼓励患者坚持服药，用药期间注意复查血压、尿糖、血象等。嘱患者避免服用阿司匹林等影响血小板功能的药。

（3）生活指导。注意保暖，预防感染。缓解期注意锻炼身体，增强机体抵抗力。值得注意的是：充足的睡眠、稳定的情绪和保持大小便通畅，是预防颅内出血的有效措施。

练习题

1. 特发性血小板减少性紫癜的首选治疗措施是（　　）。

A. 脾切除　　B. 应用泼尼松　　C. 应用雄激素　　D. 输血小板

2. 特发性血小板减少性紫癜照护查体主要可见（　　）。

A. 便血　　B. 尿血　　C. 皮肤黏膜出血　D. 脾大

3. 特发性血小板减少性紫癜患者，经实验室检查：红细胞计数 $3.0\times10^{12}/L$，血红蛋白浓度 90 g/L，白细胞计数 $6.8\times10^9/L$，血小板 $15\times10^9/L$。目前，该患者的最大危险是（　　）。

A. 颅内出血　　B. 败血症　　C. 上消化道出血　D. 脑栓塞

参考答案：1. B；2. C；3. A

第三节　类风湿关节炎

导入案例

张女士，60岁，退休教师。25年前无明显诱因出现双手腕、掌指、肘关节疼痛、肿胀，时轻时重。近3年，双手指出现变形，晨起僵硬。现在，双手腕、掌指、肘关节肿胀，碰到即疼痛，影响自行饮食起居。

思考：1. 根据张女士的症状，可以诊断为何种疾病？

2. 针对张女士的晨僵现象，应如何进行照护？

一、概述

类风湿关节炎（Rheumatoid Arthritis，RA）是一种主要侵及周围关节，以慢性、对称性、周围性多关节炎性病变为主要特征的全身性自身免疫性疾病。临床表现为受累关节肿痛、功能受限，当软骨和骨质出现炎症破坏时，出现关节畸形和功能障碍。病情呈反复发作且持续。

（一）病因

1. 感染因子

虽然目前尚未证实导致本病的直接感染因子，但临床及实验研究资料均表明，某些细菌、支原体、病毒、原虫等感染与类风湿关节炎关系密切。

2. 遗传因素

本病具有一定遗传倾向。

3. 其他因素

本病与代谢障碍、营养不良、受教育水平低下、紧张性职业及不良心理社会因素有关。

（二）临床表现

1. 关节表现

该病主要侵犯四肢周围小关节，尤其手指关节，如腕、掌指和近端指间关节，其次是趾、膝、踝、肘、肩等关节。典型表现为多关节、对称性损害，且随病情进展，受累关节增多。

2. 晨僵

晨僵是观察类风湿关节炎活动的重要指标之一，95%以上的患者出现晨僵，具有持久性，持续时间大于1 h。

3. 关节痛与压痛

关节痛与压痛是该病最早出现的症状，呈持续性、对称性疼痛，伴有压痛，时轻时重，部分受累关节皮肤出现褐色色素沉着。

4. 关节肿胀

关节肿胀因关节腔内积液或关节周围软组织炎症引起，多呈对称性，受累关节多呈梭状指（图8－4）。

5. 关节畸形

关节畸形在病情晚期出现，由于软骨、骨质结构破坏，造成关节纤维性或骨性强直，关节周围的肌腱、韧带损害致使关节脱位，如手指的尺侧偏斜及典型“天鹅颈样”畸形（图8－5）等。随着关节周围肌肉萎缩、痉挛，可加重关节畸形程度。严重者，关节呈现纤维性或者骨性强直而失去关节功能，导致生活不能自理。

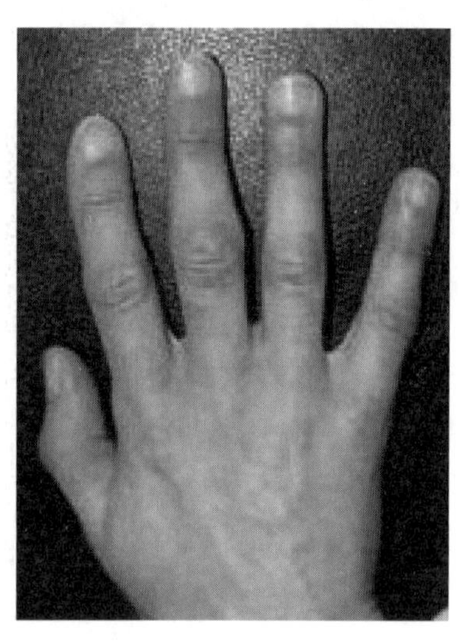

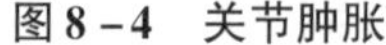

图8－4　关节肿胀

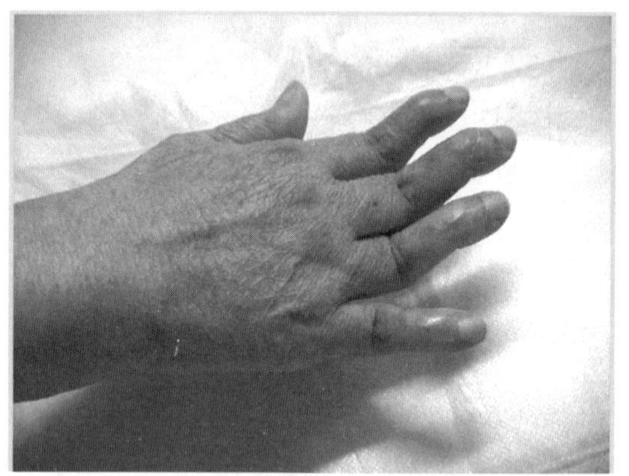

图8－5　关节畸形

6. 功能障碍

功能障碍是指由于关节肿痛、关节结构的破坏引起的关节功能障碍。美国风湿病学院根据该病对生活的影响程度，将关节功能障碍分为4级。

Ⅰ级：关节能自由活动，能完成平常任务而无妨碍；

Ⅱ级：关节活动中度受限，1个或几个关节疼痛不适，但日常生活能够自理；

Ⅲ级：关节活动显著限制，不能胜任日常工作，生活自理困难；

Ⅳ级：大部分或完全失去活动能力，患者长期卧床或者依赖轮椅，日常生活不能自理。

7. 关节外表现

（1）类风湿结节。类风湿结节是本病较常见的关节外表现，也是类风湿关节炎的特异性皮肤表现，提示病情活动。浅表结节多位于肘关节鹰嘴附近、枕部、足跟腱鞘等部位的皮下，结节质硬、无压痛，大小不一，成对称分布（图8-6）。

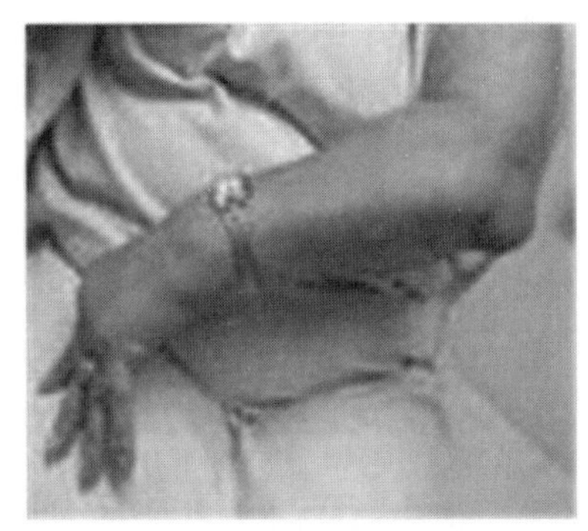

图8-6　类风湿结节

（2）类风湿血管炎。类风湿血管炎主要累及病变组织的动脉，出现在皮肤、肌肉、眼、肺、心、肾、神经等器官组织，表现为甲床或指端的小血管炎，少数发生局部缺血坏死。

（3）其他。部分患者出现干燥综合征，可出现口干、眼干和肾小管中毒，部分患者可出现小细胞低色素性贫血。

（三）实验室及其他检查

1. 血液检查

血液检查结果显示有轻至中度贫血，白细胞及分类多正常，血小板计数增多，活动期时红细胞沉降率增快，C反应蛋白增高等。

2. 类风湿因子检查

类风湿因子（Rheumatoid Factor，RF）是一种自身抗体，有IgM型、IgG型、IgA型及IgE型。其中70%的类风湿关节炎患者血清中有IgM型类风湿因子，其滴度与本病的活动性和严重性成正比。

3. 关节滑液检查

关节腔内滑液量增加，超过3.5 mL。

4. 关节X线检查

主要以手指和腕关节的X线摄片最有价值，呈现关节周围软组织的肿胀阴影，关节端骨质疏松（Ⅰ期）；关节间隙因软骨破坏而变狭窄（Ⅱ期）；关节面呈虫噬样破坏性改变（Ⅲ期）；晚期可见关节半脱位、关节破坏后的纤维性或骨性强直（Ⅳ期）。

5. 类风湿结节活检

其典型的病理改变有助于本病的诊断。

（四）诊断原则

目前诊断类风湿关节炎参照1987年美国风湿病学会提出的分类标准：

（1）晨僵持续至少1 h（≥6周）；

（2）有3个或3个以上的关节肿（≥6周）；

（3）腕、掌指、近端指间关节肿（≥6周）；

（4）对称性关节肿（≥6周）；

（5）有皮下结节；

（6）手X线摄片改变（至少有骨质疏松和关节间隙狭窄）；

（7）类风湿因子阳性（滴度＞1：20）；

上述7项中有4项者即可诊为类风湿关节炎。

二、照护

（一）照护评估

（1）评估关节疼痛的部位，患者对疼痛性质的描述，关节肿胀和活动受限的程度，有无畸形，晨僵的程度，以判断病情及疗效。

（2）评估关节僵硬与活动受限发生的时间、部位、持续时间、缓解方式，关节僵硬与活动的关系。

（3）使用"基本日常生活能力评定量表"评估患者生活自理能力、活动能力以及活动的安全性。

（4）评估有无关节外症状，如胸闷、心前区疼痛、腹痛、消化道出血、头痛、发热、咳嗽、呼吸困难等。这些症状提示病情严重，应尽早给予适当的处理。

（5）评估患者及家属对疾病相关知识的了解程度，同时应注意评估患者有无因不能活动或活动受限而产生不良的心理反应，如紧张、恐惧等。

（二）照护措施

1. 休息与体位

安排规律的作息时间，不宜长期绝对卧床。在急性活动期，应卧床休息，减少体力消耗，采取舒适体位，适当限制关节活动并保护关节功能，同时避免脏器受损；在缓解期，应有计划地进行关节功能的康复活动，劳逸结合。

2. 环境照护

为患者创造适宜的环境，避免过于杂乱、吵闹，或过于寂静，以免患者因感觉超负荷或感觉剥夺而加重疼痛感。

3. 疼痛照护

合理应用非药物性止痛措施，如松弛术、皮肤刺激疗法（冷敷、热敷、加压、震动等）、分散注意力。根据病情使用蜡疗、水疗、磁疗、超短波、红外线等物理治疗方法缓解疼痛，也可按摩肌肉、活动关节，防治肌肉挛缩和关节活动障碍。

4. 晨僵照护

鼓励患者早晨起床后行温水浴，或先用热水浸泡僵硬的关节，而后活动关节。夜间睡眠时注意患病关节的保暖。戴弹力手套，可减轻晨僵。加强患侧关节的功能锻炼及理疗。

5. 干燥综合征照护

（1）口腔照护。保持口腔清洁，每日用3%碳酸氢钠溶液进行口腔照护，做到饭前、饭后漱口。

（2）眼部照护。保持眼部卫生，勿用力揉眼，每日用温热软毛巾湿敷眼部1次/h；避免阳光直射眼部，室内光线保持柔和暗淡；避免长时间看书、电视等，以免用眼疲劳。

（3）皮肤照护。涂抹润肤油，嘱患者勿用力抓挠皮肤，勤剪指甲；皮肤感染时，遵医嘱对症处理。

6. 遵医嘱用药

常用的非甾体类抗炎药有布洛芬、萘普生、阿司匹林、吲哚美辛等，告诉患者按医嘱服药的重要性和有关药物的不良反应。

7. 锻炼照护

关节肿痛时，限制活动。急性期后，鼓励患者坚持每天定时进行被动和主动的全关节活动锻炼，并逐步从主动的全关节活动锻炼过渡到功能性活动，以恢复关节功能，加强肌肉力量与耐力。活动量以患者能够忍受为度，如活动后出现疼痛或不适持续2 h以上，应减少活动量。必要时给予帮助或提供适当的辅助工具（图8－7和图8－8），如拐杖、助行器、轮椅等，并教给患者个人安全的注意事项，指导患者及家属正确使用辅助性器材。

8. 生活照护

根据患者活动受限的程度，协助患者洗漱、进食、大小便及清理个人卫生等，将经常使用的物品放在患者健侧伸手可及之处，鼓励患者使用健侧手臂从事自我照顾的活动，尽可能帮助患者恢复生活自理能力。

9. 心理照护

帮助患者接受活动受限的事实，重视发挥自身残存的活动能力。评估患者焦虑程度，帮助患者提高解决问题的能力，采取积极的应对措施。鼓励患者表达自己的感受，注意疏导、理解、支持和关心患者。劝导患者家属多给予关心、理解及心理支持。对于脏器功能受损、预感生命受到威胁而悲观失望者，应鼓励其树立战胜疾病的信心，同时注意观察患者的精神状态是否正常，发现情绪不稳定、精神障碍或意识不清者，应做好安全防护和急救准备，防止发生自伤和意外受伤等。

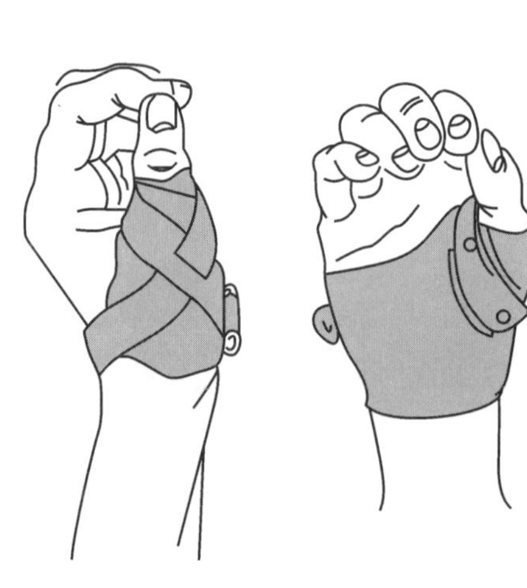

图 8－7　功能辅助用具（一）

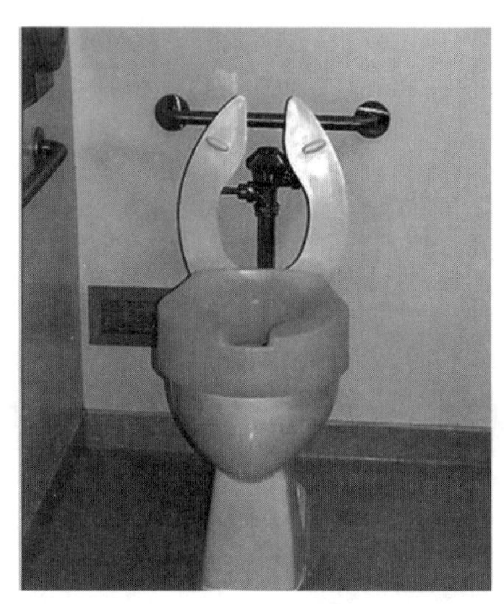

图 8－8　功能辅助用具（二）

10. 预防并发症

（1）评估患者的营养状况，注意有无热量摄入不足或负氮平衡。

（2）严密观察患病肢体的情况，并做肢体按摩，防止肌肉萎缩。

（3）应鼓励卧床患者有效咳嗽和深呼吸，防止肺部感染。

（4）加强保护措施，尤其在患者活动初期，防止受伤。

（5）保持肢体功能位，如用枕头、沙袋或夹板保持足背屈曲，以防止足下垂。

（6）协助患者定时翻身、适当使用气垫床等，预防压疮。

（7）采取预防便秘的措施，如保证足够的液体入量，多食富含纤维素的食物，适当活动，必要时给予缓泻剂。

11. 健康指导

（1）疾病知识指导。向患者和家属解释病情及治疗方案，加强营养，合理膳食，多食富含蛋白质、维生素、钙、铁等食物，预防骨质疏松；指导患者调节并保持良好的情绪状态；避免各种诱因，如感染、寒冷、潮湿、过劳等，注意保暖；指导患者定期复查，以及时调整治疗方案。

（2）自理能力训练。根据患者关节活动的受限程度，协助患者完成日常生活活动，并训练日常生活自理能力，如穿脱衣裤、鞋、袜，进餐，洗漱，行走，如厕，做家务等，以及作业治疗，如缝纫、装配、绘画、雕刻等，提高日常生活自理能力和工作能力。必要时指导患者正确安全地使用各种辅助工具，如夹板、拐杖、助行器、支架及轮椅，教会使用方法和注意事项，避免不必要的损伤。

（3）用药与就医指导。指导患者用药方法和注意事项，用药期间应严密观察药物疗效及不良反应，定期检测血、尿常规及肝、肾功能等，一旦发现有严重的不良反应，应立即停药并及时处理。自觉遵医嘱用药，不要随便停药、换药、增减药量，坚持治疗，减少复发。病情复发时，应及早就医，以免重要脏器受损。

练习题

1. 风湿性疾病最常见的症状是（　　）。

A. 肌肉痛　　B. 关节肿痛　　C. 神经痛　　D. 关节致残

2. 类风湿关节炎手指畸形的突出表现为（　　）。

A. 匙状指　　B. 杵状指　　C. 梭状指　　D. 蜘蛛指

3. 类风湿关节炎患者最早出现的病变部位是（　　）。

A. 足趾　　B. 膝关节

C. 肘、髋关节　　D. 腕、掌指和近端指间关节

参考答案：1. B；2. C；3. D

第九章　老年神经系统疾病的照护

学习目标

掌握： 1. 老年神经系统疾病的正确照护方法。

2. 偏瘫患者的良肢位摆放。

了解： 1. 老年常见神经系统疾病的危险因素。

2. 脑卒中的先兆表现。

第一节　脑卒中

导入案例

李奶奶，76 岁，因儿女不在身边，无人照顾，在养老院居住。日常饮食、洗漱、如厕等均可自理。既往有高血压、糖尿病、冠心病病史。早晨起床时，李奶奶突然觉得左侧肢体麻木、无力，不能下床行走。

思考： 1. 李奶奶出现的问题可能是脑中风吗？

2. 对偏瘫老年人实施照护时应注意哪些问题？

一、概述

脑卒中又名“脑血管意外”，中医称为“脑中风”，是由于脑血管突然破裂或因血管阻塞造成血液循环障碍而引起脑组织损害的一组疾病。脑卒中可分为两类：缺血性脑卒中包括短暂性脑缺血发作（TIA）、脑血栓形成和脑栓塞；出血性脑卒中包括脑出血和蛛网膜下腔出血。我国是全球脑卒中的第一大国，现有脑卒中病人 700 多万，每年约有 120 万人死于脑卒中，新发脑卒中病人每年大于 150 万；75% 的病人丧失劳动能力，40% 重度致残。脑卒中是老年人致残及认知功能障碍的主要原因。脑卒中有高发病率、高致残率、高复发率、高费用的特点，严重威胁人类健康和生活质量，并给家庭和社会带来沉重的经济负担。

（一）病因

（1）血管壁病变。

（2）心脏病和血流动力学改变。

（3）血液成分和血液流变学改变。

（二）脑卒中的危险因素

1. 高血压

高血压是最重要和独立的危险因素，与脑卒中的发病风险呈正相关，控制高血压可显著降低脑卒中的发病率。

2. 心脏病

如心瓣膜病、心房纤颤、冠心病、心肌梗死等均可增加脑卒中事件的发生率，有效防治心脏病可降低脑卒中发病率。

3. 糖尿病

糖尿病或糖耐量异常患者发生脑卒中的可能性较一般人群成倍增加，是脑卒中的重要危险因素，高血糖可进一步加重卒中后的脑损害。

4. 短暂性脑缺血发作和脑卒中史

短暂性脑缺血发作越频繁，脑卒中风险越高，有脑卒中病史的病人复发率较一般人群高 4 倍。

5. 吸烟和酗酒

吸烟可增加血黏度和血管壁损伤，尼古丁可使血管收缩、血压升高。脑卒中风险与吸烟量和持续时间相关。酗酒者的脑卒中发病率是一般人群的 4 ~ 5 倍。

6. 高脂血症

高脂血症可增加血黏度、加速脑动脉硬化进程，增加脑卒中发病率。

7. 高同型半胱氨酸血症

高同型半胱氨酸血症是动脉粥样硬化、缺血性卒中和短暂性脑缺血发作的独立危险因素。

8. 其他

脑卒中的其他危险因素有体力活动减少、高盐饮食、超重、药物滥用、感染、眼底动脉硬化，以及高龄、种族、性别、气候、家族史等。

（三）临床表现

1. 短暂性脑缺血发作

突然发作，一过性的黑蒙、视力丧失、肢体轻度偏瘫或感觉异常、吞咽困难、饮水呛咳、语言不清等，数分钟至1 h缓解，最长不超过24 h即可完全恢复，不留后遗症，但反复发作。

2. 脑血栓形成

常在安静状态或睡眠中起病，突然出现偏瘫、感觉障碍、失语、吞咽障碍和意识障碍等，症状和体征常在数分钟或数小时或1～2日内达到高峰。病情轻、救治及时，能尽早获得充分的侧支循环，病人可不留后遗症。重症病人的受损部位累及重要中枢，侧支循环不能及时建立，则会留有失语、偏瘫等后遗症，更为严重者可危及生命。

3. 脑栓塞

各种栓子随血流进入颅内动脉使血管腔急性闭塞，引起相应供血区脑组织缺血坏死及脑功能障碍，约占脑梗死的15%。脑栓塞多在活动中急骤起病，无前驱症状，局灶性神经体征在数秒钟至数分钟达到高峰。脑栓塞表现为偏瘫、感觉障碍、失语、吞咽障碍、癫痫发作等，最常见的是心源性栓塞，大多数病人伴有风心病、冠心病和严重心律失常等。

4. 脑出血

脑出血最常见的病因为高血压动脉粥样硬化。临床表现为突然头痛、恶心、呕吐、偏瘫、失语、视力障碍、吞咽障碍、意识障碍、精神症状、大小便失禁等，发病时多有血压明显升高。预后与出血量、出血部位、病因及全身状况有关。

5. 蛛网膜下腔出血

蛛网膜下腔出血通常为脑底部动脉瘤或动静脉畸形破裂，血液直接流入蛛网膜下腔所致。在剧烈运动和情绪激动时突然发病，表现为剧烈头痛、呕吐、脑膜刺激征。

（四）辅助检查

（1）CT检查：常规进行CT检查。

（2）核磁（MRI）检查。

（3）脑血管造影（DSA）：可检出脑动脉瘤、脑动脉畸形、血管炎等。

（4）脑脊液检查：蛛网膜下腔出血脑脊液呈均匀一致血性。

（5）经颅多普勒（TCD）：脑血流检查可发现颈动脉及颈内动脉狭窄、动脉粥样硬化斑块或血栓形成。

（6）血常规及生化检查。

（五）诊疗原则

脑卒中依据病史、起病状态和临床表现，为患者行CT和其他必要检查明确诊断。缺血性脑卒中给予脱水降颅压、活血化瘀、抗凝、溶栓、营养脑细胞等治疗，出血性脑卒中给予脱水降颅压、降血压、止血、脑保护、外科手术等治疗。

二、照护

（一）照护评估

1. 评估患者起病情况

评估患者的起病时间和起病形式，有无头昏、头痛症状，头痛的剧烈程度，有无眩晕、恶心、呕吐等症状。患者发生严重眩晕时会有天旋地转、不敢睁眼的感受，并伴随恶心、呕吐，脑出血颅内压增高时患者呕吐为喷射性呕吐。

2. 评估患者神志、瞳孔和生命体征情况

（1）评估患者神志是否清楚，有无意识障碍及其类型（见表9－1）。

表9－1　意识障碍类型及表现

类　型	表　现
嗜睡	最轻的意识障碍，患者在无刺激时处于睡眠状态，刺激后能醒，且可正确回答问题，刺激停止后又入睡
意识模糊	或称朦胧状态，较嗜睡程度深，伴意识内容改变，患者能保持简单的精神活动，但对时间、地点、人物的定向能力发生障碍
昏睡	患者处于熟睡状态，不易唤醒。虽在强烈刺激下可被唤醒，但很快又再入睡，醒时答话含糊或答非所问
浅昏迷	意识大部分丧失，无自主运动，对声、光刺激无反应，对疼痛刺激尚可出现痛苦的表情或肢体退缩等防御反应。角膜反射、瞳孔对光反射、眼球运动、吞咽反射等可存在
深昏迷	全身肌肉松弛，对各种刺激全无反应。无意识，自发动作消失，瞳孔对光反射消失，各种反射均消失

（2）评估瞳孔变化。正常瞳孔等大等圆，直径2～5 mm，对光反射灵敏。有异常时可表现为瞳孔散大或缩小或双侧瞳孔不等大，对光反射表现为迟钝、存在或消失。老年人伴随白内障或其他眼部疾病时，要注意区分。

（3）评估患者体温、脉搏、呼吸、血压的情况。

3. 评估患者有无神经功能受损

（1）评估患者有无面瘫。脑卒中患者在说话时脸部会出现不对称，口角歪斜，一侧鼻唇沟变浅。

（2）评估患者有无言语障碍。与患者交流，观察患者有无言语笨拙、含糊或失语。

（3）评估患者有无吞咽障碍。请患者喝一小口水，观察患者有无吞咽困难及呛咳。

（4）评估患者四肢肌力、肌张力情况。肌力是指肌肉收缩时产生的力量（肌力分级见表9－2），肌张力是指肌肉静止松弛状态下的紧张度。

表9－2　肌力分级

级　别	表　现
0级	完全瘫痪，肌肉完全无收缩力
1级	肌肉有主动收缩力，但不能产生动作
2级	肢体能在床面上移动，但不能抬起
3级	肢体能抬离床面，但不能抗阻力
4级	肢体能做对抗外界阻力的运动，但弱
5级	正常肌力

（5）评估患者有无肢体活动障碍、步态不稳及肌萎缩、一侧肢体活动无力现象。

（6）评估患者有无感觉障碍，评估患者两侧肢体对痛、温觉的感受是否相同。

（7）评估患者有无大小便失禁。

4. 老年综合评估

从日常生活自理能力、简易智能评定、抑郁评定、跌倒风险、坠床风险，以及压疮风险等各方面对患者有一个综合性的评估，明确照护的重点。

5. 评估既往史和用药情况

评估患者有无高血压、冠心病、糖尿病等病史及是否规律用药。

6. 评估生活方式和饮食习惯

评估患者生活起居是否规律、饮食是否口味偏咸以及是否高胆固醇饮食。

（二）照护措施

1. 急性期照护

脑卒中发生后至生命体征平稳之前为急性期，一般为2周。脑出血的患者应严格卧床休息4周，床头抬高15°，以促进脑部静脉回流，减轻脑水肿。因急性期病情不稳定，故应密切观察患者的生命体征及病情变化，并做好以下几点：

（1）保持呼吸道通畅。患者无论采取何种卧位，都要使其面部转向一侧，以利于呼吸道分泌物的引流，及时清理呼吸道分泌物，必要时行电动吸痰。

（2）正确翻身、叩背。为患者翻身时，将患者双手交叉放于腹部，两腿屈曲，照护者一手托住患者肩部，另一手托住其腰部，将其上半身先移向近侧床边；然后一手托住患者腰部，另一手托住患者臀部，将其下半身移向近侧床边；再用双手分别托住患者的肩部和膝部，使患者翻身向对侧，并使用翻身垫支撑（图9－1）。

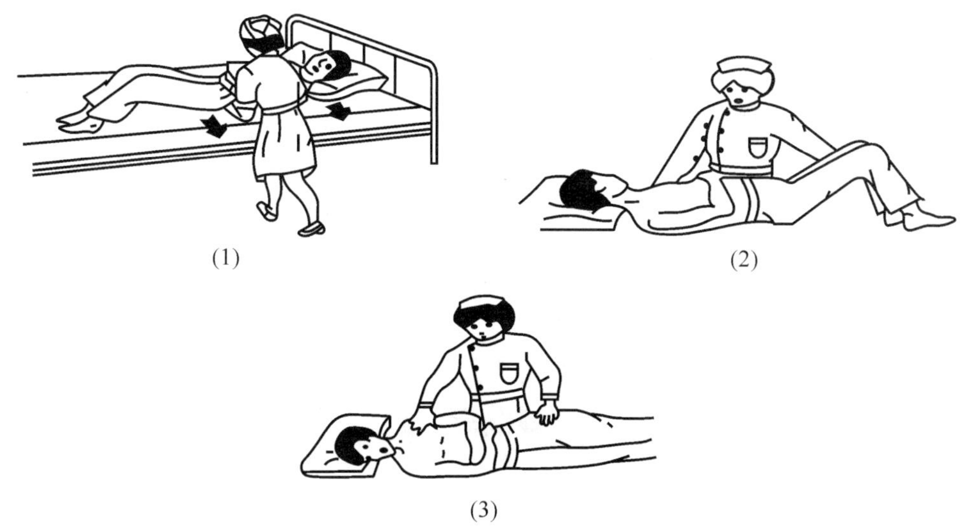
(1)　(2)　(3)

图 9－1　翻身的方法

为患者叩背时，手指并拢，手背隆起，手指关节微屈成空心状（图 9－2），指腹与大小鱼际扣指于患者皮肤，利用腕关节用力，由下至上、由两侧至中央，有节律地叩击患者背部，持续 5～10 min。叩背的力量应均匀，避开肩胛骨、脊柱，最好在雾化吸入后进行，排痰效果更好。

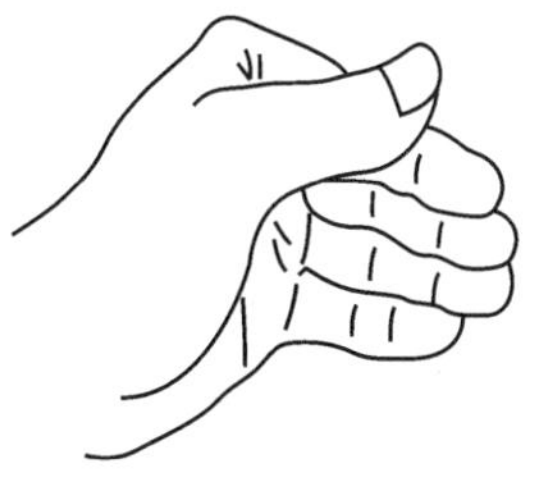
图 9－2　叩背的手形

（3）正确摆放良肢位。在偏瘫早期，正确体位能预防和减轻偏瘫典型的屈肌或伸肌痉挛模式的出现和发展，如上肢屈曲并肩胛带后缩，下肢伸展伴髋关节外旋。因此，在床上肢体宜置于抗痉挛体位，即良肢位。

① 摆放患侧卧位时，患侧上肢应前伸，前臂旋后、腕背伸。照护者将一只手放在患者患肩和肩胛骨下面，使患者肩胛骨前伸。患者躯干略向后仰，背部放一枕头支撑，患侧下肢膝关节略弯曲，臀部伸直。健侧下肢呈迈步位，上肢自然放于身上或后面的枕头上（图 9－3）。患侧卧位是所有体位中最重要的体位，整个患侧因被拉长而减轻了痉挛，且患者的体重压在患侧床面上，增加了对患侧的感觉刺激。另外患者的健手在上面能自由活动，如拉被子、打电话等，比较方便。

② 摆放健侧卧位时，患侧上肢由枕头支持在患者的前面，伴肩胛骨前伸。患侧下肢向前稍屈髋、屈膝，并放于枕头上，不能让足悬在枕头边缘内翻。健侧下肢平放在床上，稍屈髋、屈膝（图 9－4）。

③ 摆放仰卧位时，在患侧臀部、大腿下面放置一个枕头，使骨盆向前，以防止患腿外旋。在患侧肩胛下也放一个枕头，使肩部上抬前挺，防肩胛骨向后挛缩，上臂旋后

稍外展，肘、腕关节伸直，掌心向上，手指伸展（图9－5）。对于偏瘫患者，应尽可能少用仰卧位，因为这种体位受紧张性颈反射的影响，异常反射活动最强。这种体位还会增加骶尾部、足跟外侧和外踝处发生压疮的危险性。

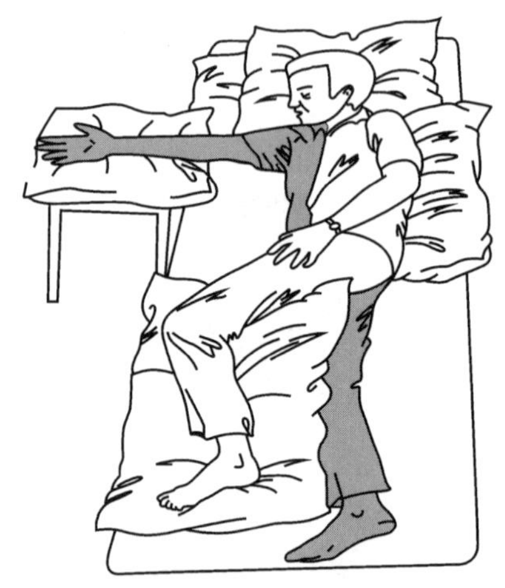

图9－3　患侧卧位（建议采用）

图中阴影部分为患侧肢体

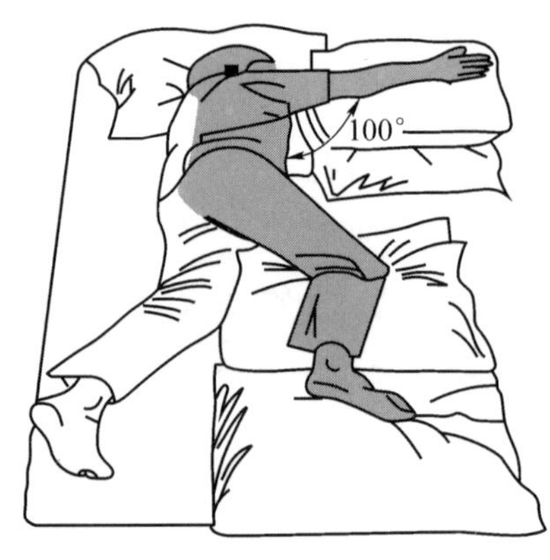

图9－4　健侧卧位

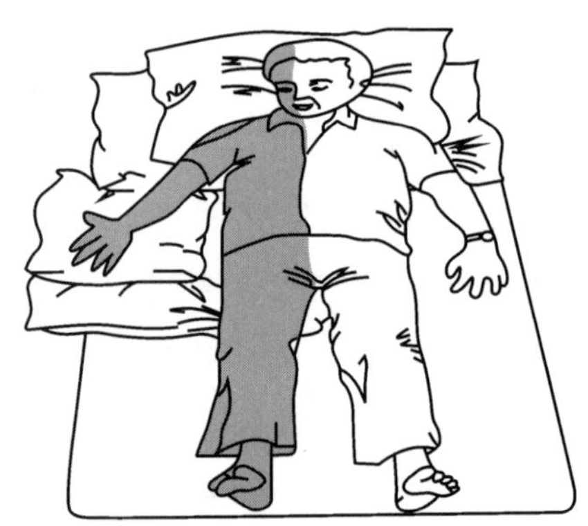

图9－5　仰卧位（不建议常用）

④ 坐位时应使髋关节屈曲至近于直角的适宜角度，脊柱伸直。将足够的枕头放置在患者后背以帮助患者达到上半身竖直的坐位，头部无须支持。上肢放在一张可调节桌上，桌上放枕头（图9－6）。

注意：应尽量避免半坐卧位，因为它能增加不必要的躯干屈曲伴下肢伸直，而且对骶尾的压力增加很容易导致压疮。

（4）肌肉按摩和被动关节活动。照护者应经常为患者进行被动按摩，按摩对患侧肢体是一种运动感觉刺激，并可促进血液和淋巴回流。对防治失用性或营养性肌萎缩、深静脉血栓有一定作用，按摩应轻柔、缓慢而有规律。被动关节活动应从近端关节至远端关节，活动应轻柔，多做一些抗痉挛模式的活动，如肩外展、外旋，前臂旋后，腕背伸，指伸展，伸髋，屈膝，踝背伸等。

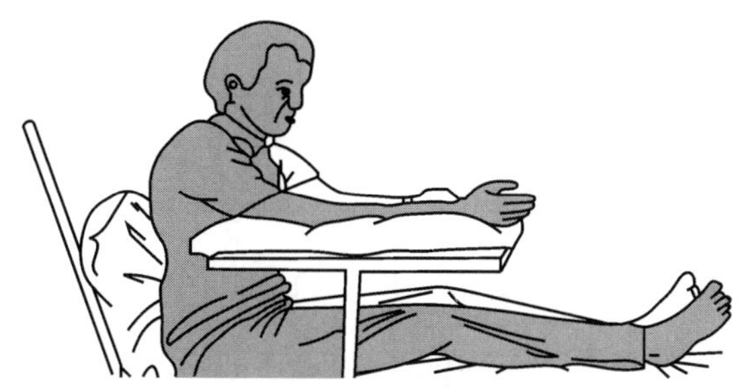

图 9－6　坐位

2. 饮食照护

（1）神志清楚、经口进食无吞咽障碍的患者，饮食宜清淡、规律。合并糖尿病的患者宜低糖饮食，多吃新鲜蔬菜及水果。每日饮水量以 1 000 ~ 1 500 mL 为宜。

（2）有轻度吞咽障碍的患者，药物和食物宜碾碎成糊状，可使用食物料理机将饭菜制作成糊状，以利于吞咽。进食时，患者取坐位或半坐位，保持环境安静，避免与患者说笑；将食物从患者健侧缓慢小口喂入，并观察患者的吞咽动作，待其完全咽下后，再喂入第二口。

（3）对严重吞咽障碍的患者，遵医嘱给予鼻饲（鼻饲方法详见第二章第三节）。为患者进行翻身或其他操作时避免抻、拽鼻胃管，以免造成鼻胃管脱出。注意：鼻饲后半小时内不搬动患者，不吸痰；两次鼻饲间隔时间应大于 2 h。

3. 失语症的照护

失语症是脑部病变所致语言功能的丧失或障碍，患者理解和表达语言的能力受损。患者表现为言语含糊、笨拙、欠流利、言语不能，或者理解、复述、命名等障碍，自尊心受损、心情焦躁。可从以下几方面进行照护：

（1）了解患者失语的类型和程度，以及患者的心理状态，及有无流涎症状。

（2）给予患者尊重，理解。

（3）与患者交流时语速放慢，使用患者能够理解的沟通方式。

（4）鼓励患者大声说话并及时给予鼓励，帮助患者克服害羞的心理，树立信心。

（5）多与患者交流，帮助患者进行言语功能的训练。可以从单音节的字开始，逐渐过渡到词语和句子；鼓励患者诵读、讲故事。

（6）还可以选择一些非语言的交流方式，如手势、画板、手机、电脑等。

4. 感觉障碍的照护

感觉障碍是指机体对各种形式（痛、温、触、压、位置、震动等）的刺激无感知、感知减退或异常的综合征。

（1）了解患者感觉障碍的部位和程度。

（2）保持床单位清洁、干燥、平整、无渣屑，衣服应柔软，床上不可有锐器，为肢体施行保暖时可提高环境温度、增加被褥等，但不可使用热水袋局部加温。当患者高热，需物理降温使用冰袋时，必须用干毛巾包裹冰袋，避免冻伤患者。

（3）每日按摩，并用温水擦洗患肢，以刺激血液循环，利于感觉恢复。用温水擦浴时先用健侧试水温，再为患侧擦浴；泡脚时先放凉水，再加热水，并先泡健侧，防止患者烫伤。

5. 偏瘫患者的照护

肢体因肌力下降而出现运动障碍称为瘫痪。偏瘫又叫半身不遂，是指一侧上下肢、面肌和舌肌下部的运动障碍，是脑卒中患者的常见症状。轻度偏瘫患者尚能活动，但走起路来，往往上肢屈曲，像挎着个篮子，下肢伸直，瘫痪的下肢走一步划半个圈，这种特殊的走路姿态叫做偏瘫步态，俗称“挎篮画圈”。严重偏瘫患者卧床不起，丧失生活自理能力。偏瘫患者在病情允许的情况下应尽早开始康复锻炼。

（1）轻度偏瘫患者，一侧肢体活动无力，借助旁人的帮助可下地行走，应由专人照护，协助患者进食、如厕、洗漱等。照护者应站在患侧边，注意保护患者安全。周围物品要摆放合理、有序，地面保持干燥，为患者穿大小合适的防滑鞋，可使用适宜的助行器。患者适宜穿方便的开襟式上衣和松紧带裤子。穿衣服时要先穿患侧、后穿健侧。脱衣服时，要先脱患侧，待脱到一半时停止，改脱健侧，最后脱下患侧的衣服（图9－7和图9－8）。

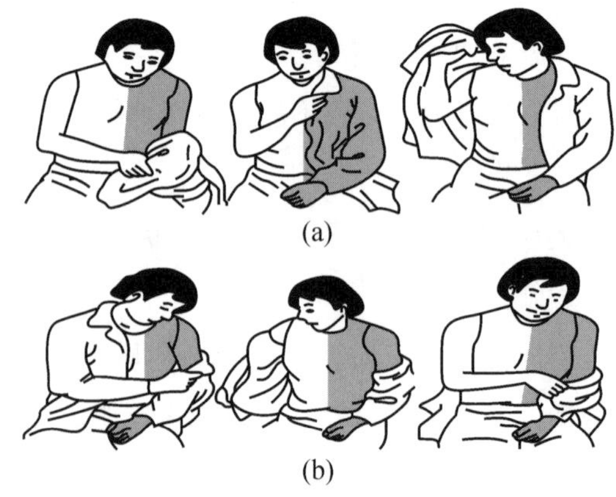

图9－7　偏瘫患者穿、脱衣顺序

（a）穿衣服；（b）脱衣服

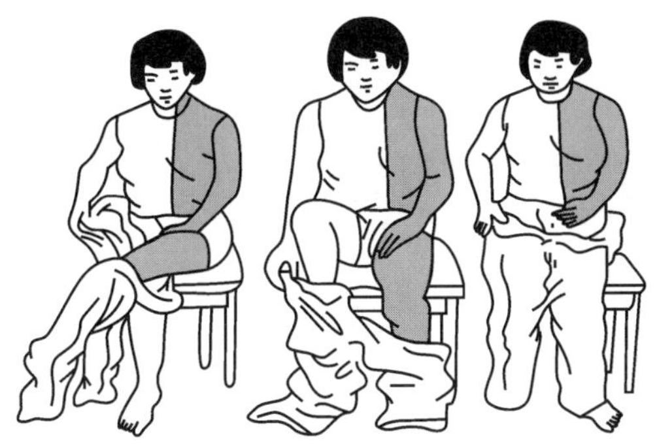

图 9-8　偏瘫患者脱裤子顺序

（2）中度偏瘫的患者，不能行走，但可在床上自行翻身，照护人员应协助患者保持舒适的体位和良肢位，将必要生活物品置于患者易于拿取处，协助患者进食、如厕、擦洗等。协助患者穿衣服时，先穿患侧，再穿健侧。脱衣服时先脱健侧，再脱患侧。

照护者协助患者由床边坐起时，先使患者侧翻于欲起身的一侧，并靠近床边，膝关节保持弯曲；照护者用一只手环绕患者头部和床侧的肩膀，另一只手放在起身侧的骨盆处，不要拉患者上肢；起身过程中，使患者双腿慢慢垂于床旁；最后协助患者坐正（图 9-9）。

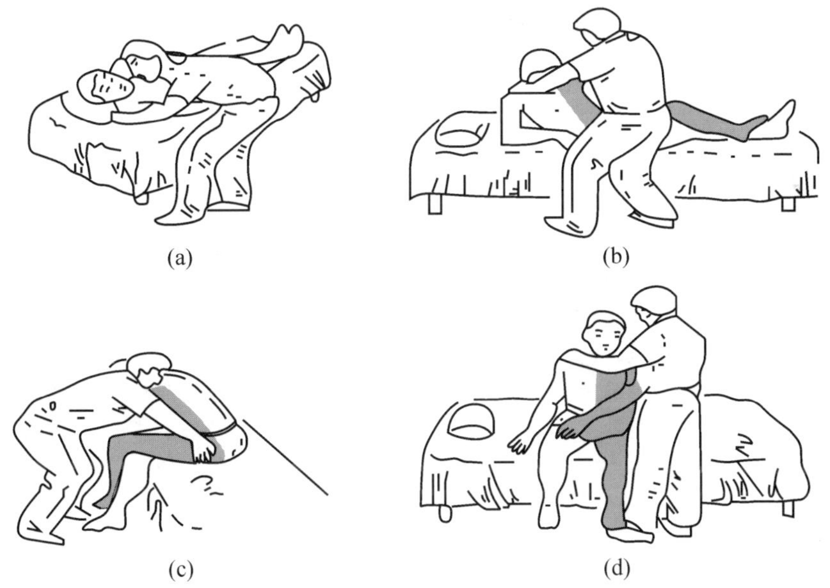

图 9-9　协助患者由床边坐起

将患者从床到轮椅上转移时，先使患者双腿垂于床沿；照护人员面向患者站立，用膝盖抵住患者患侧膝盖外侧，将患肢搭于照护者肩上；照护者双手绕至患者后部，提起裤腰，将重心前移，引导患者转身坐于轮椅上（图 9-10）。

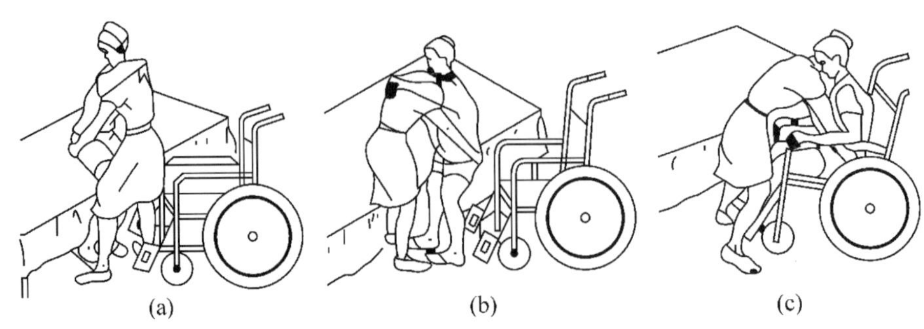

图 9－10　协助偏瘫患者由床转移至轮椅

将患者由轮椅到床上转移时，先将轮椅推至床边，与床边成 45°角，患者健侧靠近床边；刹车固定轮椅，竖起脚踏板；患者坐在轮椅上，身体向前倾，双脚放于地面上，使全脚掌着地；照护者站在患者健侧前方，一只脚放在患者两脚之间，双下肢屈曲下蹲，双手扶在患者的腰背部，提起裤腰；患者以健侧下肢为轴，旋转身体，在床边坐下。

使用轮椅推送患者检查或户外活动时，一定要注意安全。将患者双脚放于脚踏板上，身体用约束带固定在轮椅上。上坡时，轮椅正向推行，照护者位于患者身后，患者身体随坡度向后靠于轮椅背上；下坡时，轮椅倒行，照护者在患者身后，向下坡方向退行，患者身体亦随坡度向后靠于轮椅背上（图 9－11）。

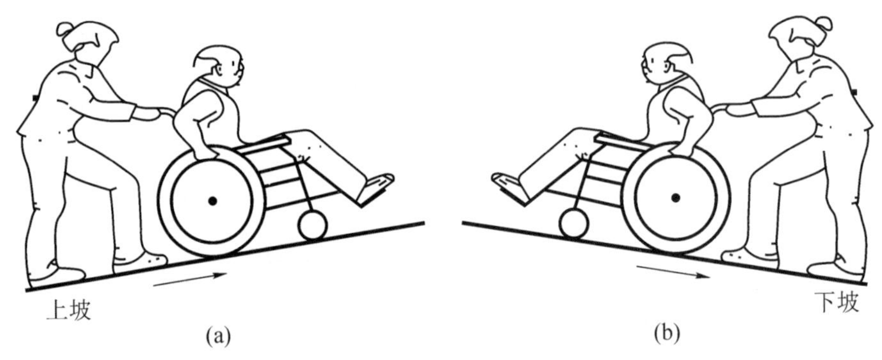

图 9－11　推轮椅上、下坡方法

（a）推轮椅上坡；（b）推轮椅下坡

（3）重度偏瘫的患者，因极严重功能缺陷，基本失去生活自理能力。患者完全依赖于照护人员，应做好基础的生活照护。定时（最多 2 h）为患者翻身，保持舒适的良肢位，按摩受压部位。使用气垫床，预防压疮的发生。正确为患者叩背，预防坠积性肺炎。拉起床挡，躁动的患者应使用约束带，防止患者坠床。每日擦洗，为患者准备不同擦洗部位的盆和毛巾，分开使用，擦洗时动作轻柔，使用毛巾要柔软，尤其会阴部及肛周，应保证清洁、擦洗到位。老年患者皮肤干燥，擦洗后适当涂抹润肤乳，给予保护。对于大小便失禁的患者应及时清理大小便，更换污染的被服。患者腹泻、排稀便次数多时，很容易造成肛周皮肤淹红，可以擦洗后为患者涂油保护。

6. 配合康复治疗

（1）物理治疗（Physical Therapy，PT）：包括运动疗法和电疗法，如肌肉牵伸治疗、关节活动范围训练、肌力训练、平衡训练、站立和步行训练，以及电疗、光疗、水疗、针灸等。

（2）作业疗法（Occupational Therapy，OT）：针对脑卒中患者所出现的功能障碍，及其在日常生活中所遇到的困难，设计和选择有目的的活动，对患者进行治疗与训练。

（3）言语治疗（Speech Therapy，ST）：针对构音障碍和失语症的患者，一对一地进行促进训练，提高言语理解和表达能力，提高患者交流功能。

（4）吞咽功能训练：采用吞咽功能治疗仪结合各种刺激，使咽部肌肉正常收缩，减少误吸和呛咳，提高吞咽功能。

（5）音乐疗法：通过听音乐缓解脑卒中患者的焦虑、抑郁情绪。

7. 溶栓的照护

在急性脑血栓形成的黄金时间窗内（3～6 h），在排除禁忌证的情况下，可进行溶栓治疗。在照护溶栓后的患者时应注意观察患者皮肤、黏膜、口腔、牙龈，以及大小便有无出血。为患者进食软烂的食物，温度不宜过热，不进食带骨、带刺、带壳的坚硬食物。同时要观察患者症状是否有好转。

8. 心理照护

脑卒中患者因存在言语、运动等障碍，生活依赖他人照护，很容易产生自卑、悲观、忧郁情绪。照护人员应尊重、鼓励患者，避免任何刺激和伤害患者自尊的言行，并协助患者进行康复锻炼，提高自我照护能力，摆脱其依赖他人的心理，给予患者信心，帮助患者早日康复。

9. 健康指导

（1）遵医嘱按时按量服药，不随意加减药量；降压药的服用应规律，不能依据一次的血压高低而自行加药或停药；必要时就诊，遵医嘱调节药物。

（2）饮食低盐低脂，规律清淡，多吃新鲜蔬菜、粗粮和水果，多饮水。

（3）保持大便通畅，不可用力排便，排便困难时可服用通便药或使用缓泻剂。

（4）保持情绪稳定，避免紧张、激动，释放压力，规律作息时间。

（5）坚持康复锻炼，循序渐进，持之以恒，树立战胜疾病的信心。

（6）戒除烟酒等不良嗜好。

（7）定期门诊复查，监测各项指标，将血压、血糖、血脂控制在正常范围内。

（8）出现如下脑卒中的预兆时，应及早就医：

① 头晕，特别是突然感到眩晕。

② 吐字不清、言语笨拙。

③ 肢体麻木，突然感到一侧面部或肢体麻木。

④ 肢体无力或活动不利。

⑤ 剧烈头痛。

⑥ 不明原因突然跌倒或晕倒。

⑦ 短暂意识丧失，或个性和智力的突然变化。

⑧ 恶心、呕吐，血压明显升高。

⑨ 精神差，嗜睡状态。

⑩ 一侧肢体不自主地抽动。

⑪双眼突感看不清眼前的事物。

练习题

1. 脑卒中的危险因素包括（　　）。

   A. 高血脂　　B. 高血糖

   C. 高血压　　D. 以上均是

2. 为偏瘫患者穿脱衣服，以下正确的是（　　）。

   A. 先穿患侧，先脱患侧　　B. 先穿患侧，先脱健侧

   C. 先穿健侧、先脱健侧　　D. 先穿健侧，先脱患侧

3. 为吞咽障碍患者准备的经口进食的食物，以下适宜的是（　　）。

   A. 馒头　　B. 稀饭

   C. 排骨　　D. 榨汁机榨成糊状的饭菜

4. 偏瘫患者建议常采用的体位是（　　）。

   A. 健侧卧位　　B. 患侧卧位

   C. 仰卧位　　D. 坐位

5. 对于卧床患者预防压疮的照护措施，以下描述中正确的是（　　）。

   A. 保持床单位平整、清洁、干燥　　B. 每 2 h 翻身，更换体位

   C. 将骨隆突处垫起，避免受压　　D. 以上均是

参考答案：1. D；2. B；3. D；4. B；5. D

第二节　癫　痫

导入案例

刘先生，69岁，3年前患急性脑血管病遗留左侧肢体活动不利，并有癫痫发作，在养老院工作人员照护下规律用药。某日，刘先生突然发生四肢抽搐，双眼上翻，上肢屈曲强直阵挛，伴意识丧失，症状持续约2 min后自行缓解。

思考： 1. 刘先生发生了什么状况？

2. 癫痫发作时照护人员应采取哪些紧急措施？

一、概述

癫痫是慢性反复发作性短暂脑功能失调综合征，系多种原因引起脑部神经元群阵发性异常放电所致的发作性运动、感觉、意识、精神、自主神经功能异常的一种疾病。流行病学资料显示，一般人群的癫痫年发病率为每10万人中发病50～70人，患病率为5‰。我国约有600万以上癫痫患者，每年新发病的癫痫患者为65万～70万。癫痫是神经系统中仅次于脑卒中的第二大常见疾病。

（一）病因

很多原因可以引起癫痫，特别是大脑皮质的病变，一般认为有以下几种病因：

1. 遗传因素

在一些有癫痫病史或有先天性中枢神经系统疾病的病人家族中容易出现癫痫。

2. 脑损害

脑损伤或胚胎发育中受到病毒感染、放射线照射或其他原因引起的胚胎发育不良可以引起癫痫；胎儿生产过程中的产伤也是引起癫痫的一个主要原因；颅脑外伤也可引起癫痫。

3. 颅脑其他疾病

颅内感染、脑肿瘤、脑动静脉畸形、脑血管病等可导致癫痫。

4. 其他因素

癫痫的男性病人较女性病人稍多，农村发病率高于城市。另外，发热、精神刺激等也是癫痫发生的诱因。

（二）癫痫发作的影响因素

1. 年龄

60%～80%的癫痫患者首次发作年龄在20岁之前，各年龄组癫痫的常见病因不同，老年人癫痫多由脑血管病、脑肿瘤、颅脑外伤、代谢障碍等疾病引起。

2. 遗传因素

遗传因素是导致癫痫尤其是特发性癫痫的重要原因。

3. 睡眠

癫痫发作与睡眠－觉醒周期有密切关系，如全面－阵挛发作常在晨醒后发生。

4. 内环境改变

内分泌失调、电解质紊乱和代谢异常等均可影响神经元放电阈值，导致癫痫发作。疲劳、睡眠缺乏、便秘、饮酒、感情冲动和一过性代谢紊乱等都可导致癫痫发作。

5. 脑功能状态

正常大脑在不同功能状态下的致痫敏感性不同，如某些癫痫仅在睡眠某阶段发作，提高警觉性和注意力可防止惊吓性癫痫发作。

（三）癫痫发作的临床表现

癫痫发作的临床表现多种多样，但均具有短暂性、刻板性、间歇性、反复发作的特征。一个癫痫患者可有一种或几种发作类型。

1. 大发作

大发作（全面性强直－阵挛发作）是最常见的发作类型之一，以意识丧失和全身对称性抽搐为特征。大发作分为如下三期：

（1）强直期。患者突然意识丧失，跌倒在地，骨骼肌持续性收缩；眼球上翻，喉肌痉挛，发出尖叫，口先张开后突然闭合，可咬破舌头，颈部和躯干先屈曲后反张；上肢自上举、后旋，转为内收、前旋；下肢自屈曲转为强直。强直期常持续 10～20 s，然后进入阵挛期。

（2）阵挛期。不同肌群强直和松弛相交替，由肢端延及全身。阵挛频率逐渐减慢，松弛期逐渐延长，此期持续 30 s 到 1 min。最后一次强烈痉挛后，抽搐突然终止。

（3）痉挛后期。阵挛后期，尚有短暂的强直痉挛，造成牙关紧闭和大、小便失禁。醒后感觉头痛、疲劳，部分患者进入昏睡。

2. 强直性发作

强直性发作表现为四肢肌肉的强直性收缩，往往使肢体固定于某种紧张的位置，如四肢伸直；头、眼偏向一方或后仰、角弓反张呼吸肌受累时，面色可由苍白变为潮红，继而青紫。

3. 阵挛性发作

全身痉挛性发作有时无强直发作，仅有重复的全身痉挛，频率逐渐变慢而强度不变，较少见。

4. 失神发作（小发作）

失神发作为毫无先兆的短暂神志丧失，仅持续 5 ~ 20 s。患者突然语言或动作中断，呼之不应，双眼凝视，恢复亦突然，可继续原来的谈话或动作。失神发作常合并简单的自动性动作（如擦鼻子、咀嚼、吞咽），面色苍白或流涎。失神发作虽短暂但频繁，每日可发作数十次。

5. 肌阵挛发作

肌阵挛发作为突然、短暂和快速的肌收缩，可以仅为一块肌肉，也可以是单个肢体或全身。肌阵挛发作可仅发作一次或快速重复多次。

6. 失张力发作

全身或部分肌肉张力突然减低，表现为头下垂，下颌松弛而张口，上肢下垂，甚至倒地，可以有短暂意识障碍。

7. 癫痫持续状态

癫痫持续状态是指单次癫痫发作超过 30 min，或者癫痫频繁发作，以致患者尚未从前一次发作中完全恢复就又开始另一次发作，总时间超过 30 min 者。癫痫持续状态是一种需要抢救的急症。

（四）诊疗原则

通过询问病史和发作过程，神经系统体格检查和脑电图检查可以确诊。脑电图（electroencephalogram，EEG）是诊断癫痫最重要的辅助检查方法。癫痫以药物治疗为主，必要时进行手术治疗。

二、照护

（一）照护评估

1. 评估患者癫痫发作的过程与形式

询问患者本人或目击者，患者癫痫发作的频率、发作形式及持续时间，有无头晕等前驱症状，以及发作时的伴发症状，有无意识障碍、尖叫、发绀、口吐白沫、凝视等。发作后有无头痛、疲劳、恐惧感等。

2. 评估患者的意识、瞳孔、生命体征

癫痫发作可引起患者意识障碍、心率加快、血压增高以及体温升高。

3. 评估患者的既往史和用药情况

评估患者既往健康状况，有无颅脑外伤或脑血管疾病病史，以及有无缺氧、中毒、遗传代谢疾病等。评估患者用药情况，有无自行停药、减药、换药等情况。

（二）照护措施

1. 一般照护

了解患者癫痫发作的类型和频率，熟悉患者癫痫发作的前驱症状。保持环境安静、安全、舒适，避免强光刺激，将剪刀、利器、暖壶等危险物品远离患者。能活动的患者应有人陪同，在平坦、安全的场所活动，避免劳累。出现不适或癫痫的前驱症状，则立刻卧床休息。卧床患者拉起床挡保护，防止坠床。危险物品远离床旁，并在床头准备纱布缠绕的压舌板，防止患者咬伤舌头。

2. 饮食照护

饮食以清淡为宜，少食辛辣食物，避免过饱。多吃新鲜蔬菜和水果，每日饮水量控制在 1 500 mL，避免一次大量饮水。

3. 癫痫发作时的照护

（1）切忌离开患者，应边采取措施边呼救。将患者放于安全地点，取下义齿、眼镜等危险物品；将缠绕纱布的压舌板、毛巾、小布卷等从患者的臼齿处放入，防止牙关紧闭咬伤舌头和颊部。要避免暴力按压患者抽搐的肢体，以免造成骨折或脱臼。

（2）保持呼吸道通畅，解开患者衣领，将头偏向一侧，及时清理口腔分泌物，给予吸氧。如有呼吸困难、无自主呼吸时，应做人工呼吸。

（3）严密观察患者发作时的生命体征、神志、瞳孔变化，有无心率增快、血压升高、呼吸减慢或暂停、瞳孔散大、大小便失禁等。观察发作的类型、持续时间及次数；发作停止后意识是否完全恢复，有无头痛、疲乏、体温升高及外伤。

4. 癫痫持续状态的照护

（1）迅速控制发作是治疗癫痫持续状态的关键，及时通知医护人员为患者实施药物治疗。

（2）氧气吸入。

（3）高热的患者给予物理降温。

（4）保持呼吸道通畅，将头偏向一侧，及时清理口腔分泌物。

（5）保持环境安静，避免外界刺激，专人照护，加床挡，防止受伤。

（6）严密观察病情变化，监测生命体征、意识、瞳孔的变化。

5. 用药照护

遵医嘱协助癫痫患者用药，不漏服、不随意改变剂量，观察有无恶心、呕吐、食欲下降、无力等不良反应。

6. 心理照护

癫痫是慢性、长期、反复发作性疾病，患者心理负担重。少服一次药就有可能发作，而突然、反复发作常使患者很苦恼。照护人员应了解患者的心理状态，尊重、关心患者，使患者面对现实、做好长期同疾病做斗争的思想准备，努力消除诱发因素，积极接受治疗。

7. 健康指导

（1）积极配合治疗，遵医嘱坚持长期服药，不要自行停药或减药。

（2）避免诱发因素，如突发精神刺激，强音、强光刺激，受凉、感冒、淋雨，过度换气，过量饮水，过度劳累，饥饿或过饱等。

（3）患者饮食宜清淡，避免辛辣刺激，生活规律，保持乐观情绪。不从事驾驶、高空作业等危险活动。

（4）随身携带病情卡片（写明患者姓名、地址、家属联系方式），以便疾病发作时能及时与家属取得联系，便于抢救。

（5）发作控制不佳者，要有人陪同，不要私自外出。

练习题

1. 癫痫发作的影响因素有（　　）。

A. 年龄　　B. 睡眠

C. 内环境改变　　D. 以上均是

2. 癫痫发作的临床表现特征有（　　）。

A. 反复性　　B. 刻板性　　C. 间歇性　　D. 以上均是

3. 癫痫持续状态是指癫痫发作超过（　　）。

A. 30 min　　B. 20 min　　C. 15 min　　D. 10 min

4. 癫痫发作时，正确的做法是（　　）。

A. 解开患者衣领，将患者头偏向一侧，清除口腔分泌物

B. 避免暴力按压患者抽搐的肢体，拉起床挡，防止患者坠床

C. 将危险物品远离床旁

D. 以上均是

5. 癫痫发作的诱因有（　　）。

A. 突然情绪激动　　B. 疲劳

C. 饥饿　　D. 以上均是

参考答案：1. D；2. D；3. A；4. D；5. D

第三节　帕金森病

导入案例

张爷爷，81岁，6年前出现右手抖动，诊断为帕金森病；在养老院居住，喜欢打太极拳。后来逐渐出现右下肢和左侧肢体抖动，行动缓慢，近2个月来患者肢体抖动加重，行走发僵，小步向前冲。

思考：1. 帕金森病的老年人一定要限制活动吗？

2. 在对张爷爷进行照护时应如何保护张爷爷的安全？

一、概述

帕金森病又名震颤麻痹，是一种发生于中老年人锥体外系统的进行性神经系统变性疾病。帕金森病多发于五六十岁以上人群，并随年龄增长而增长，男性的发病率稍高于女性。

（一）病因

帕金森病的病因迄今未明，多数认为其病因是神经细胞的退行性改变，其发病机制可能与下列因素有关：

1. 遗传

绝大多数帕金森病患者为散发性，约10%的患者有家族史；在某些年轻（小于40岁）患者中遗传因素可能起重要作用。

2. 环境因素

流行病学调查显示，长期接触杀虫剂、除草剂或某些工业化学品等可能是帕金森病的危险因素。

3. 老龄化

帕金森病主要发生于中老年人，40岁以前发病少见，这提示老龄与发病有关。

（二）分类

根据发病原因，可把震颤麻痹症状分为两类。一类是原发性震颤麻痹，即找不到明确的原因或者发病原因，可能与遗传有关系，我们也将它叫做帕金森病。另一类是继发性震颤麻痹，即由某种脑炎、中毒、脑血管病、颅脑损伤、脑肿瘤等引起，我们把它叫做帕金森综合征。

（三）临床表现

帕金森病起病隐匿，进展缓慢。初发症状以震颤最多，其次为步行障碍、肌强直和运动迟缓。症状常自一侧上肢开始，逐渐波及同侧下肢、对侧上肢及下肢，常呈“N”字形进展。有的病例则先从一侧下肢开始，症状出现孰先孰后因人而异。帕金森病的临床表现如图 9－12 所示。

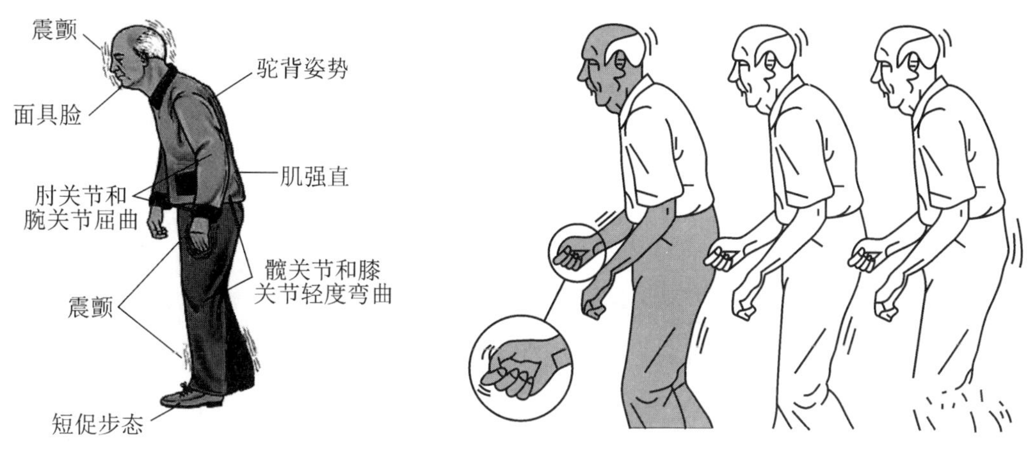

图 9－12　帕金森病的临床表现

1. 静止性震颤

静止性震颤常为首发症状，多由一侧上肢远端开始，手指呈节律性伸展和拇指对掌运动，如搓丸样动作，频率为 4～6 次/s；静止时出现，精神紧张时加重，随意动作时减轻，睡眠时消失；可逐渐扩展到同侧及对侧上、下肢，下颌、口唇、舌及头部一般较少受累。

2. 肌强直

肌强直表现为屈肌与伸肌张力同时增高，病人感觉关节僵硬以及肌肉发紧。检查时因震颤的存在与否可出现不同的结果。当关节作被动运动时，各方向增高的肌张力始终保持一致，使检查者感到均匀的阻力，类似弯曲软铅管时的感觉，故称为“铅管样强直”；如病人合并有震颤，在被动运动肢体时感到均匀的顿挫感，如齿轮在转动一样，称为“齿轮样强直”。肌强直可累及四肢、躯干、颈部和头面部肌肉，而呈现特殊的姿势。肌强直常首先出现在颈后肌和肩部，当病人仰卧在床上时，头部可能保持向前屈曲数分钟，在头与枕之间留有一个空间，即“心理枕”。躯干强直时，如果从后推动病人肩部，病人僵直的上肢不会被动地摆动。多数病人上肢比下肢的僵直程度重得多。让病人双肘放于桌上，使前臂与桌面成垂直位置，两臂及腕部肌肉尽量放松；正常人腕关节下垂与前臂约成 90°角，而帕金森病病人则由于腕关节伸肌僵直，腕关节仍保持伸直位置，好像铁路上竖立的路标，故称为“路标现象”。这一现象对早期病例有诊断价值。

3. 运动迟缓

运动迟缓表现为随意动作减少、主动运动缓慢；面部表情呆板，常双眼凝视，瞬目少，笑容出现和消失减慢，如同“面具脸”。由于肌张力增高、姿势反射障碍使起床、翻身、步行、姿势变换等行动缓慢。随着病情逐渐发展，出现动作笨拙、不协调，各项动作完成缓慢，日常生活不能自理。例如，病人在进行一些连续性动作时存在困难，中途要停顿片刻后才能重新开始；不能同时做两种动作，如病人不能一边回答问题，一边扣衣服；不能完成连贯有序的动作，精细动作受影响，如洗脸、刷牙、剃须、穿脱衣服和鞋袜、系鞋带和纽扣困难，书写时越写越小，呈现“写字过小征”。

4. 姿势步态障碍

由于四肢、躯干和颈部肌强直使患者站立时呈特殊屈曲体姿，头前倾，躯干俯屈，腕关节伸直，前臂内收，髋和膝关节略弯曲。早期走路拖步，起步困难，迈步前身体前倾；随病情进展呈小步态，行走时自动摆臂动作消失，躯干与颈部僵硬使转弯时连续用小步，由于姿势平衡障碍导致重心不稳；晚期，病人由坐位、卧位起立困难，行走呈慌张步态，迈步后以极小的步伐前冲，越走越快，不能立刻停步，下坡时更明显。

5. 其他症状

反复叩击眉弓上缘产生持续眨眼反应，正常人反应不持续。可有眼睑阵挛（闭合的眼睑轻度震颤）或眼睑痉挛（眼睑不自主闭合）。口、咽和腭肌运动障碍使讲话缓慢、音量低、流涎，严重时吞咽困难。常见多汗、顽固性便秘。部分患者晚期出现认知功能减退、抑郁和视幻觉。

（四）诊疗原则

（1）中老年发病，缓慢进行性病程。

（2）四项主征（静止性震颤、肌强直、运动迟缓、姿势步态障碍）中至少具备两项，前两项至少具备其中之一，症状不对称。

（3）左旋多巴治疗有效，可手术治疗和康复治疗。

二、照护

（一）照护评估

（1）评估患者的起病情况。详细了解起病时间与起病形式，询问患者从哪一侧开始起病，进展速度如何。

（2）了解首发症状。询问患者震颤症状在什么时候最严重，有何表现。

（3）评估患者神志、瞳孔及生命体征的情况。

（4）评估患者有无神经功能受损，了解有无肌强直及其类型。

（5）评估患者步态、姿势障碍的严重程度以及日常生活能力、跌倒风险。

（6）评估患者智力、抑郁等精神心理状况。

（7）评估患者既往史和用药情况。

（8）评估患者生活方式和饮食习惯。询问患者的职业与工作环境，了解是否有毒物接触史。了解患者有无家族史。

（二）照护措施

1. 活动照护

疾病早期，鼓励患者积极进行体育锻炼，坚持运动，做力所能及的家务劳动，避免长时间静止。因为限制活动会加速肌强直、僵硬。患者可做一些玩球的游戏，锻炼自己的双手或双臂。做伸背活动，拉直弯曲的脊柱并放松双肩。即使病情进一步进展，也应鼓励患者进行床边、房间以及户外的活动。

对生活不能自理的患者，应满足舒适和基本生活需要，给予肢体的被动活动和按摩，按时改变体位，避免压疮。保持衣着干净，无污物、汗渍，流涎时及时擦拭，并及时更换衣物、被服。

2. 饮食的照护

给予低盐、低脂、低胆固醇、适量优质蛋白的清淡饮食，多食蔬菜、水果和多纤维的食物，避免刺激性食物。不吃槟榔，因为槟榔为拟胆碱食物，可降低抗胆碱药物的疗效。高蛋白饮食和维生素 B_6 可降低左旋多巴的疗效，故应少吃。因为患者肌肉不协调，进餐时应缓慢进食，不可催促患者。喝冷饮可选用有弹性的塑料吸管，喝热饮用有宽把手且质轻的杯子。在患者的碗或盘子下放一块橡皮垫以防滑动。有饮水呛咳、吞咽困难的患者，其药物和食物应压碎弄小，以利于吞咽，并在进食时给予坐位或半坐位，食物选择软食、半流质或糊状食物。必要时遵医嘱给予鼻饲。

3. 衣着的选择

选择容易穿脱的拉链衣服及前开襟、不必套头的衣服。拉链与纽扣可用尼龙粘扣代替。尽量穿不用系鞋带的鞋子，不要穿橡胶或生胶底的鞋子，因为鞋底抓地时，可能会使患者向前倾倒。

4. 环境的选择与布置

因震颤增加了身体活动和产热，使患者对热天特别敏感，所以热天应停留在室内，户外活动要尽量选择在清晨或傍晚。当天气湿热时要穿着宽松，老年人尤其应注意预防中暑。患者活动的环境应平整、宽敞，地面干燥、防湿、防滑，日常用品摆放合理、有序，走廊和卫生间应安装扶手，防止患者跌倒摔伤。浴室应铺橡胶的防滑地垫，准备凳子，方便患者起坐，使用塑料杯刷牙，男性患者使用电动剃须刀，避免受伤。

5. 便秘的照护

对顽固性便秘患者，应给予粗纤维食物和新鲜水果，顺时针按摩腹部，晨起饮温开水，以促进肠蠕动。必要时遵医嘱给予缓泻剂、开塞露灌肠、人工协助排便等。便后应注意保持肛周清洁，做好皮肤护理。

6. 排尿困难的照护

对排尿困难的患者，可热敷、按摩膀胱区或用温水冲洗外阴，让患者听流水声，以刺激排尿。对留置尿管的患者，应做好尿管照护，防止泌尿系感染。

7. 言语障碍的照护

对吐字不清、言语含糊的患者，应尊重患者，有耐心，仔细倾听患者的话语，了解患者的需求，及时给予满足。不可嘲笑患者，模仿患者说话或者随意打断患者。教会患者用手势、书写、字画等与人交流，以表达自己的需求。

8. 康复锻炼

（1）放松和呼吸锻炼。保持房间安静，放暗灯光，全身放松，将两手放于胸前做深呼吸。

（2）面部动作锻炼。帕金森病患者的特殊面容是“面具脸”，是由于面部肌肉僵硬而导致的面部表情呆板，因此做一些面部动作的锻炼是必要的。

皱眉动作：尽量皱眉，然后用力展眉，反复数次，用力睁、闭眼。

鼓腮锻炼：首先用力将腮鼓起，然后尽量将两腮吸入。

露齿和吹哨动作：尽量将牙齿露出，继之做吹口哨的动作。

对着镜子，让面部表现出微笑、大笑、露齿而笑、撅嘴、吹口哨、鼓腮等。

（3）头颈部的锻炼。帕金森病患者的颈部往往呈前倾姿势，非常僵硬，如果不注意颈部的运动和康复，容易加重姿势异常，表现为驼背日益严重。但要注意，老年人多伴有程度不同的颈椎病，因此，在进行锻炼时一定要循序渐进，逐步加大动作幅度，且运动时动作要缓慢轻柔。

上下运动：头向后仰，双眼注视天花板约 5 s，然后头向下，下颌尽量触及胸部。

左右转动：头面部向右转并向右后看大约 5 s，然后同样的动作向左转。面部反复缓慢地向左右肩部侧转，并试着用下颌触及肩部。

左右摆动：头部缓慢地向左右肩部侧靠，尽量用耳朵去触到肩膀。

前后运动：下颌前伸保持 5 s，然后内收 5 s。

（4）躯干的锻炼。躯干的锻炼包括侧弯运动和转体运动。

侧弯运动：双脚分开与肩同宽，双膝微曲，右上肢向上伸直，掌心向内，躯干向左侧弯，来回数次；然后左侧重复。

转体运动：双脚分开，略宽于肩，双上肢屈肘平端于胸前，向右后转体两次，动作要富有弹性。然后反方向重复。

（5）腹肌锻炼。平躺在床上，两膝关节分别曲向胸部，持续数秒钟。然后双侧同时做这个动作。

（6）上肢及肩部的锻炼。两肩尽量向耳朵方向耸起，然后尽量使两肩下垂。伸直手臂，高举过头并向后保持 10 s；双手向下在背后扣住，往后拉 5 s；反复多次。手臂置于头顶上，肘关节弯曲，用双手分别抓住对侧的肘部，身体轮换向两侧弯曲。

（7）手部的锻炼。手部关节众多，容易受肌肉僵直的影响。患者应该经常伸直掌指关节，展平手掌，可以用一只手抓住另一只手的手指向手背方向搬压，防止掌指关节畸形。还可以将手心放在桌面上，尽量使手指接触桌面，反复练习手指分开和合并的动作。为防止手指关节的畸形，可反复练习握拳和伸指的动作。

（8）步态锻炼。步态锻炼时要求患者双眼直视前方，身体直立；起步时足尖要尽量抬高，先足跟着地再足尖着地，跨步要尽量慢而大，两上肢尽量在行走时做前后摆动，其关键是要抬高脚和跨步大。锻炼时，照护者可以随时提醒和纠正患者异常的姿势。患者在起步和行进中，常常会出现“僵冻现象”，脚步迈不开，就像粘在地上一样。遇到这种情况，不要着急，可以采用下列方法：首先将足跟着地，全身直立站好；在获得平衡之后，再开始步行；必须切记行走时先以足跟着地，足趾背屈，然后足尖着地。

（9）平衡运动的锻炼。帕金森病病人表现出姿势反射障碍，行走时快步前冲，遇到障碍物或病人突然停步时容易跌倒，通过平衡锻炼能改善这种症状。双足分开 25 ~ 30 cm，向左右、前后移动重心，并保持平衡。躯干和骨盆左右旋转，并使上肢随之进行大摆动，对平衡姿势、缓解肌张力有良好的作用。

（10）言语障碍的训练。患者常常因为言语障碍而变得越来越不愿意讲话，而不讲话又会导致语言功能更加退化。照护者应多与患者交流，帮助患者进行语言功能训练。

9. 心理照护

鼓励患者正确面对帕金森病的病情变化与形象改变，消除其心理障碍。使患者多与人交流，融入社会。对精神抑郁的患者，应做好安全防护工作，并取得家属的配合。尊重、关心患者，给予患者心理上的支持，使患者积极配合治疗，树立战胜疾病的信心。

10. 健康指导

（1）保证患者规律的生活和拥有健康的心态、稳定的情绪，保持有益的娱乐爱好，戒除不良生活习惯和嗜好，积极进行锻炼和治疗。

（2）饮食清淡、规律，多吃蔬菜、水果及粗纤维食物，预防便秘。

（3）依天气变化，适时增减衣物，避免感冒、受凉。

（4）专人照护患者，保持环境舒适、整洁，避免患者跌倒或坠床。

（5）遵医嘱坚持服药，定期门诊复查。如患者出现发热、骨折、疗效减退或出现运动障碍时，应及时就诊，切忌自行盲目用药。

练习题

1. 帕金森病的临床表现有（　　）。

A. 静止性震颤　B. 肌强直　C. 运动迟缓　D. 以上均是

2. 以下对帕金森病患者的照护措施中，正确的是（　　）。

A. 疾病早期，限制患者活动，卧床休息

B. 为患者穿宽松、容易穿脱的衣物

C. 为患者穿橡胶底的鞋

D. 以上均是

3. 以下食物中属于帕金森患者禁忌食用的是（　　）。

A. 苹果　B. 香蕉　C. 槟榔　D. 猕猴桃

4. 帕金森患者的步态呈（　　）。

A. 偏瘫步态　B. 慌张步态　C. 剪刀步态　D. 共济失调步态

5. 适宜帕金森患者的康复锻炼方式有（　　）。

A. 深呼吸　B. 皱眉、鼓腮　C. 朗读、唱歌　D. 以上均是

参考答案：1. D；2. B；3. C；4. B；5. D

第十章　老年精神与心理系统疾病的照护

学习目标

掌握：1. 掌握焦虑症、抑郁症、谵妄的临床表现和照护措施。

2. 掌握阿尔茨海默病（老年性痴呆）患者的安全照护措施。

了解：1. 了解阿尔茨海默病患者合并不同精神症状的照护措施。

2. 了解失眠症的照护措施。

第一节　焦虑抑郁

焦虑症

导入案例

李老先生，66岁，本科学历。一年前丧偶，与儿女同住，因丧偶后情绪焦虑，经常悲伤哭泣，一年来常与儿女吵架，后出现头晕、头痛、心烦意乱、脾气暴躁、情绪不稳定，呈进行性加重，伴失眠，经常担心自己发生交通事故，担心别人对自己不满，担心家中被盗等。被诊断为焦虑症。

思考：照护者可以为这位老先生提供什么照护措施？

一、概述

焦虑症是以反复发作的惊恐不安或广泛持久的焦虑为主要特征的神经症性障碍，常可伴有自主神经系统症状和运动性不安症状等。患者的紧张程度与现实处境不符，且其焦虑情绪亦非来自于实际的威胁或危险。根据临床症状和病理特点，焦虑症可分为广泛性焦虑症和惊恐发作（惊恐障碍）两类。

焦虑症很常见，国外报告一般人口的发病率为4%左右，占精神科门诊的6%～27%。在美国，正常人群中终身患病概率约为5%；在我国发病率较低，平均为7‰，发病于青壮年期，男女之比为2∶3。焦虑症是老年人常见的心理障碍。我国学者陈学诗调查北京某城区老年期心理障碍的患病情况后，发现以抑郁症和焦虑症为主，60～65岁为发病高峰，以后随年龄增长而下降。焦虑症主要根据病史、家族史、临床症状、病程及体格检查、量表测查和实验室辅助检查，由专科医生诊断。其中，最主要的是临床症状和病程。诊断标准具体可参照国际疾病的诊断分类标准（ICD－10）中焦虑症的诊断。家属提供的患者病史包括患病的时间、不好的表现等；精神检查通过和患者交谈得出检查结果。老年焦虑症患者的治疗以心理疏导为主，严重者需要药物治疗，焦虑症如持续过久或不及时治疗，会严重影响患者的身心健康。

（一）病因

焦虑症病因未明，不同的学派有不同的解释。但是普遍认为，焦虑症的发生与遗传因素、个性特点、不良事件、应激因素、躯体疾病等有关，这些因素会导致机体神经－内分泌系统出现紊乱，神经递质失衡，引发焦虑症。另外，神经解剖研究表明：焦虑症的发生还与脑部某些区域的功能受损有关。

（二）临床表现

1. 惊恐障碍

惊恐障碍以反复出现强烈的惊恐发作，伴濒死感或失控感，以及严重的自主神经症状为特点。常突然发作，10～30 min症状迅速到高峰，持续时间短暂，突然终止，发作极少超过1 h。典型惊恐障碍发作的临床症状如下：

（1）精神症状。首次发作常常突然地、自发地出现。

① 濒死感。濒死感为惊恐发作的特征症状。患者突然产生胸闷、胸部压迫感、窒息感，不能自主呼吸的恐惧紧张感，甚至感到死亡将至而呼喊，常常不由自主地奔向窗户，推开门窗，让空气进入胸腔。

② 失去控制感。表现为极度的精神紧张，有即将失去控制的焦虑或将变得疯狂的恐惧。

③ 精神崩溃感。部分患者体验到无法控制的精神崩溃的来临。

（2）躯体症状。躯体症状主要表现为交感神经过度兴奋的症状，临床表现包括：循环系统症状为心跳加快、心悸、心慌出汗；呼吸系统症状为胸部压迫感、气短，胸痛不适、喉部堵塞感；消化系统症状为恶心呕吐、腹胀、腹泻、腹痛；神经系统症状为身体飘浮、眩晕、发热或发冷感、麻木、皮肤刺痛感、震颤，人格解体或现实解体的感觉等。

2. 广泛性焦虑症

广泛性焦虑症以慢性的、弥散性的对一些生活情景的不现实的过度担心紧张为特征。常表现为持续性精神紧张伴有头晕、胸闷、心悸、呼吸困难、口干、尿频、尿急、出汗、震颤及运动性不安等。但并非由实际的威胁或危险所引起，其紧张的程度与现实事件不相称。临床表现主要有精神性焦虑、自主神经活动增强症和运动性不安症三组症状。

（1）精神性焦虑。精神性焦虑表现为对日常琐事的过度和持久的不安、担心。焦虑的痛苦在精神上体验为对一些指向未来的或不确定的事件而过度担心、害怕，或担心灾难、意外或不可控制的事件发生，如担心家人患病、小孩发生意外、工作上的失误、很小的经济问题、人际关系等，又称之为预期性焦虑，其内容可以变化不定。精神焦虑可同时伴有睡眠的改变、失眠、多梦、注意力集中困难、工作效率下降、易激惹、烦躁不安等。

（2）自主神经活动增强症。自主神经活动增强症的表现有头晕、耳鸣、视物模糊、周身不适、刺痛感、心慌、心悸、心跳加快、心前不适、气促、呼吸困难或过度换气、口干、咽部不适和异物感、恶心、腹泻、多汗、手心出汗。有的患者可能出现尿频、尿急、阳痿、早泄、性欲缺乏等症状。

（3）运动性不安症。运动性不安症表现为烦躁不安、肌肉震颤、身体发抖、坐立不安、无目的活动增多、易激惹、发怒、行为的控制力减弱等。焦虑患者的外观可见到表情紧张、痛苦、双眉紧锁、姿势僵硬不自然，可伴有震颤；皮肤苍白、多汗；小动作增多，不能静坐，往复徘徊。个别患者有口吃，或原有口吃加重。肌肉紧张症状表现为头挤压性疼痛、以额枕为主，肩腰背疼痛、僵硬感、动作困难。睡眠障碍常以入睡困难为主，上床后忧虑重重辗转反侧，无法入睡，可有噩梦、大汗、恐惧，次日起床后头脑昏沉。

二、照护

（一）照护评估

1. 评估患者的焦虑程度

制订活动计划，逐渐改善或缓解患者的焦虑情绪。

2. 安排活动内容

评估患者的兴趣爱好，安排患者喜欢且易于接受的活动内容。原则上要简单、轻松、有趣味性、融合患者的兴趣爱好，注重个体化，不千篇一律。焦虑自我评估量表（Self-Rating Anxiety Scale，SAS）见表 10－1。

表 10－1　焦虑自我评估量表

这一焦虑症心理测试采用的是 4 级评分，主要评出所定义的症状出现的频度："A" 为没有或很少时间，"B" 为小部分时间，"C" 为相当多时间，"D" 为绝大部分时间。选项中的分值就是该选项所得的分值。

该焦虑症心理测试的评分必须根据最近一周的实情，在适当的选项上划 "√"。但注意不要错过任何一个题，也不要在同一题里打两个 "√"。

1. 我总是觉得容易紧张和着急。

A. 1 分　　B. 2 分　　C. 3 分　　D. 4 分

2. 我无故觉得害怕。

A. 1 分　　B. 2 分　　C. 3 分　　D. 4 分

3. 我老是心里烦乱或觉得惊恐。

A. 1 分　　B. 2 分　　C. 3 分　　D. 4 分

4. 我感觉我可能要发疯了。

A. 1 分　　B. 2 分　　C. 3 分　　D. 4 分

5. 我认为一切都很好，不会发生什么不幸。

A. 4 分　　B. 3 分　　C. 2 分　　D. 1 分

6. 我手脚经常发抖打战。

A. 1 分　　B. 2 分　　C. 3 分　　D. 4 分

7. 我因为头痛、头颈痛和背痛而苦恼。

A. 1 分　　B. 2 分　　C. 3 分　　D. 4 分

8. 我容易衰弱和疲乏。

A. 1 分　　B. 2 分　　C. 3 分　　D. 4 分

9. 我觉得心平气和，并且极易安静坐着。

A. 4 分　　B. 3 分　　C. 2 分　　D. 1 分

10. 我觉得心跳得快。

A. 1 分　　B. 2 分　　C. 3 分　　D. 4 分

11. 我因为头晕而苦恼。

A. 1 分　　B. 2 分　　C. 3 分　　D. 4 分

12. 我有晕倒发作或觉得要晕倒似的。

A. 1 分　　B. 2 分　　C. 3 分　　D. 4 分

13. 我呼气和吸气都感到很顺畅。

A. 4 分　　B. 3 分　　C. 2 分　　D. 1 分

14. 我手脚麻木和刺痛。

A. 1 分　　B. 2 分　　C. 3 分　　D. 4 分

续表

15. 我因为胃痛和消化不良而苦恼。 A. 1 分　　B. 2 分　　C. 3 分　　D. 4 分
16. 我经常要小便。 A. 1 分　　B. 2 分　　C. 3 分　　D. 4 分
17. 我的手经常是干燥温暖的。 A. 4 分　　B. 3 分　　C. 2 分　　D. 1 分
18. 我脸红发热。 A. 1 分　　B. 2 分　　C. 3 分　　D. 4 分
19. 我会很快入睡且睡得很好。 A. 4 分　　B. 3 分　　C. 2 分　　D. 1 分
20. 我总是做噩梦。 A. 1 分　　B. 2 分　　C. 3 分　　D. 4 分
焦虑症心理测试题评断标准：根据你所填的答案，算出总分，再乘以 1.25，得出你的分数：50 ~ 59 分为轻度焦虑；60 ~ 69 分为中度焦虑；69 分以上为重度焦虑

（二）照护措施

焦虑症是一种常见的精神病症，需要及时进行治疗。妥善的焦虑照护不仅可以缓解患者的不适症状，更有助于增强专业治疗的效果，因此做好焦虑症的照护也不容忽视。

1. 保证安全

要确定照护目标，保证患者安全。

2. 为患者营造适于休养的居住环境

墙壁以明快彩色为主，挂壁画及适量的鲜花，房间或楼道内设施安全，光线明亮、空气流通、整洁舒适，以调动患者积极的情绪，焕发对生活的热爱，利于疾病的康复。

3. 每日评估患者的活动目标情况

评估内容包括活动量和活动持续的时间，对有进步或能够持之以恒的患者及时给予奖励。

4. 密切观察患者身体情况的变化并记录

对有严重躯体疾患的老年患者，除应严密监测身体状况外，还要调整饮食结构，加强营养质的摄入，增加钙质食物的补充，以防发生骨折。

5. 照护人员要有高度的责任感

要注意倾听患者的主诉，允许患者有适量的情绪宣泄；对有消极意念的焦虑症患者，要做到心中有数，重点巡视。尤其在夜间、凌晨、午睡、饭前和交接班及节假日等病房人员少的情况下，照护人员更要注意防范。

6. 密切观察患者的焦虑症状

对严重焦虑患者或出现焦虑不安、失眠、沉默少语或忧郁烦躁、拒食、卧床不起等自杀的先兆症状的患者，应专人照护，密切看护，并将患者安置在安静舒适的房间，避免打扰，周围设施要简单、安全，不让患者单独活动并给予心理疏导。在与患者接触中，照护人员要语言温和，多使用鼓励的语言，使他们振作起来，避免意外发生。

7. 心理疏导的方法

（1）指导患者放松技巧。照护人员可给患者讲一些好的事情，启发患者想一些美好的事物，为其放轻松舒缓的音乐等方式，舒缓患者情绪，使其心情平静。

（2）对于自卑、对自己很怀疑的焦虑症患者，照护人员可以采用鼓励、夸奖、赞扬的方式，培养其自信心，使患者摆脱自卑心理。

（3）在患者发病期应照护者尽量帮助患者转移注意力，引导患者将心中的事情说出来，然后给予正确引导。

8. 健康指导

（1）向患者、家属及照护者宣教焦虑症是一种心理反应，虽然焦虑时可有各种身体症状，但不是身体本身发生了严重疾病，因此不要害怕。

（2）指导患者根据自己的兴趣爱好，积极参加文体活动，如听轻松音乐、做手工、打球、跳舞等活动，能减轻患者的焦虑情绪。

（3）遵医嘱定期进行心理治疗，按医嘱服用抗焦虑药物，不能随便加减药物剂量，及时有效的心理及药物治疗能够迅速、安全地缓解患者的焦虑状态。

（4）指导患者克服胆怯、自信不足的心理，提高其自信心，敢于面对现实。

（5）帮助并鼓励患者完成活动目标，教育患者即使增加少量的活动也可以改善精神状态和恢复自信，有利于减轻焦虑症状。在制定活动目标时，不可操之过急，要循序渐进。

练习题

1. 以下不属于焦虑症病因的是（　　）。

A. 遗传因素　　B. 应激事件

C. 个性好强　　D. 脑部某些区域的功能受损

2. 惊恐发作的精神体验是（　　）。

A. 濒死感　　B. 失去控制感

C. 精神崩溃感　　　　D. 以上都是

3. 以下对于焦虑症患者的照护方法不正确的是（　　）。

A. 听节奏激烈的音乐　　　　B. 打太极拳

C. 跳舞　　　　D. 打球

参考答案：1. C；2. D；3. A

抑郁症

导入案例

高奶奶，69 岁，退休大学教授，常年在养老院生活，生活可以自理。近一年高奶奶变得寡言少语，经常感到悲伤、绝望，拒绝女儿的探望。总是说头晕，不能像以前一样看书、看报，食欲差，体重一年内减少十几千克。被诊断为抑郁症。

思考：如何为高奶奶提供适宜的照护措施?

一、概述

抑郁症是一种治疗效果较好，预后也不错的情绪障碍，通过中西药物治疗、心理治疗以及物理治疗等方法，大多能够得到有效控制。抑郁症最严重的结果是自杀，自杀造成不可挽回的损失。世界范围内成人抑郁症的终生患病率为 5.2% ~16.2%；女性发病率高于男性，约为2∶1。而老年人抑郁症的发病率高，而又容易被忽视，影响老年人的社交、身心健康等各方面。

抑郁症是最常见的情感障碍，可由各种原因引起，以显著而持久的心境低落为主要临床特征，且心境低落与其处境不相称，严重者可出现自杀念头和行为。

（一）病因

同焦虑症一样，抑郁症的病因尚不明确。抑郁症患者往往会有 5-HT（5-羟色胺）、NE（去甲肾上腺素）、DA（多巴胺）等多种神经递质的功能不足，而抗抑郁药可使失衡的神经递质趋向正常，从而使抑郁症状消失，情绪恢复正常。

（二）临床表现

1. 心境低落

心境低落是抑郁症的特征性症状，主要表现为显著而持久的情感低落、抑郁悲观。可从轻度的心境不佳、心烦意乱、苦恼、忧伤到悲伤、绝望。患者常体验到与过去的明显不同，主诉对生活没有兴趣，提不起精神，高兴不起来。

2. 丧失兴趣

患者不能体验乐趣，不但失去对以往生活的热情和乐趣，甚至越来越不愿意参加正常的社交活动，甚至闭门独居，疏远亲友。也有的患者常常能说能笑但主观感觉不到“快乐”。

3. 精力丧失

患者主观上感到精力不足、疲乏无力，以致越来越无精打采、筋疲力尽，甚至导致连日常生活活动都力不从心。轻者丧失工作主动性，办事拖拉；重者终日卧床，时时事事需人扶持。老年患者常被认为患有躯体疾病而送院就医，有些则因延误治疗造成遗憾。

4. 自我评价低

患者受抑郁心境的影响，对过去和将来有歪曲的认知，总以批评的眼光与态度评价自己的过去、现在和将来，觉得自己一无是处。

5. 精神运动迟滞

精神运动迟滞是抑郁典型症状之一，患者整个精神活动显著持续普遍的抑制，注意力不能集中、记忆力减退、少言寡语、语调低、语速慢，重者甚至不语、不动、不食达到木僵状态。

6. 自杀观念与行为

自杀观念与行为是抑郁症最危险的症状。抑郁症患者的自杀死亡率为15%～25%。老年抑郁症患者常不明确表达，却持有自杀的念头，以求一死解脱。

7. 心境昼夜节律变化

患者心境昼重夜轻的节律变化常被作为内源性抑郁诊断指征之一。病情轻的老年患者，入睡前感到轻松些，常说“一天总算到头了”。

8. 躯体或生物学症状

情绪反应不仅仅表现在心境上，常伴有机体的某些改变。食欲减退最为常见，多伴有体重下降。口干、便秘也是常见症状。约有80%的抑郁症患者有睡眠障碍，可伴有入睡困难和噩梦。身体不适可表现为心慌、心跳、出汗、恶心、呕吐等症状，老年患者常因此被家属送医院就医。

9. 性欲障碍

性欲障碍在老年人较常见。男性为阳痿，女性为性欲缺乏，且恢复较慢。

10. 认知功能障碍

认知功能障碍也是老年抑郁的常见症状，约有80%的患者主诉有记忆力减退，计算力、理解和判断力下降。使用简易智力状态检查量表（Mini-Mental State Examination，

MMSE）筛查可呈现假阳性。

二、照护

（一）照护评估

1. 进行前期识别

根据老年患者的身体情况、能力自理、患病情况、存在的危险因素进行前期识别，可使用自评抑郁量表（Self-rating Depression Scale，SDS）或老年抑郁量表（Geriatric Depression Scale，GDS）进行评估，见表 10－2 和表 10－3。根据老年患者的个体情况不同给予“因人而异”的照护。

表 10－2　自评抑郁量表

序号	评估内容	自评选项				得分
		A（偶无）	B（有时）	C（经常）	D（持续）	
1	我感到情绪沮丧，郁闷	1	2	3	4	
2	＊ 我感到早晨心情最好	4	3	2	1	
3	我要哭或想哭	1	2	3	4	
4	我夜间睡眠不好	1	2	3	4	
5	＊ 我吃饭像平时一样多	4	3	2	1	
6	＊ 我的性功能正常	4	3	2	1	
7	我感到体重减轻	1	2	3	4	
8	我为便秘烦恼	1	2	3	4	
9	我的心跳比平时快	1	2	3	4	
10	我无故感到疲劳	1	2	3	4	
11	＊ 我的头像往常一样清楚	4	3	2	1	
12	＊ 我做事情像平时一样不感到困难	4	3	2	1	
13	我坐卧不安，难以保持平静	1	2	3	4	
14	＊ 我对未来感到有希望	4	3	2	1	
15	我比平时更易激动	1	2	3	4	
16	＊ 我觉得决定事情很容易	4	3	2	1	
17	＊ 我感到自己是有用的和不可缺少的人	4	3	2	1	
18	＊ 我的生活很有意义	4	3	2	1	

续表

序号	评估内容	自评选项				得分
		A（偶无）	B（有时）	C（经常）	D（持续）	
19	假如我死了别人会过得更好	1	2	3	4	
20	* 我仍旧喜欢自己平时喜欢的东西	4	3	2	1	
说明	评定方法：按1～4级评分； 第2、5、6、11、12、14、16、17、18和20项是用正性词陈述的，为反序记分；其余10项用负性词陈述的，顺序评分。 量表结果分析：自评抑郁量表评定的抑郁严重度指数按下列公式计算： 抑郁严重度指数＝各条目累计分/80（最高总分）。 指数范围为0.25～1.0；指数越高，则表明抑郁程度越高。 评估建议：评分指数在0.50以下（总得分40以下）：无抑郁症患病风险； 0.50～0.59（总得分40～47）：可能有轻微至轻度抑郁症； 0.60～0.69（总得分48～55）：有中度至重度抑郁症； 0.70以上（总得分56以上）：有重度抑郁症。					

表10－3　老年抑郁量表

序号	请选择最切合您最近一周来的感受的答案	是	否
1	你对生活基本上满意吗？（否）		
2	你是否已放弃了许多活动与兴趣？（是）		
3	你是否觉得生活空虚？（是）		
4	你是否常感到厌倦？（是）		
5	你觉得未来有希望吗？（否）		
6	你是否因为脑子里一些想法摆脱不掉而烦恼？（是）		
7	你是否大部分时间精力充沛？（否）		
8	你是否害怕会有不幸的事落到你头上？（是）		
9	你是否大部分时间感到幸福？（否）		
10	你是否常感到孤立无援？（是）		
11	你是否经常坐立不安、心烦意乱？（是）		
12	你是否希望待在家里而不愿去做些新鲜事？（是）		

续表

序号	请选择最切合您最近一周来的感受的答案	是	否
13	你是否常常担心将来？（是）		
14	你是否觉得记忆力比以前差？（是）		
15	你觉得现在活着很惬意吗？（否）		
16	你是否常感到心情沉重、郁闷？（是）		
17	你是否觉得像现在这样活着毫无意义？（是）		
18	你是否总为过去的事忧愁？（是）		
19	你觉得生活很令人兴奋吗？（否）		
20	你开始一件新的工作很困难吗？（是）		
21	你觉得生活充满活力吗？（否）		
22	你是否觉得你的处境已毫无希望？（是）		
23	你是否觉得大多数人比你强得多？（是）		
24	你是否常为一些小事伤心？（是）		
25	你是否常觉得想哭？（是）		
26	你集中精力有困难吗？（是）		
27	你早晨起来很快活吗？（否）		
28	你希望避开聚会吗？（是）		
29	你做决定很容易吗？（否）		
30	你的头脑像往常一样清晰吗？（否）		
评分：每条目后括号内的回答表示抑郁，与其一致的回答得 1 分。 总分为 0 ~ 10，正常；11 ~ 20，轻度抑郁；21 ~ 30，中、重度抑郁。			

2. 评估患者有无自杀倾向

预测自杀的危险性，及时采取有效的防范措施，防止患者发生自杀行为。

（二）照护措施

抑郁症患者既有精神病性症状，又有多种躯体症状的表现。因此，照护措施既要满足患者的生理需要，又要维持患者正常的生理功能。

1. 维持营养，保持水、电解质平衡

抑郁症患者常常有消化系统的症状，如食欲缺乏、不思饮食、便秘，甚至拒绝进食。照护人员应根据患者的不同情况，做出具体判断，并制定相应对策。例如，了解患者的饮食习惯，尽量提供使患者满意的饮食；陪伴患者用餐，增加患者就餐的安全感。对于自罪观念严重的患者，照护人员可采取组织患者集体就餐的形式，自选饭菜，一边规劝一边鼓励。对于上述措施无效者，可根据医嘱给予鼻饲饮食；静脉补液，以维持营养和电解质的平衡。对于便秘的患者，照护人员应鼓励患者多活动，多饮水，多吃水果蔬菜，情况允许可陪同患者进行户外活动，必要时给予缓泻剂。

2. 改善患者的睡眠状态

睡眠障碍是抑郁症患者的最常见表现，很多患者发生意外伤害事件也是在晚间睡眠不好时发生，因此，改善患者的睡眠状态非常重要。照护人员尽可能帮助患者规律作息时间，适量增加日间活动量，缩短午睡时间，晚上不要过早就寝。另外，睡前泡脚、听助眠音乐、入睡时减少噪声等也可起到辅助睡眠的目的。对于那些确实难以入睡的患者，可根据医嘱使用助眠药物。

3. 协助料理日常生活

抑郁症患者常常诉说自己疲乏无力，无心打理日常起居，甚至包括穿衣、梳洗、如厕等。照护人员应设法改善患者的消极状态，既不可完全包办代其打理一切，也不能置之不顾，要耐心劝说。对于老年抑郁患者，可视其体力与自理能力，部分替代打理；对于患者的改善应及时给予鼓励与表扬，帮助患者建立自信。

4. 保证安全，防范意外事件的发生

抑郁症患者常存在情绪低落、悲观厌世、自责自罪的负面情绪，甚至采取自伤、自杀的行为，严重危及其自身生命安全。

（1）早期识别自杀危险因素。患者在自杀前，常有不同程度的语言和行为表现，这些表现是患者将采取自杀行为前发出的信号，照护人员要密切观察，提高警惕。

（2）对于有自杀倾向的患者，需要采取自杀危机干预措施，具体措施如下：

① 妥善安置患者和危险品。照护人员应谨慎地安排抑郁症患者的居住环境，在疾病急性期切勿让患者独住，房间陈设要尽可能简单、安全，对各种危险品，如绳子、玻璃、剪刀、各类药品等，特别是抗抑郁的药物要精心保管，以免发生意外。

② 抑郁症患者通常会在夜间、节假日、周末或趁周围人员忙碌时采取自杀行为，也有患者在病情趋于好转时出现意外，对此照护人员应给予高度警惕。

③ 照护人员应密切观察患者的病情变化。特别是急性期的患者，照护人员应对患者的言语、行为、去向等情况做到心中有数。尽可能与患者多接触，增加户外活动和可以吸引患者注意和引起兴趣的活动，缓解患者的悲观情绪，但这些活动必须在照护人员的监控范围内进行。

5. 加强沟通，鼓励患者抒发内心感受

（1）严重抑郁症患者多表现为思维迟缓、联想困难，照护人员在接触此类患者时，可采取非语言性的行为，如静静陪伴、抚摸、眼神、手势或是用简单的语言表达对患者的关心。

（2）照护人员与患者沟通时，要有高度的同情心，放慢语速，理解患者的痛苦心境，保持稳定、温和与接受的态度。避免使用简单、生硬、粗鲁的话语，或是采取一副冷淡的表情和态度，尽量不要使用"你不要……""你不应该……"等直接训斥性语言。同时，也不可过度认同患者的悲观感受，如"看你这样子真够痛苦的""如果真像你说的那样子的话，生活也是没有乐趣的"等，而应寻找患者感兴趣的、积极的话题和内容与患者交流，鼓励引导患者回忆以往生活中的美好经历，激发他们对美好生活的向往。

（3）抑郁症患者做出自杀选择时，反而会表现得很平静。此时医护人员应尽量避免和患者谈及有关自杀的问题，应加强与患者的接触与沟通，打消或动摇患者求死的意念。

6. 健康指导

帮助老年患者正确认识抑郁症，建立正面的自我认知，指导老年患者建立规律的生活方式，鼓励他们多参加集体活动与社会活动。做好患者及家属的卫生宣教与指导，帮助家属在患者回归家庭后，能够知道如何照顾、帮助患者稳定病情。

教育患者及家属即使抑郁症状缓解，也不可随意停药、减药，停药以及加减药量应咨询精神科医生，千万不要自行调整药物治疗方案，以免加重病情。向患者和家属宣教抑郁症的预后较好，经过治疗后，绝大多数患者会得到康复，恢复往日笑容，增强患者战胜疾病的信心。

练习题

1. 抑郁症最危险的行为表现是（　　）。

A. 心情低落　　B. 丧失兴趣　　C. 自杀　　D. 疲乏无力

2. 抑郁症症状缓解后以下做法错误的是（　　）。

A. 建议遵医嘱长期服药

B. 根据病情自行调整药物治疗方案

C. 停药以及加、减药量须咨询精神科医生

D. 不可随意停药、减药

3. 抑郁症的照护原则包括（　　）。

A. 满足生理需要　　　　B. 加强沟通，鼓励患者抒发内心感受

C. 保证安全需要　　　　D. 以上全是

参考答案：1. C；2. B；3. D

第二节　谵　妄

导入案例

老年女性，74 岁，髋关节置换术后，生活需照护人员协助。近 3 日照护人员发现老人出现夜间行为紊乱、幻听、表情恐惧、紧张；白天多卧床，言语较少，对夜间行为难以回忆。入院诊断为谵妄。

思考：针对该老年人照护人员应采取的哪些照护措施？

一、概述

谵妄是意识、定向力、记忆力、思维、感知能力及行为等方面出现紊乱的一种精神障碍，特点是急性发病及波动性病程。一项回顾性调查表明，谵妄的发病率为 11% ~ 42%，老年患者较常见，易被误诊；在某些特定患者中更常见，如艾滋病、癌症、危重症、手术后及临终患者。谵妄在临床上可以分为活动过度型、活动减退型及混合型三种类型。

谵妄是一种急性发作的脑病综合征，是意识障碍的一种，其以精神状态急性变化及波动为特点。谵妄主要表现为注意力易转移、思维混乱、感觉异常（存在幻觉与错觉）及意识障碍，其他的常见症状包括精神活动亢进、行为异常（活动过度或活动减少）、睡眠 - 觉醒周期紊乱和情绪波动。

（一）危险因素及病因

谵妄的病因繁多，通常与患者的基础疾病有关。老年患者常于疾病的急性期发生谵妄。谵妄相关的疾病包括：感染（特别是泌尿系感染）、心肌梗死、心功能衰竭、心律失常、卒中、癫痫、肿瘤、呼吸衰竭、慢性阻塞性肺病、酸中毒、失水、电解质紊乱、高血糖或低血糖症、贫血、低蛋白血症、硫胺素缺乏、酒精/镇静剂减量、酒精与药物毒性作用等。

（二）临床表现

谵妄通常在数小时至数天内进展，症状差异较大，并在一天中可出现波动，常于夜间加重。患者可出现周期性意识障碍、注意力不集中、记忆力减退、思维混乱、定向力

缺失及感觉失真。发病期间常存在白天睡眠增多、夜间烦躁不安及睡眠－觉醒周期完全颠倒，患者情绪低落或情绪不稳定。

1. 谵妄状态

（1）意识模糊；

（2）认知功能障碍；

（3）精神运动行为紊乱；

（4）睡眠或睡眠－觉醒周期紊乱；

（5）情绪紊乱；

（6）症状发生急速、突然，以昼轻夜重、波动性大为特点。

2. 精神紊乱状态

患者完全丧失对周围环境的意识及自我意识，表现为言语、思维不连贯，内容支离破碎，无法令人了解；如果出现幻觉或幻想的话，也是片断的；兴奋躁动及惊跳反应均比谵妄状态轻，多数患者表现为在病床上无目的、无意义、无规律的伸展、抖动、翻动身体或四肢等动作单调的活动。此状态一般持续时间较长，可达数周或数月，多见于严重的躯体疾病，特别是在脑血管病的基础上发生的精神错乱状态较多见，且预后较差，即使恢复后往往残留或发展成为痴呆状态。

3. 梦样状态

梦样状态是一种特殊类型的谵妄状态。患者的表现如同在梦中，表现为患者富于幻想性的情感体验，完全沉溺于幻想世界之中。此状态持续时间长短不一，可达数日、数周、数月。

二、照护

（一）生活照护

患者发生谵妄时，生活不能自理，医护人员或家人应照护患者的起居、个人卫生、饮食、大小便等，应给予全面的帮助。症状严重如昏迷者，应给予鼻饲或静脉输液，保护患者眼睛，注意皮肤和口腔照护，防压疮、感染等并发症。

（二）合理安排患者休息与生活

条件允许可安排单独的房间，保持室内安静、光线柔和，由专人照护，鼓励家属陪伴，增加患者安全感。鼓励患者白天参加户外活动，如散步、聊天，避免长期卧床。夜间兴奋不能入睡者，可根据出院时医生所开具的药物，参照医嘱使用助眠药物，并注意观察用药反应。

（三）改善认知与思维能力

根据患者的认知能力，与其交谈可以理解的内容，回忆当时的时间、地点和人物，用简单的词语提问，鼓励患者回答，从而提高患者记忆力和思维能力。鼓励患者看新闻、看图书，多与人交谈，表达自身感受，消除患者心理压力。

（四）保护患者安全，防止意外

确保患者不离开照护人员的视线范围，高度警惕患者自伤或自杀等意外事件的发生。必要时，遵医嘱使用保护性约束工具，注意约束松紧应适宜，保护约束部位皮肤。

（五）积极治疗原发病

控制原发疾病是老年谵妄患者最重要的治疗措施，控制或消除原发病，才能从根本上消除谵妄。

（六）药物治疗，支持疗法

老年谵妄患者的用药原则是：一般不用，尽量少用，避免多种药物合用。支持疗法包括：补充营养和维生素，纠正水、电解质和酸碱平衡等。

（七）健康指导

针对症状较轻的患者及家属，教育内容包括：向其讲解可能引起老年谵妄的疾病及其诱因、先兆；谵妄表现、治疗与预后；对患者的观察要点，安全保护措施；遵医嘱用药的重要性；嘱患者饮食清淡、易消化，多饮水，多食新鲜水果及蔬菜，防止便秘。鼓励患者病情好转后，适当活动，生活适当自理，参加社交活动。

练习题

1. 谵妄是老年患者较常见的病症，易被误诊，其特点是（　　）。

A. 急性发病及波动性病程　　B. 临床以中青年患者常见

C. 病程短　　D. 起病隐匿

2. 谵妄主要表现为（　　）。

A. 注意力易转移　　B. 思维混乱

C. 感觉异常（存在幻觉与错觉）　　D. 以上都是

3. 老年谵妄患者用药原则是（　　）。

A. 一般不用　　B. 尽量少用

C. 避免多种药物合用　　D. 以上全是

参考答案：1. A；2. D；3. D

第三节　失眠症

导入案例

王老先生，63岁，半年前因退休离开工作岗位，逐渐心情低落，白天活动量明显减少，喜欢久坐看电视，缺乏运动，并感觉被“忽视”，后来出现夜间入睡困难、易醒且再入睡困难，为此更加心烦，白天精神差。经医生诊断为失眠症。

思考：如何帮助王老先生做好睡眠管理？

一、概述

睡眠是最容易受到心理和社会因素影响的生理功能之一。据世界卫生组织调查，在世界范围内约1/3的人有睡眠障碍，国内各类型睡眠障碍的人更是高达38.2%。睡眠障碍是老年人常见的问题，发生率为30%～60%，可继发于躯体疾病（如心脑血管疾病、良性前列腺增生症等）、其他心理障碍（如阿尔茨海默病、抑郁症等）或药物（如糖皮质激素、氨茶碱等），也可为原发性，包括失眠症、嗜睡症、睡眠－觉醒节律障碍、睡行症及梦魇等，以失眠症最多见。失眠是睡眠障碍的一种表现形式，心理压力大、心理精神障碍是失眠的首位原因。本节以失眠症为主进行介绍。

失眠症指在具备充分的睡眠机会和环境时，发生以失眠为主的睡眠质量问题，表现为难以入睡、睡眠不深、多梦、醒后不易再睡、早醒或自觉睡眠明显不足等。失眠可引起老年人的痛苦、焦虑、抑郁情绪，导致注意力涣散、思考效率下降，还常伴有各种非特异性躯体症状。

（一）病因

1. 因身体疾病造成的失眠

如心脏病、肾病、哮喘、溃疡病、关节炎、骨关节病、肠胃病、高血压、睡眠呼吸暂停综合征、甲状腺功能亢进、夜间肌阵挛综合征、脑疾病等可造成失眠。

2. 因环境造成的失眠

环境的改变会使人产生生理上的反应，如乘坐车、船、飞机时睡眠环境的变化，使人难以入睡；卧室内强光、噪声、过冷或过热都可使人失眠。有的人对环境的适应性强，有的人则非常敏感、适应性差，当环境发生改变时便引发失眠。

3. 心理、精神因素导致的失眠

心理因素如焦虑、烦躁不安或情绪低落、心情不愉快等，都是引起失眠的重要原因。生活的打击、工作与学习的压力、未遂的意愿及社会环境的变化等，会使人产生心理和生理反应，导致神经系统的功能异常，造成大脑的功能障碍，从而引起失眠。

4. 服用药物和其他物质引起的失眠

服用中枢兴奋药物可导致失眠，如减肥药苯丙胺等。长期服用安眠药，一旦戒掉，也会出现戒断症状——睡眠浅，噩梦多。茶、咖啡、可乐类饮料等含有中枢神经兴奋剂——咖啡因，晚间饮用可引起失眠。酒精干扰人体的睡眠结构，使睡眠变浅，一旦戒酒也会因戒断反应引起失眠。

5. 对失眠的恐惧引起的失眠

有的人对睡眠的期望过高，认为睡得好，身体就百病不侵；睡得不好，身体易出各种毛病。这种对睡眠的过分迷信，增加了患者睡眠的压力，容易引起失眠。

（二）临床表现

1. 症状

（1）入睡困难；

（2）不能熟睡，睡眠时间减少；

（3）早醒、醒后无法再入睡；

（4）频频从噩梦中惊醒，自感整夜都在做噩梦；

（5）睡过之后精力没有恢复；

（6）发病时间可长可短，短者数天可好转，长者持续数日难以恢复；

（7）容易被惊醒，有的对声音敏感，有的对灯光敏感；

（8）很多失眠的人喜欢胡思乱想；

（9）长时间的失眠会导致神经衰弱和抑郁症，而神经衰弱患者的病症又会加重失眠。

2. 分类

（1）按病程分类，失眠可分为以下三类：

① 短暂性失眠（小于一周）。短暂性失眠的主要治疗原则为间歇性使用低剂量镇静安眠药或其他可助眠之药物如抗忧郁剂和好的睡眠卫生习惯。

② 短期性失眠（一周至一个月）。短期性失眠的治疗原则为短期使用低量的镇静安眠药或其他可助眠之药物如抗忧郁剂和行为治疗（如肌肉放松法等），短期性失眠如果处理不适当也会导致慢性失眠。

③ 慢性失眠（大于一个月）。慢性失眠的原因是很复杂的且较难去发现，许多的慢性失眠是多种原因合在一起所造成的。

（2）按病因分类，失眠可分为以下三类：

① 原发性睡眠障碍。原发性睡眠障碍包括长期夜间睡眠障碍，无可解释失眠的神经病学症状，抑郁或其他精神障碍和躯体疾病，部分患者可为终身性。与夜间睡眠仅需3～4 h即可满足的正常人群不同，该类患者常出现部分睡眠剥夺的症状，并且不惜采取各种药物或措施以保证睡眠时间。该类患者睡眠时间短，尤其第Ⅳ期睡眠时间短，经常觉醒，唤醒阈值低，易伴发精神障碍，但精神障碍是原因还是结果不甚明确。

② 继发性睡眠障碍。继发性睡眠障碍又称环境性失眠，常继发于疼痛或其他躯体疾病，或继发于药物滥用、抑郁，持续时间常较短暂。

③ 假性失眠。该类患者有足够的睡眠时间，但常主诉睡眠不足。

二、照护

（一）心理照护

指导患者保持乐观的情绪。对社会竞争、个人得失等有充分的认识，避免因挫折致心理失衡。

（二）指导患者生活规律

保持人的正常睡眠－觉醒节律，坚持定时休息、准时上床睡觉、早上准时起床的生活习惯。

（三）创造有利于患者入睡的条件反射机制

如睡前半小时洗热水澡、泡脚、喝杯牛奶等，并长期坚持。

（四）白天适度锻炼

白天适度的体育锻炼，限制白天睡眠时间，缩短午睡时间，有助于晚上入睡。

（五）养成良好的睡眠习惯

保持卧室清洁、安静、远离噪声、避开光线刺激等；避免睡觉前喝茶、饮酒等。

（六）指导患者进行自我调节、自我暗示

可进行一些放松的活动，也可反复计数等，有时稍一放松，反而能加快入睡。

（七）亲近自然，放松心情

通过适当的户外活动，如旅游、踏青、赏花、郊游等使紧张的心情得到放松，改善睡眠，提高睡眠质量。

（八）药物照护

对于病情较重的患者，应在医生指导下，短期、适量的服用安眠药或小剂量抗焦虑、抑郁剂。

（九）老年患者的睡眠管理

1. 营造睡眠环境

为患者营造安静、清洁舒适的睡眠环境。保持卧室安静，空气清新，氧气充足，温湿度适宜。

2. 选择卧具

老年人易生骨关节疾患，应避免睡棕绳床，以木板床为宜，上垫床褥，宜柔软、平坦、厚薄适中，被褥整洁、舒适。枕头高矮适度有弹性。

3. 睡姿

睡姿以右侧卧位好，有利于肌肉组织放松，消除疲劳，帮助胃中食物朝十二指肠方向推动，还能避免心脏受压。

4. 睡前准备

睡前不宜做高强度的活动，不看紧张的电视节目和电影。

5. 调节睡眠时间

睡眠时间一般以醒来全身舒服、精力恢复、身心轻松为好。可视自己的体质、生活习惯自行调节。60～70 岁的老年人一般睡 7～8 h，70～80 岁的老年人睡 6～7 h，80 岁以上的老年人睡 6 h 即可（包括午间休息 1 h 左右）。

6. 睡前热水泡脚

可促使血管扩张，引导气血下行，使睡意渐浓，入寐时间缩短，睡得更熟、更香。

7. 避免睡前进食

进食油腻的食物会增加胃肠的负担，使膈肌向上抬，胸部受压，腹部胀满，易引起多梦、说梦话。避免睡前饮水及喝含咖啡因和酒精的饮料。

8. 指导患者睡前排空膀胱

以免因夜间排尿影响睡眠。

练习题

1. 短暂性失眠的发作时间为（　　）。

A. 小于一周　　B. 大于一周

C. 不超过一个月　　D. 一个月以上

2. 失眠患者的常见临床表现为（　　）。

A. 入睡困难　　B. 不能熟睡，睡眠时间减少

C. 早醒、醒后无法再入睡　　D. 以上全是

3. 入睡前可为患者做（　　）护理益于患者入睡。

A. 热水泡脚　　B. 多饮水

C. 睡前加餐　　D. 剧烈运动

参考答案：1. A；2. D；3. A

第四节　阿尔茨海默病（老年性痴呆）

导入案例

赵奶奶，74岁，和女儿共同生活，生活可以自理。近来女儿发现她做事时常常丢三落四，说完就忘，说话变得喋喋不休；熟悉的物品说不出名称，家人都不能理解她的意思；回家时还出现了一次走错方向；饮食无规律，有时暴饮暴食。医院诊断为阿尔茨海默病。

思考：如何护理这位老年人？

一、概述

阿尔茨海默病（Alzheimer Disease，AD）又称老年性痴呆，是一种中枢神经系统原发性退行性变性疾病，是由于大脑器质性损害而引起的脑功能障碍，使记忆、理解、判断、自我控制等能力发生进行性退化和持续性智能损害，影响日常生活和社交能力的病症。本病起病缓慢，病程呈进行性，病因迄今未明，所以，对于认知功能障碍的防治重点，聚焦在疾病的早期阶段。65岁以上的老年人应在每年健康体检中加入“记忆力专项体检”，以便及早发现阿尔茨海默病，得到最佳治疗。在老年前期和老年期痴呆中阿尔茨海默病最为常见。据美国资料显示，阿尔茨海默病患者约占痴呆例数的55%，占用老年人院床位半数以上，已构成许多发达国家和发展中国家主要保健和社会问题。

（一）病因

虽然阿尔茨海默病的神经病理学，特别是分子生物学研究有了很大进展，为阿尔茨海默病的病理生理和病因学研究奠定了基础，但仍处于探索阶段，阿尔茨海默病的病因尚未阐明。遗传因素、中枢神经递质病变、重金属、慢病毒感染、脑外伤、免疫性疾病、长营养因子减少等因素和阿尔茨海默病的患病有关。

（二）临床表现

阿尔茨海默病是一个综合征，临床表现主要为认知功能障碍，但往往还伴有非认知的精神行为障碍。本病起病隐匿，患者和家属常说不清何时起病。临床表现可按疾病早、中、晚或第1、2、3期描述，但各期存在重叠与交叉，并无截然分界线。阿尔茨海默病的临床表现包括认知功能障碍、人格改变、精神病性症状等。

1. 第1期（1~3年）

（1）记忆力：学会新知识有障碍，远期回忆损害，近期记忆受损。

（2）视空间技能：图形定向障碍，结构区分障碍。

（3）言语：叙述一类名词能力差，命名不能。

（4）人格：情感平淡，偶然易激惹或悲伤。

（5）运动系统：正常。

（6）脑电图：正常。

（7）CT：正常。

2. 第2期（2~10年）

（1）记忆力：近期和远期记忆力明显损害。

（2）视空间技能：构图差，空间定向障碍。

（3）言语：流利性失语。患者自发谈话多，语速正常、发音清楚，但说话内容中缺乏有实际意义的词语，常以虚词代替，如这个、那个、他们等，出现语音错误，如把脑（nao）念成鸟（niao）等。

（4）计算力：失算。

（5）运动能力：观念运动性失用。

（6）人格：漠不关心，淡漠。

（7）运动系统：不安，刻板运动。

（8）脑电图：背景脑电图为慢节奏。

（9）CT：正常或脑室扩大或脑沟变宽。

3. 第3期（8~12年）

（1）智能：严重衰退。

（2）运动：四肢强直，屈曲姿势。

（3）括约肌控制：尿便失禁。

（4）脑电图：弥漫性慢波。

（5）CT：脑室扩大和脑沟变宽。

二、照护

（一）衣着

为患者准备质地柔软的棉质衣服，以免化学纤维对老年人皮肤造成不适或意外着火的情况下粘在身上；衣服要宽松，外衣最好选用无需熨烫的面料；尽量不使用拉链，最好用按扣或布带代替拉链，防止拉链拉伤患者。

（二）饮食

患者要多吃含维生素、矿物质的食物，如谷物、瘦肉、豆类、海产品等；适当摄取各种水溶性及脂溶性维生素，可提高人体免疫力。另外，各类矿物质，如锌、铁、钙、磷、硒等，也有延缓老化的功用，饮食上不要吃得太多及太油腻或太精致，不要摄取过多的动物性脂肪。

（三）餐具

最好选择不易破损的不锈钢制品；自己能进食的，最好把几种菜肴放到一个托盘里；食鱼肉时要把骨刺提前剔除。不要让老年人用尖锐的刀、叉进食。如果患者视力较差，要把餐桌放在明亮显眼的地方，进食食物要切成小块，方便患者入口。不要让患者吃黏性食品，液体和固体食物也要分开。盛有过烫食物的器皿一定要远离患者，以免烫伤。吃饭时，经得患者同意后可以给患者带上围嘴布以防止把衣服弄脏；需喂食的患者要坐起，一次不要喂太多，速度不宜太快；给患者足够的咀嚼时间，使患者进食的食物得到充分的消化和吸收。

（四）居住

居室要宽敞、整洁、设施简单、光线充足，室内无障碍如门槛等，以免绊倒患者。地面要防滑，床边有护栏，刀、剪、药品、杀虫剂等要收藏好，煤气、电源等开关要有安全装置，不要让患者随意打开。患者生活环境要固定，照护者不宜经常更换。家人要经常督促和协助患者搞好个人卫生。对于有异常行为的患者，应反复进行强化训练。如患者有随地大小便现象，家人就应掌握患者大小便规律，定时督促患者上厕所。训练患者有规律生活，活动时间不宜过长，周围环境要相对清静；当患者有过高或不合理要求时，要劝阻或分散其注意力。如果患者做出令人尴尬的事情，只要言行不危害他人，就不要刻意纠正，最好的方法是用别的事情转移其注意力。

（五）重症患者照护

重症患者要做好口腔以及会阴部、皮肤的清洁照护。要经常给卧床患者翻身、拍身、晒被褥，每天定时通风。另外，给患者做一些肢体关节的被动活动，保持肢体的正常功能，防止关节畸形和肌肉萎缩。

（六）心理照护

阿尔茨海默病患者最需要的是安全的环境。生活中要尊重患者，不伤害患者的自尊心，也不要嘲笑患者的病态，经常用抚摸动作和亲切的话语给予关心和爱护，经常给患者讲故事、读报纸等。

（七）外出安全

对病情重者做到 24 h 有人陪伴，对病情轻者在其活动最多的时间里加强看护。嘱患者不要单独外出，以免迷路走失。患者随身携带信息联系卡，注明患者和家属的名字、年龄、家庭住址、联系电话以及患者所患疾病等信息，以防患者走失。

（八）适度活动

阿尔茨海默病患者也需要适当锻炼方式，如游乐、晒太阳、散步、做游戏等，运动量要循序渐进。鼓励患者做力所能及的事情。根据患者的具体情况，适当让他们做一些洗碗、扫地、递东西、买东西等简单家务，使他们在头脑中建立新的条件反射，以维持各种功能。

（九）认知训练

为了减慢记忆功能丧失进程，每天要多次训练，以刺激患者记忆，如让患者说出看护者的姓名、住址、认识标记等。充分利用看电视、听音乐、看报纸、读杂志的机会，给予视听方面的外界刺激；经常有意识地让患者回忆、判断来锻炼患者大脑思维活动能力。

（十）精神症状的照护

1. 意识障碍状态的照护

（1）处于谵妄状态的患者，对周围环境的认知功能差，在幻觉、错觉以及妄想的影响下，患者可表现为情绪激动、恐惧，还可能因此产生冲动或逃避的行为，并且会导致自伤或伤人的后果，需专人看护，加强防范。当出现激动不安时，照护人员应给予安抚，帮助稳定其情绪，必要时可给予保护性约束。

（2）精神自动症的患者在意识清晰度下降、意识范围缩小的情况下到处游荡或做一些无意义的动作，虽然患者在意识范围内有简单的语言和行为，但此类患者识别和躲避危险的能力已经欠缺，因此会有危险发生，故对有此症状或发现有先兆时一定要限制患者活动范围，加强保护。

2. 谵妄状态的照护

脑器质性精神障碍的患者也可出现片断的、暂时的妄想，如被害妄想、嫉妒妄想、被窃妄想等。在妄想观念的影响下，患者可表现为情绪愤怒、激动、仇视，甚至导致伤害他人的行为，对此照护人员应该做到事先了解患者妄想的内容，细致观察，耐心解释与劝导，并将其与被怀疑对象隔离开，避免不良后果产生。

3. 人格障碍的照护

脑器质性精神障碍患者的主要临床特征之一就是人格障碍，其表现形式不一。有的患者表现为自私、不知廉耻；有的患者不知脏净，捡拾垃圾。照护人员对此应表示同情和理解，照顾好患者的生活，并维护其尊严。

4. 记忆、智能障碍的照护

首先对患者智能障碍的程度及生活自理的能力进行评估，然后根据需要给予相应照护。智能障碍的程度可使用简易智能评定量表（表 10－4），生活自理能力评估可使用基本日常生活自理能力评定量表（见第一章第一节）。

表 10－4　简易智能评定量表

检查的功能项目	序号	评定项目	评分方法	得分
时间定向力	1	今年是哪一年	答对 1 分 答错或拒答 0 分	
	2	现在是什么季节	同上	
	3	现在是几月份	同上	
	4	今天是几号	同上	
	5	今天是星期几	同上	
地点定向力	6	这是什么城市（名）	同上	
	7	这是什么区（城区名）	同上	
	8	这是什么医院（医院名或胡同名）	同上	
	9	这是第几层楼	同上	
	10	这是什么地方（地址、门牌号）	同上	
记忆力	现在我告诉您三种东西的名称，我说完后请您重复一遍。请您记住这三种东西：树木、钟表和汽车，过一会儿我还要问您（请说清楚。每样东西一秒钟）			
	11	复述：树木	同上	
	12	复述：钟表	同上	
	13	复述：汽车	同上	
注意力和计算力	现在请您算一算，从 100 中减去 7，然后从所得的数算下去，请您将每减一个 7 后的答案告诉我，直到我说“停”为止			
	14	计算 100－7	答对 1 分，错为 0 分	
	15	再减 7	答对 1 分，错为 0 分	
	16	再减 7	答对 1 分，错为 0 分	
	17	再减 7	答对 1 分，错为 0 分	
	18	再减 7	答对 1 分，错为 0 分	
	如前一项计算错误，但在错误得数基础上减 7 正确者仍给相应得分			

续表

检查的功能项目	序号	评定项目	评分方法	得分
回忆力	现在请您说出刚才我让您记住的是哪三种东西			
	19	回忆：树木	答对 1 分， 答错或拒答 0 分	
	20	回忆：钟表	同上	
	21	回忆：汽车	同上	
语言能力	22	检查者出示手表问患者这是什么	同上	
	23	检查者出示铅笔问患者这是什么	同上	
	24	请您跟我说“四十四只石狮子”	能正确说出 1 分， 否则 0 分	
	25	检查者给受试者一张卡片，上面写着“请闭上您的眼睛”，请您念一念这句话，并按上面的意思去做	能正确说出并能做到 1 分； 不能正确说出，也不能做到 0 分	
	我给您一张纸，请您按我说的去做。现在开始，用右手拿着这张纸，用两只手把它对折起来，然后将它放在您的左腿上			
	26	用右手拿着这张纸	正确给 1 分， 错误给 0 分	
	27	用两只手将纸对折	能对折 1 分， 不能为 0 分	
	28	将纸放在左腿上	放对给 1 分， 否则为 0 分	
	29	请您写一个完整的句子	能正确写出 1 分， 否则为 0 分	
	30	请您照着下面图案的样子把它画下来： 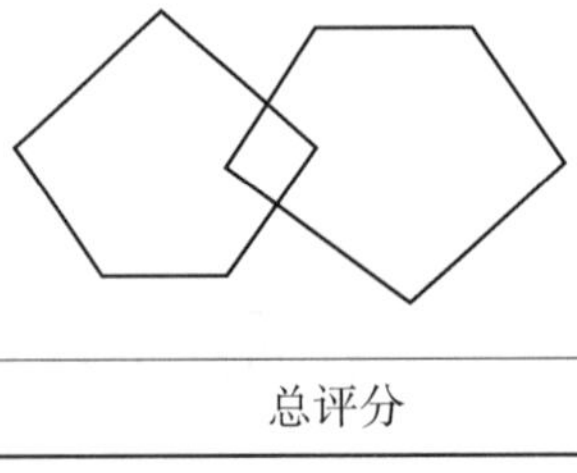	正常为 1 分， 错误为 0 分	
总评分				

续表

<table>
<tr><th>检查的功能项目</th><th>序号</th><th>评定项目</th><th>评分方法</th><th>得分</th></tr>
<tr><td>评价标准</td><td colspan="4">总分范围为 0～30 分，正常与不正常的分界值与受教育程度有关，分界值以下为有认知功能缺陷，以上为正常。建议分界值如下：
文盲（未受教育）组，17 分；小学（受教育年限≤6 年）组，20 分；
中学或以上（受教育年限 >6 年）组，24 分。
参考：按文化程度和年龄区分评分标准：初中以上的老年人
老年组≥27 分为正常，高龄老年组≥25 分为正常，
<24 分为痴呆，≤15 分为严重痴呆</td></tr>
</table>

5. 焦虑、抑郁状态的照护

当患者出现焦虑或抑郁等情绪，部分患者产生消极情况，可能导致自杀、自伤行为，照护人员不可掉以轻心，要密切关注患者的情绪变化。当发现患者出现情绪低落、疏远亲友、回避社会、郁郁寡欢、丧失兴趣等悲观情绪时，应提高警惕，陪伴患者，及时安慰疏导。

6. 定向力障碍的照护

由于患者注意力集中困难及记忆力减退，患者可出现定向力障碍。患者因不能判断时间，找不到所要去的地方，认不准周围的人物而感到焦虑、苦闷，照护人员应该帮助患者恢复定向力。照护人员最好可以固定，避免频繁更换，每天见面时简单地打招呼、自我介绍，以强化患者的记忆，利用简单工具或玩具教会患者进行实践辨识，利用游戏增加患者空间辨识能力，利用家庭相册帮助患者对人物进行识别，以锻炼患者的定向力。

7. 语言沟通障碍的照护

要与患者目光接触，使用简单、简短的语言，每次只交谈一个话题；选择患者喜欢的称呼与之交流，易引起患者对照护者的注意；谈话环境要安静，避免嘈杂，以免影响患者注意力，从而影响患者的理解与判断；交谈要有耐心，关心关切患者，不可表现出急躁或不耐烦。

（十一）健康指导

1. 生活日常照护

饮食宜清淡，富营养，易于消化；若吃鱼虾，应代将鱼刺取出，虾壳剥掉，以免鱼刺噎喉。还应该根据气温变化，适当为老年人增减衣服，对阿尔茨海默病患者的照护要细心。

2. 准备外出卡片

阿尔茨海默病患者存在记忆障碍，因此老年人在外出时要准备一张卡片，写明地址，还应写好联系方式，在患者不认识路、走错了路线时，也能及时和家人联系。这也是常用的阿尔茨海默病的照护方法。

3. 注意观察症状

阿尔茨海默病患者反应迟钝，有言语障碍有时候就算有不适症状，也不能自主表达清楚，因此要观察患者的细微变化，如有无脸红发烧、面部痛苦。

4. 药物照护

阿尔茨海默病患者常忘记吃药、吃错药，或忘了已经服过药而导致过量服药，所以老年人服药时必须有人在旁陪伴，帮助患者将药全部服下，以免遗忘或错服。

（1）对伴有抑郁症、幻觉和自杀倾向的阿尔茨海默病患者，家人一定要把药品管理好，放到患者拿不到或找不到的地方。

（2）阿尔茨海默病患者常常不承认自己有病，或者常因幻觉、多疑而认为家人给的是毒药，所以他们常常拒绝服药。这就需要家人耐心说服，向患者解释，可以将药研碎后拌在饭中吃下。对拒绝服药的患者，一定要看着患者把药吃下，让患者张开嘴，看看是否咽下，防止患者在无人看管后将药吐掉。

（3）阿尔茨海默病患者服药后常不能诉说其不适，家属要细心观察患者有何不良反应，联系医生及时调整给药方案。

（4）卧床患者、吞咽困难的患者不宜吞服药片，最好研碎后溶于水中服用。昏迷的患者应由胃管注入药物。

（5）定期复查就诊。

5. 老年精神疾病的康复

老年精神疾病，特别是阿尔茨海默病，具有病因未明、病程迁延、缺乏特异性有效治疗，一旦疾病形成，引发残疾，治疗和康复均很困难等特点。该病的康复关键在于重视预防，争取做到无病防病，有病早治，病后防残。具体措施在于向患者、家属、社会相关人员进行疾病和知识宣教，调动大家的主观能动性，自觉地重视自我保健，培养良好的卫生习惯，戒除吸烟、嗜酒等不良习惯和生活方式，积极进行体育运动和锻炼，增强体质和抵抗力。康复的目标在于争取机体达到或保持最佳功能状态，使个体能够适应环境、处理生活问题，进行工作和自觉处于安宁状态。康复过程贯穿始终，需要比疾病急性期的治疗照护投入更大的人力、物力与时间。就老年人而言，阿尔茨海默病所引发的心理功能，包括认知、行为功能的残疾要到达完全康复是比较困难的，但要达到部分恢复，只要努力还是可能的。常见的功能性精神障碍包括老年抑郁症和躁狂症，在当今治疗发展的前提下70%～80%有完全恢复的可能，但疾病的反复性及易复发性，常常给患者带来痛苦，也导致其生活和社会功能残废，对于此类疾病的康复重点在于预防疾病的复发和恶化以及社会退缩。

对于不同年龄段的老年精神障碍患者，在进行康复工作时需要做不同的考虑。如60～70岁的老年人，一般躯体相对健康，老龄的生理、心理变化不很明显，康复的重点应在于帮助患者恢复社会功能、回归社会，参加社会活动、料理家务，发挥老年人的余热。对于70以上和80～90岁高龄的老年人，身体相对虚弱，可能存在躯体的残疾，康复工作的重点则在于多病性的综合康复，训练生活功能，减少其生活依赖性，使之自理；帮助患者参加医疗体育和文娱活动，使之生活愉快、健康长寿。

练习题

1. 在痴呆类型中，占全部痴呆的70%～80%最常见的是（　　）。

A. 阿尔茨海默病　　B. 路易体痴呆

C. 额－颞叶痴呆　　D. 帕金森性痴呆

2. 阿尔茨海默病是指发生在老年期的智能障碍，多指（　　）以上的老年人。

A. 65岁　　B. 60岁　　C. 70岁　　D. 80岁

3. 阿尔茨海默病患者患有记忆障碍，常常发生老年人在外出时迷路或走丢的情况，照护人员应为老年人准备（　　）。

A. 手机　　B. 零钱　　C. 联系卡　　D. 公交卡

参考答案：1. A；2. A；3. C

第十一章　老年运动系统疾病的照护

学习目标

掌握：1. 老年运动系统疾病的临床表现。

2. 老年运动系统疾病的照护措施。

了解：1. 老年运动系统疾病的健康教育内容。

2. 骨折常见并发症的症状与预防。

第一节　退行性骨关节疾病

导入案例

赵阿姨，70 岁，在养老院生活两年多，生活可以自理。约 4 个月前发现右膝关节疼痛，活动受限制，尤其在下楼梯时膝关节疼痛加剧。就医后诊断为退行性骨关节病。

思考：照护者应给予赵阿姨的照护措施有哪些?

一、概述

退行性骨关节病又叫骨性关节炎，该病实际上并非炎症，主要为退行性病变，属关节提前老化，特别是关节软骨的老化，也称为老年性关节炎。该病是由于关节软骨发生退行性变，引起关节软骨完整性破坏以及关节边缘软骨下骨板病变，继而导致关节症状和体征的一组慢性退行性关节疾病。骨性关节炎影响最显著的关节是活动度最大的关节，如髋、膝及拇指的掌指关节。

（一）病因

本病的发生是多种因素联合作用的结果，如骨基质中的黏多糖含量减少，纤维成分增加，软骨的弹性降低；或者软骨下骨板损害使软骨失去缓冲作用；也可能由关节内局灶性炎症等因素造成。临床上常将退行性骨关节病分为原发性和继发性，其引起关节发生以上改变的原因有所不同。

（二）临床表现

1. 关节疼痛

退行性骨关节病开始表现为程度较轻的关节酸痛，多出现于活动或劳累后，休息后可减轻或缓解。随着病情的进展，疼痛程度也加重，表现为钝痛或刺痛，关节活动可因疼痛而受限，最后在休息时也可出现疼痛。其中，膝关节病变在上下楼梯时疼痛明显，久坐或下蹲后突然起身可导致关节剧痛；髋关节病变疼痛常自腹股沟传导至膝关节前内侧、臀部及股骨大转子处，也可向大腿后外侧放射。

2. 关节僵硬，关节活动不灵活

特别是患者在久坐或清晨起床后关节有僵硬感，不能立即活动，要经过一定时间后才感到舒服。这种僵硬和类风湿关节炎不同，时间较短暂，一般不超过 30 min。但到疾病晚期，关节将永久不能活动。

3. 关节内卡压现象

当关节内有小的游离骨片时，可引起关节内卡压现象，表现为关节疼痛、活动时有响声和不能屈伸。膝关节卡压易使老年人摔倒。

4. 关节肿胀、畸形

膝关节肿胀多见，由局部骨性肥大或渗出性滑膜炎引起，严重者可见关节畸形、半脱位等。部分患者可有手指屈曲或侧偏畸形，第一腕掌关节可因骨质增生出现“方形手”。

5. 功能受限

各关节可因骨出现赘生物、软骨退变或关节周围肌肉痉挛及关节破坏而导致活动受限。此外，颈椎骨性关节炎脊髓受压时，可引起肢体无力和麻痹；椎动脉受压可致眩晕、耳鸣以致复视、构音或吞咽障碍，严重者可发生定位能力丧失或突然跌倒。腰椎骨性关节炎腰椎管狭窄时，可引起下肢间歇性跛行，也可出现大小便失禁。

（三）辅助检查

本疾病可由 X 线平片、CT 检查或核磁检查鉴别诊断。

二、照护

本病的治疗原则为减轻或消除疾病的症状、改善关节功能、减少致残。对症状较轻、无明显功能障碍者主要进行保守治疗。对于症状严重、保守治疗无效，或关节畸形影响日常工作和生活者，宜采用手术治疗。治疗照护的总体目标是：老年人能通过有效的方法减轻疼痛；使关节功能有所改善；能积极应对疾病造成的身心影响，使老年人自信心有所增强；老年人能独立或在帮助下完成日常的生活活动。具体照护措施如下：

（一）急性期

1. 解除疼痛、消除炎症和预防功能障碍

急性期以关节疼痛、肿胀为主，局部炎症及全身症状均较明显，照护的目的是解除疼痛、消除炎症和预防功能障碍，所以以休息、夹板制动、药物、理疗为主。急性炎症期伴有发热、乏力等全身症状的患者应完全卧床休息，但是卧床休息时间要适度，不可过长。过分的静止休息容易造成关节僵硬、肌肉萎缩、体能下降，因此应动静合理安排。卧床时应注意良好体位，在白天要采取固定的仰卧姿势，只有在晚上才允许头下垫枕，且枕头不宜过高。尽量避免用软床垫，床中部不能下垂凹陷，以免臀部下沉，引起双髋关节屈曲畸形。有时为减轻疼痛，可于双膝下方放置枕头，但易使膝呈屈曲挛缩。为避免双足下垂畸形，卧床时在足部放置支架将被服架空，以防被服压迫双足（特别仰卧时）而加速垂足出现。同时鼓励患者定期将双足前部蹬于床端横档处以矫正足下垂畸形。要仰卧、侧卧交替，侧卧时避免颈椎过度向前屈。

2. 夹板治疗

关节疼痛和肿胀严重时行关节制动，以减轻疼痛和避免炎症加剧。夹板作用是保护及固定急性炎性组织。急性炎症渗出的关节应用夹板制动，医用热塑板材加热后固定关节，比较方便，夹板可固定各个关节的姿势。制动是消肿止痛的有效方法，但关节制动后，有可能出现关节强直，因此制动时应将关节置于最佳功能位置，并且夹板应每天去除一次，以施行适度训练，预防关节僵硬。

3. 合理用药

关节炎早期、关节肿胀和疼痛明显时使用激素类、消炎镇痛药以及免疫抑制剂等是很有必要的。这些药物可有效地减轻肿胀、疼痛和僵硬，控制病情。阿司匹林是治疗风湿病和疼痛、发热及炎症的基本药物。要合理选择药物的种类，并注意其不良反应的发生，如非甾体抗炎药的毒性有胃肠道出血，胰、肝、肾等脏器的损害。

（二）亚急性期

该期的治疗重点是维持全身健康状况，防止疾病加剧及纠正畸形。

1. 适度休息和活动

患者仍需卧床休息，但时间应逐渐减少。白天逐步减少夹板固定的时间，直至夹板仅在晚上使用。当患者可以主动练习时，可按下列程序进行：

（1）患者卧床进行肌肉等长收缩练习和主动练习；

（2）患者坐位继续锻炼并逐步增加锻炼时间；

（3）站立位训练，重点是平衡练习；

（4）在扶车或他人支持下进行走路练习，也可以使用轮椅代步；

（5）使用拐杖练习行走。

2. 保持良好的姿势

不适当体位和不良姿势常常引起肢体的挛缩。不适当姿势由不正常关节位置造成，故站立时，头部应保持中位，下颌微收，肩自然位置，不下垂、不耸肩，腹部肌肉内收，髋、膝、踝均取自然位；坐位时，采用硬垫直角靠椅，椅子的高度为双足底齐平地面，膝呈90°屈曲。要注意肌力训练，保持伸屈肌力的平衡十分重要。

3. 日常生活活动训练

对日常生活自理能力较差的患者，鼓励其尽量完成日常生活活动训练，如进食、取物、倒水、饮水、梳洗、拧毛巾、穿脱上衣和裤子、解扣、开关抽屉、手表上弦、开关水龙头、坐、站、移动、下蹬、步行、上下楼梯、出入浴池等训练。但陪护人员要注意加强保护。

4. 矫形器及辅助用具的应用

如果已造成四肢关节活动功能障碍，影响日常生活，应训练健肢操作及使用辅助器具，必要时调整、改善家居环境，以适应残疾者的需要。夹板、拐杖、轮椅等的应用能减轻关节畸形发展，缓解疼痛、消肿，防止由于关节不稳定而进一步受损。通常夹板用于腕、掌指关节及指间关节。固定夹板常用于急性期或手术后，应定期去除夹板进行关节活动。如患者行走困难，可用拐杖或助行器等步行辅助器具，以减轻下肢负荷，也可以加装把柄以减少对手、腕、肘、肩的负重。手指关节严重活动障碍者，也可用长柄梳、长柄勺等必要的矫形器，补偿关节活动受限所带来的生活困难。

5. 物理疗法

在急性期和亚急性期，均可应用物理因子治疗，具体如下：

（1）局部冷疗法；

（2）水疗，包括矿水浴、盐水浴等，温度以38 ℃～40 ℃为宜，但发热患者不宜做水疗法；

（3）紫外线红斑量照射，有消炎和脱敏的作用；

（4）磁疗，有消炎消肿、镇痛的作用；

（5）低中频电疗，可改善局部循环，促进渗出吸收，缓解肌紧张，达到镇痛作用；

（6）蜡疗，有改善循环和缓解挛缩的作用。

（三）慢性期

在关节炎急性期，若没有采取预防措施，大多数患者会产生关节炎和肢体的挛缩。

慢性期的治疗重点是采用物理因子治疗来缓解肌肉痉挛和疼痛，并以此改善关节及其周围组织的血液与淋巴循环，减轻组织的退行性变，尽可能增加关节活动范围、肌力、耐力和身体协调平衡能力。

1. 物理治疗

（1）全身温热，如湿包裹法、温泉疗法、蒸汽浴、沙浴、泥疗等。

（2）局部温热疗法，如热袋、温水浴、蜡疗、红外线、高频电疗法特别是微波，对全身影响较小；每天 1 ~ 2 次，每次 20 ~ 30 min。如同时结合中草药熏洗或熨敷，效果会更好。

（3）电热手套，对患者进行热疗时手套内温度可达 40 ℃，每次 30 min，每日 2 次，可减轻疼痛，但不改善晨僵。

2. 运动疗法

运动疗法的目的在于增加和保持肌力、耐力、维持关节活动范围，改善日常生活能力，增加骨密度，保持或增强体质。

3. 手法按摩、牵伸

对关节及其周围软组织进行按摩，有助于改善血液循环，减轻炎症、肿胀，缓解疼痛，放松肌肉，解除组织粘连，防止局部肌肉萎缩，提高关节活动能力。施行手法时，可由自己或他人徒手在病变关节及其软组织实施轻揉、按压、摩擦等放松手法。对水肿的关节或肢体可从远端向近端推按、轻揉、摩擦，对病变时间较长的关节，应在关节周围寻找痛点（区）或硬结，有重点地进行揉按，但应避免直接在关节表面上大力按压或使两关节面间用力摩擦。有关节僵硬、周围软组织粘连、挛缩时，在按摩后给予关节牵引，对关节周围软组织进行牵伸，可徒手牵伸，也可利用自身重量、滑轮或棍棒（体操棒）等牵伸，应根据实际情况选择牵张方式。牵张前应用温热疗法、超声波等治疗可减轻疼痛，提高牵伸效果，对有中等量至大量积液、关节不稳定的关节应避免用力牵张。

4. 肌力锻炼

在急性炎症期或关节固定期，虽然关节不宜作运动，但为保持肌力，可进行肌肉静力性收缩。在恢复期或慢性期，可在关节能耐受的情况下，加强关节主动运动，适当进行抗阻力练习，也就是关节在克服一定重量的情况下所做的屈伸等活动。抗阻力练习常用于关节炎恢复中后期增强心血管功能，提高体质。

5. 关节保护

关节炎患者在日常生活中应重视保护关节，合理使用关节，这样可以减轻关节的炎症及疼痛；减轻关节负担，避免劳损；预防关节损害及变形；减少体能消耗。

6. 心理照护

对骨性关节炎患者，要使患者了解，本病虽然有一些痛苦和不便，但一般不致严重残疾，更不会造成瘫痪。受累关节软骨虽不能恢复正常，但积极合理的治疗和康复训练可明显改善疾病的预后，对患者是十分有利的，应长期坚持。

7. 康复指导

让患者及家属掌握疾病相关知识，了解康复治疗与训练的重要性，鼓励患者建立与疾病做斗争的信心。家属应辅助和督导患者按时服药和进行各种功能训练，以保持基本的日常生活活动能力，满足其基本生活需要，同时给予鼓励和体贴。患者应在家人协助下，坚持适当的运动锻炼以维持和改善关节的功能和减少并发症的发生，同时还要注意和避免发病诱因。

练习题

1. 导致老年人退行性骨关节病的原因是（　　）。

A. 软骨基质中的黏多糖含量减少，纤维成分增加，软骨的弹性降低

B. 软骨下骨板损害使软骨失去缓冲作用

C. 关节内局灶性炎症

D. 以上都是

2. 下列有关退行性骨关节病的健康指导错误的是（　　）。

A. 保护关节，注意防潮保暖，防止关节受凉受寒

B. 用屈膝屈髋下蹲代替弯腰和弓背；用双脚移动带动身体转动代替突然扭转腰部

C. 建议长期站立，可爬山、骑车等剧烈活动，做下蹲动作

D. 选用有靠背和扶手的高脚椅就座，且膝髋关节成直角

3. 下列关于用药指导的说法中错误的是（　　）。

A. 不用明显的标记，保证老年人定时、定量

B. 准确服药

C. 告知药物可能有的不良反应

D. 教会老年人监测方法

参考答案：1. D；2. C；3. A

第二节　骨　折

导入案例

闫阿姨，60岁，身体健康，在养老院生活可以自理。几日前，行走时因地面有积水不慎摔伤致左手腕部疼痛、肿胀，急诊入院后，诊断为左手腕关节骨折，给予手术治疗后好转出院。出院后，闫阿姨因为害怕疼痛左腕部迟迟不敢活动。

思考：如何帮助闫阿姨进行左腕部的术后恢复锻炼？

一、概述

骨骼是全身的坚硬的骨架，能维持体形、支撑体重，与关节、肌肉和韧带共同组成人体的运动系统。骨折是运动系统的严重损伤之一。骨折是指骨的完整性或连续性中断，多由暴力或意外损伤引起，如车祸、爆炸、跌伤等，常会伴随周围软组织的损伤。

（一）病因

骨折大多数由直接暴力或间接暴力引起，亦可因为肌肉剧烈收缩时拉断附着部位产生的骨折，或者因骨持续受到长期轻度反复创伤所致。

（二）临床表现

1. 全身表现

（1）休克。大量出血可引起失血性休克，剧烈疼痛可引起神经性休克。

（2）发热。骨折后大量出血，血肿的吸收引起低热，但一般不超过38 ℃，开放性骨折发热超过38 ℃应考虑感染的可能性。

2. 一般表现

（1）疼痛。骨折处有明显的疼痛和剧痛。触诊骨折部位常出现较显著的压痛。

（2）肿胀、淤斑。骨折发生后局部血肿形成及创伤性炎症反应使患处肿胀明显，待2～3天更加显著。血肿浸润皮下可见淤斑。肿胀组织张力较大时可出现水疱。但开放性骨折可见伤口及流血，或出现骨端外露。

（3）功能障碍。局部肿胀与疼痛使患者肢体活动受限。

3. 三大特有体征

（1）创伤处畸形。骨折段移位使患肢外形发生改变，有缩短、成角、旋转等畸形。

（2）假关节活动。正常情况下肢体不能活动的部位，骨折后有不正常的活动。

（3）骨擦音或骨擦感。骨折端相互摩擦产生的声音或者感觉，局部肌肉痉挛或肢体位置变动。

（三）辅助检查

X 线检查、CT 检查以及核磁检查能清楚地了解骨折的类型及脊髓损伤的程度。

二、照护

（一）照护评估

1. 全身及局部状况

全身及局部状况评估包括患者的生病体征、精神心理状况的评估以及局部疼痛、皮肤颜色、肢体肿胀、感觉等方面的评估。

2. 关节活动度

该项评估包括受累关节和非受累关节的关节活动度评估。

3. 肌力

着重评估受累关节周围肌肉的肌力。

4. 肢体长度及周径

评估肢体长度可了解骨折后有无肢体缩短或延长。肢体的周径有助于判定肢体肿胀、肌肉萎缩的程度。

5. 日常生活能力及劳动能力

对上肢骨折患者重点评估生活能力和劳动力，对下肢骨折患者着重评估步行和负重能力。

（二）照护措施

1. 心理调适

老年患者因意外受伤，常常有自责心理，并顾虑手术后效果，担忧骨折预后，易产生焦虑、恐惧心理，常寄希望于有最好的药或最好的康复方法，在最短的时间内，恢复至最佳状况。应给予耐心开导，介绍骨折的治疗和康复训练方法、可能的预后等，并给予悉心的照顾，以减轻或消除患者心理问题。鼓励患者调适好心理状态，积极参与康复训练，但也不能急于求成，正确地按指导进行康复训练。

2. 饮食

绝大部分骨折患者食欲下降，易便秘，所以需给予易消化的食物，鼓励多吃蔬菜和水果。老年人常伴有骨质疏松，骨折后也易引起失用性骨质疏松，宜给予高钙饮食，必要时补充维生素 D 和钙剂，甚至接受专业的骨质疏松用药。适量的高蛋白、高热量饮食有助于骨折愈合和软组织修复。

骨折后患者体内的锌、铁、锰等微量元素的血清浓度均明显降低，动物肝脏、海产品、黄豆、蘑菇等含锌较多；动物肝脏、鸡蛋、豆类、绿叶蔬菜等含铁较多；麦片、芥菜、蛋黄等含锰较多，可指导患者适当补充。

3. 自我观察病情

指导患者自我观察病情，特别是观察远端皮肤有无发绀、发凉，有无疼痛和感觉异常等，及早发现潜在的并发症，尽早就医。

4. 自我照护

指导患者进行日常生活活动的自我照护，尽早独立生活。患者皮肤的清洁照护非常重要，以避免局部感染的发生，尤其是带有外固定的患者，并需注意避免外固定部位引起的压疮。

5. 准确进行功能锻炼

指导患者进行相关的活动度、肌力、坐位、站立位、步行等功能训练，特别是要牢记锻炼中的注意事项，避免因不恰当的锻炼而发生意外。功能训练还需遵循循序渐进的原则，运动范围由小到大，次数由少到多，时间由短到长，强度由弱到强。锻炼以不感到很疲劳、骨折部位无疼痛为宜。

6. 指导患者做到定期检查

一般患者术后 1 个月、3 个月、6 个月到骨科进行 X 线检查，了解骨折愈合情况。若有石膏外固定者，指导患者术后 1 周复诊，确定是否需更换石膏，调整石膏的松紧度。进行功能锻炼者，需每 1 ~ 2 周至康复科锻炼，由专业人员给予功能训练的指导，了解当前的训练状况及功能恢复情况，及时调整训练方案。

（三）常见部位骨折的照护要点

1. 锁骨骨折

在固定期间，患者应尽可能保持挺胸，并后伸肩部。固定后即可开始练习握拳、曲指展指、屈腕伸腕、屈肘伸肘等主动运动，以后逐步练习肩关节的外展和后伸，如做挺胸、耸肩、双手叉腰等动作，但禁做肩前屈或内收等动作。解除外固定后，开始全面练习肩关节活动，重点练习肩前屈，活动范围由小到大，次数由少到多，然后进行各个方向动作的综合练习，如前屈后伸（图 11 - 1）、弯腰划圈（图 11 - 2）、爬墙摸高（图 11 - 3）、手拉滑轮（图 11 - 4）、抱头扩胸（图 11 - 5）、后拉下蹲（图 11 - 6）等。

2. 肱骨外科颈骨折

肱骨外科颈骨折如不注意功能锻炼，肩部易发生软组织粘连。复位后，即应开始手部及腕关节、肘关节的各种活动如握拳、屈腕伸腕、屈肘伸肘、提肩等主动练习。2 周时，内收型骨折可做患侧肩关节的前屈、外展活动，但禁忌后伸与内收的动作；外展型骨折可做患侧肩关节的前屈、内收活动，但禁忌后伸与外展的动作。3 周后可行健肢帮助下的肩部活动，但要注意外展型肱骨外科颈骨折不能做上肢的外展运动，内收型肱骨外科颈骨折不能做上肢的内收运动。外固定拆除后可进行上肢各个方向动作的综合练习，如前屈后伸、弯腰划圈、爬墙摸高、手拉滑轮、抱头扩胸、后拉下蹲等。

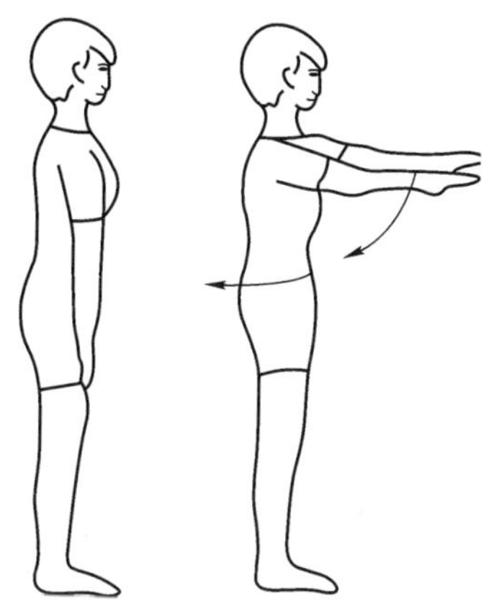

图 11－1　前屈后伸

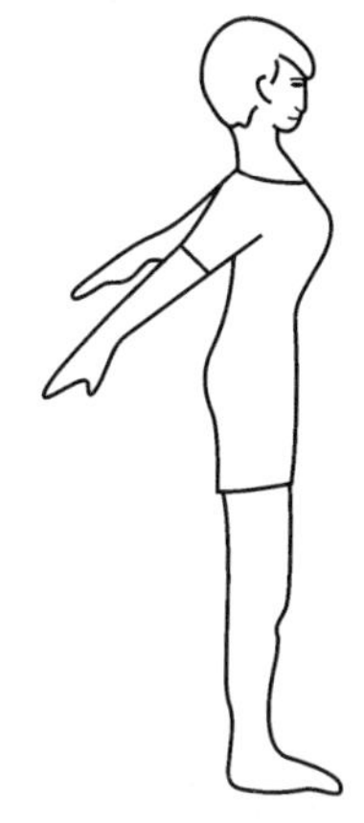

图 11－2　弯腰划圈

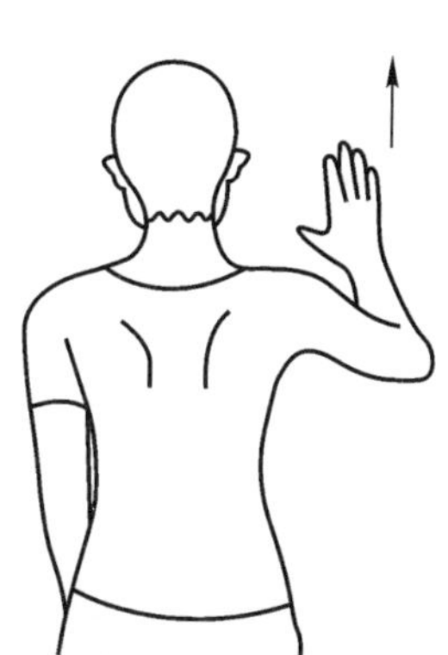

图 11－3　爬墙摸高

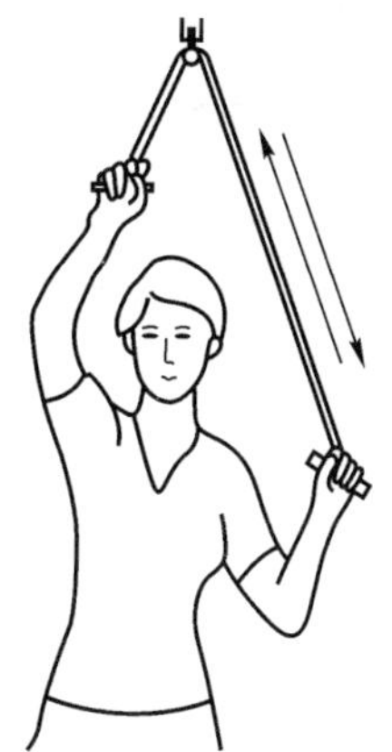

图 11－4　手拉滑轮

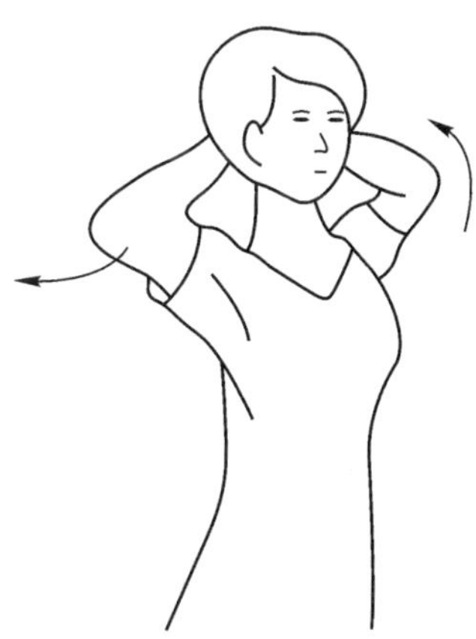

图 11－5　抱头扩胸

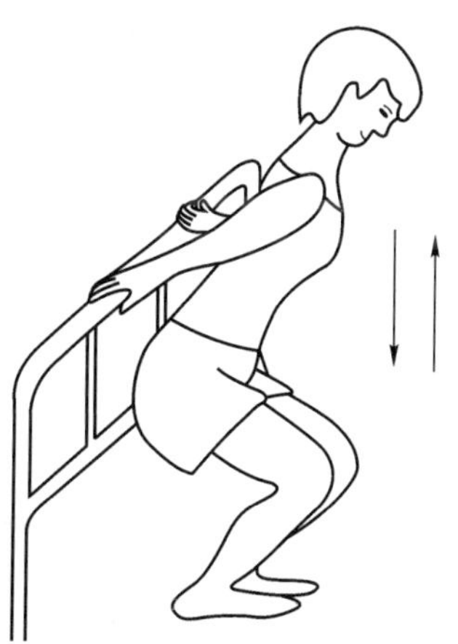

图 11－6　后拉下蹲

3. 肱骨干骨折

骨折复位固定后就可以开始练习握拳及腕关节屈伸活动。2 周时开始做整个患肢的前屈、后伸活动，并在照护者的帮助下做肘关节的被动屈伸活动。具体方法为：照护者一手握住患肢的肘关节，另一手握住患肢的前臂，做肘关节的屈伸活动，注意动作要轻柔。3 周后可开始肘关节的主动屈伸运动。4 周后开始练习肩、肘关节活动，如前屈后伸、弯腰划圈、手拉滑轮、抱头扩胸等。但必须注意，在去除外固定前禁止做上臂的旋转活动。

4. 肱骨髁上骨折

外固定后，鼓励患者多作握拳、腕关节屈伸活动；解除固定后，努力作肘关节屈伸活动。如患者没有配合能力时，其照护者应帮助患者缓慢完成肘关节屈伸活动。禁止猛力被动运动，以免引起新的损伤。

5. 尺骨、桡骨骨干骨折

复位固定后即可开始练习用力握拳、屈伸手指活动，以加强前臂的肌肉收缩。2 周后能自己抬起前臂时，可在悬吊前臂情况下，轻轻活动肘关节，并逐渐用未受伤的手托住受伤手的前臂，保持于中间位置，送患肢向未受伤的肢体的前外方，再转到患侧回到胸前。这种环绕胸前活动，可逐渐加大肩、肘关节的活动范围。在练习的过程中，禁忌前臂的旋转活动。待患肢有力，不需要辅助托扶时，可增大肩、肘关节的活动范围。4 周后练习用手推墙的动作。

解除外固定后，即可开始练习“反转手”。动作要领如下：手指伸直，肘关节屈曲，前臂旋转到前方位置，由腋下向前伸出，然后外展并旋绕于后方，从背后收回至腋下，再由腋下伸出，如此反复进行（图 11－7）。该练习不断地由旋前经旋后又回到旋前，可促进前臂旋转功能的恢复。与此同时，可进行各关节的充分运动。

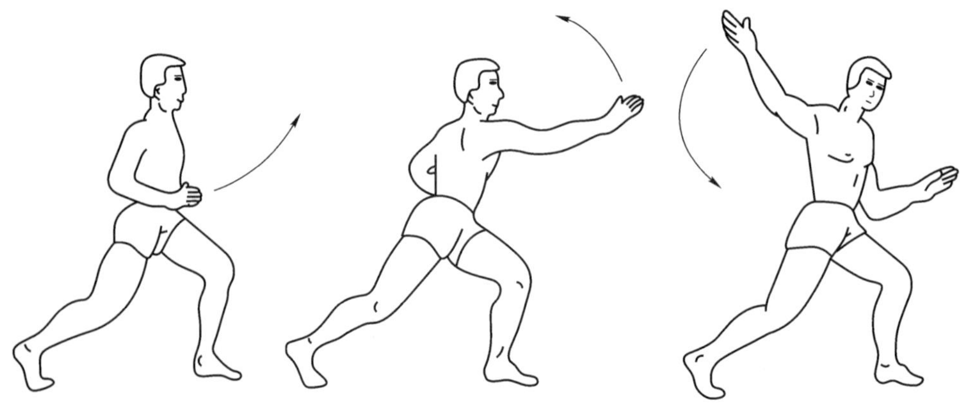

图 11－7　反转手

6. 孟氏骨折

孟氏骨折即尺骨上 1/3 骨折合并桡骨头脱位。孟氏骨折在固定之后 2 周之内只可做用力握拳的动作，待肿胀基本消退后，开始做一定范围的肩关节括动。固定 2 周后，可做腕关节活动，或于胸前小幅度活动前臂（同“尺骨、桡骨骨干骨折”）。在做功能锻炼时，前臂应始终保持中间位置，不要做旋转运动，否则可致骨折愈合迟缓或不愈合，也可能会造成桡骨头的再脱位。前臂旋转运动一般在骨折固定 4 周，骨折愈合后进行。练习的方法主要是反转手。

7. 尺骨鹰嘴骨折

骨折复位后，宜将患肢固定维持于前伸外展位，行肩关节及手指的功能锻炼，如提肩、握拳、伸指等。固定 2 周后肩关节开始主动做外展、内收、前屈、后伸等的功能锻炼。去除外固定后，可行肘关节的屈、伸功能锻炼和反转手练习。以患者自己锻炼为主，陪护锻炼为辅。功能锻炼时应循序渐进，不要急于求成，以免造成骨折处的重新断裂。

8. 克雷骨折

克雷骨折即桡骨远端伸直型骨折。在整复固定后即开始手指及肩、肘的屈伸活动，如握拳、屈指、伸指、对指等。如果患者可以忍受疼痛，可以进行前臂肌肉收缩活动。在固定 2 周内应防止腕关节背伸和外展的运动，并逐渐做前臂旋转活动如反转手练习。开始时应轻度活动，如无不适，再增加活动范围和强度。切记不要急进，以免骨折再移位。3 ~ 4 周解除外固定后，应充分练习腕关节的屈伸、旋转活动和向尺侧、桡侧偏斜活动。

9. 腕、手部骨折

腕、手部骨折经手术固定后，影响手康复的主要问题是固定期间出现的各种并发症，常见的是手肿胀、疼痛、关节活动范围受限或丧失、关节粘连、肌力减退、感觉功能减退，以及手功能的废用、误用。骨折内固定后，在可能的情况下，应尽早进行手腕关节的活动，即使是很小范围的活动对消除手部肿胀、改善关节活动范围都是有益的。注意抬高患肢，加强由远端向近端的向心性手法按摩，可以给患者从手指远端向近端缠绕弹力绷带或配制弹力手套以缓解和控制手部肿胀，同时应鼓励患者进行手腕部肌群收缩力练习，这些均有利于手肿胀的消除，防止长时间肿胀导致局部软组织纤维增生而进一步影响手关节的运动。这些患者在骨折外固定去除后可利用早晚及工作之余随时进行如下功能练习：

（1）抓空法。将五指用力伸直，再用力抓紧握拳（图 11 -8）。

（2）前臂旋前旋后法。将上臂贴于胸侧，手握拳，使前臂做旋前旋后活动（图 11 -9）。

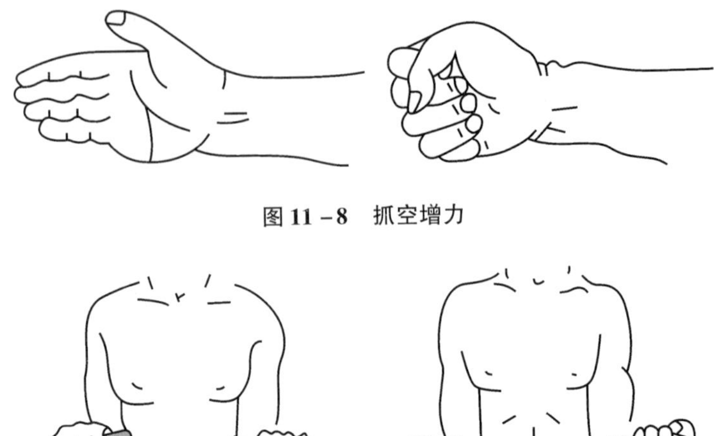

图 11-8　抓空增力

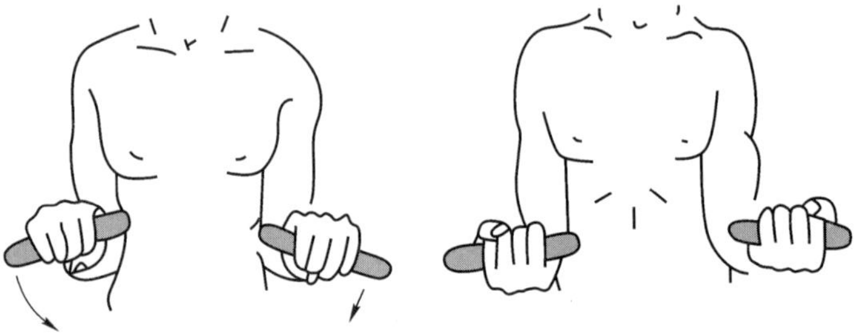

(a)　(b)

图 11-9　前臂旋前旋后法

（3）腕关节屈伸锻炼法。用力握拳，反复做腕关节的极度掌屈和背伸活动。掌屈时将拳握紧，如此反复进行 20～30 次。若腕关节活动明显受限，照护者可帮助患者做被动运动，用手掌及手背压墙或压桌面，一般要持续对合按压 3～5 min。

（4）手滚球/棒法。手握两枚核桃或乒乓球，或两条细短棒棍，在手中做滚转活动。

（5）腕关节回旋法。用力握拳，反复进行腕关节的大幅度环转活动。在进行锻炼时幅度应从小到大，速度应由慢到快，顺时针与逆时针方向各做 20～40 次。也可用对侧的手握住患侧腕关节上方，同时将前臂固定住，进行腕关节的环转运动。腕关节活动困难者，可将两手指互相交叉利用未受伤的肢体带动受伤一侧的肢体进行环转运动，这对增进腕关节功能有很大的帮助。

（6）腕关节内收、外展法。腕关节处于伸直位，用力做腕内收（向尺骨侧屈）和外展（桡骨侧屈）的运动。

（7）掌指关节屈伸锻炼法。将各手指伸直并拢，各指间关节要保持伸直不变，做掌指关节的屈曲运动，如此反复屈伸 10～20 次。

（8）手指间关节过伸法。两手各指尖相对，两手同时对抗用力按压，使手指间关节做被动过伸运动，如此反复一压一放 30～50 次。

10. 股骨颈骨折

老年股骨颈骨折的关节置换治疗包括人工股骨头置换和全关节置换。关节置换术后在医院度过急性期后，可进行以下康复锻炼：

（1）保持患肢的外展中立位。卧位时，在双腿中间夹软枕，见图 11－10（a）；从床上坐起时，身体稍后仰，见图 11－10（b），防止髋关节内收、内旋而造成脱位。

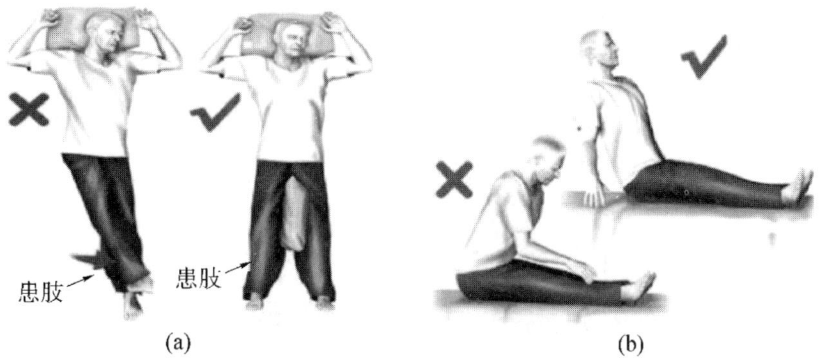

图 11－10　保持外展中立位

（2）踝关节屈伸练习（图 11－11）。患者取仰卧位，腿平放在床面上，脚尖做勾脚动作绷紧小腿肌肉，维持 10 s，再尽量往下压脚维持 10 s；重复 20 次，每小时做 20 次，防止下肢深静脉血栓的形成。

（3）脚跟滑动练习（图 11－12）。仰卧位，脚跟始终不离开床面，向臀部滑动做曲腿动作，保持 3～5 s，再缓慢地滑回原处，重复 5～10 次。

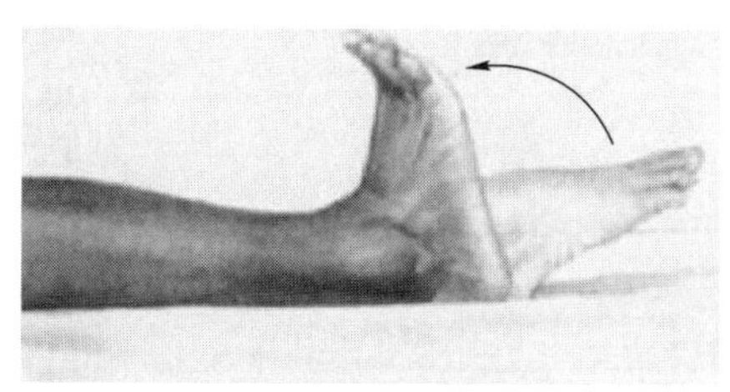

图 11－11　踝关节屈伸练习

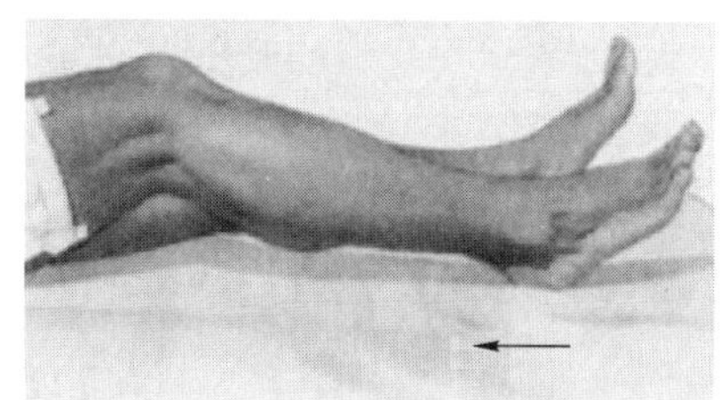

图 11－12　脚跟滑动练习

（4）直腿抬腿脚跟练习（图 11－13）。在膝下垫一个毛巾卷，膝关节微屈，缓慢地将小腿抬起，停顿 3 s，然后缓慢放下脚跟。

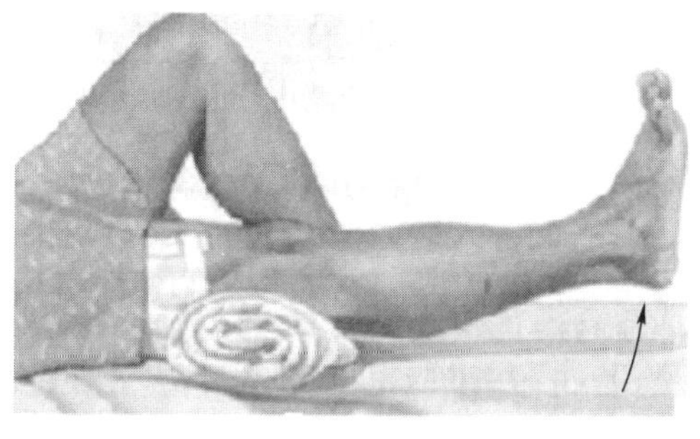

图 11－13　直腿抬腿脚跟练习

（5）床旁站立（图 11－14），具体如下：

① 从患肢一侧下床，将助行器放于床旁，患肢向床旁移动。

② 以肘关节帮助支撑髋部，保持手术肢体与躯干在一条直线上，禁止扭转患肢。

③ 将非手术侧腿移动至床边并保持患腿伸直。扶住助行器支撑站立，站起来时不能向前倾斜。

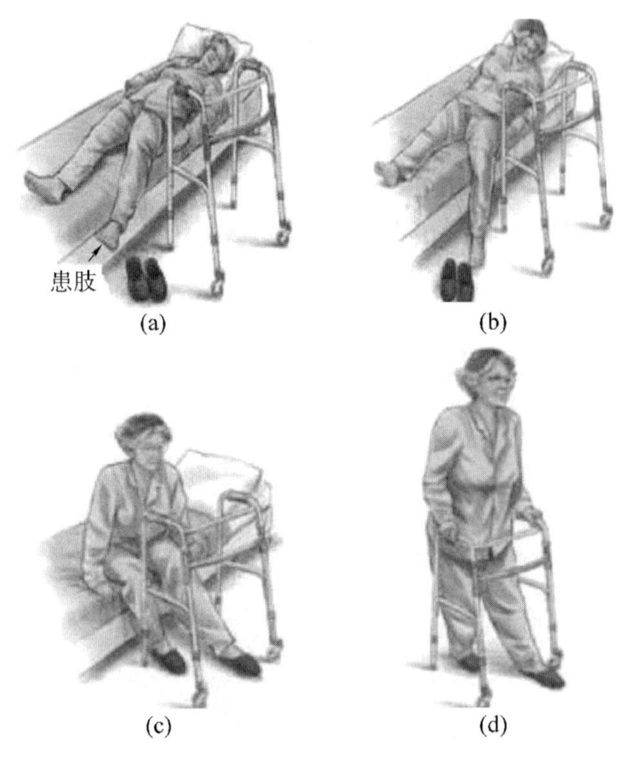

图 11－14　床旁站立

（6）直立行走，具体如下：

① 将助行器放置在面前，双手握紧助行器，保持髋关节伸直，将健侧肢体放在助行器中间。

② 借助助行器支撑体重，患侧肢体与助行器一起踏向前，注意不要碰到助行器。

③ 健侧肢体跟进后，提起助行器，确定放稳助行器的四条腿后，方可再次将患侧肢体迈向前方，如此反复。

（7）坐位，具体如下：

① 椅子的选择。宜选择有靠背和扶手的椅子，椅子高度高于膝关节，坐下后髋关节高于膝关节。坐便器的选择也应以此为标准。

② 坐位时，膝关节不能交叉过身体中线，不能盘腿，应双脚置于地面上，双膝之

间距离为 20 cm 左右。

（8）坐下（图 11－15），具体如下：

① 借助助行器后退直至感觉到腿的后方接触到椅子。

② 将手从助行器上解放出来后抓住椅子的扶手支撑着，慢慢降低身体，保持患侧肢体伸直在前方。

③ 弯曲健侧肢体，向后方滑动身体坐下。

上洗手间同样此方法。

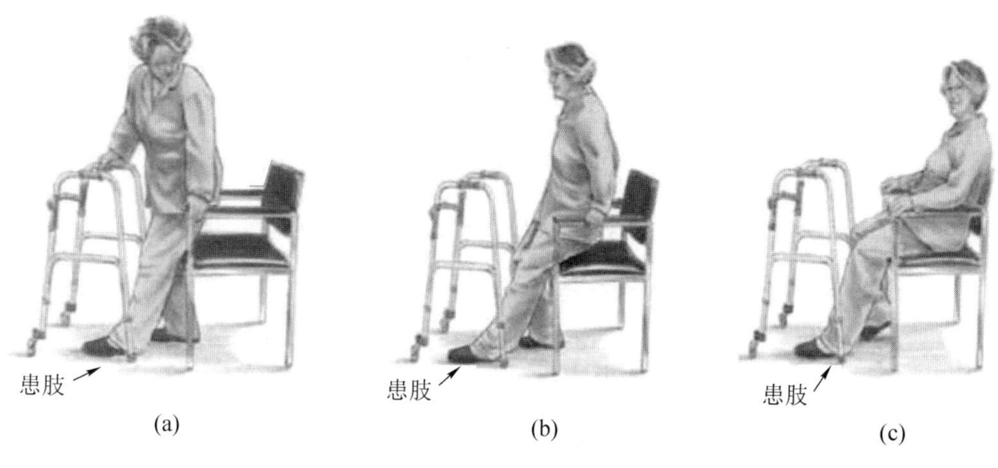

图 11－15　坐下

（9）日常生活（图 11－16），具体如下：

① 转身。转身时应该同时转动躯干和患足，避免将足固定而旋转患侧髋关节。

② 拣物品。拣物品时不能完全弯腰，正确的做法是以一种装长柄的抓钩拣物品。

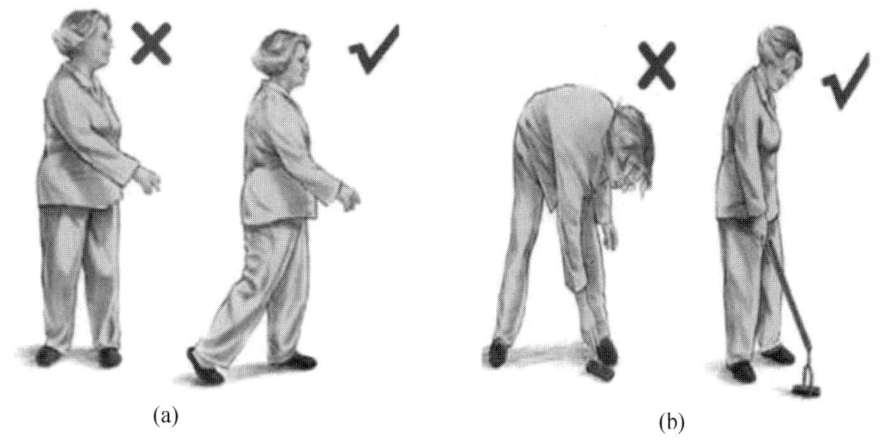

图 11－16　转身和拾物

（a）转身；（b）拾物

③ 上楼梯，如图 11 – 17（a）。握紧拐杖直立于地面上，先将健侧脚放在楼梯台阶上，将身体倾向前，利用拐杖支撑身体向上；利用拐杖和健腿支撑自己的体重，然后抬患侧脚置于台阶上。

④ 下楼梯，如图 11 – 17（b）。将双拐和患侧脚放在下一级台阶上，利用拐杖保持平衡和移动身体，再次移动拐杖的同时移动患脚。在最初几次下楼梯时要由照护者来提供帮助。

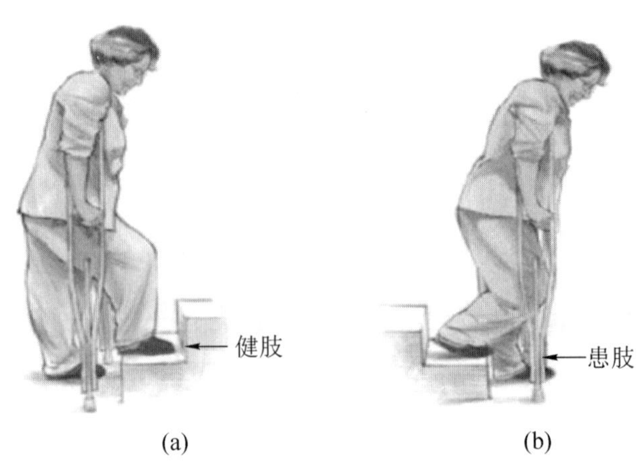

图 11 – 17　上、下楼梯

（a）上楼梯；（b）下楼梯

11. 脊柱骨折

脊柱是支撑躯体的重要支柱，其骨折类型较复杂，以胸腰椎的压缩性骨折较常见。通过康复训练可以达到复位与治疗的目的，不但能使压缩的椎体复原，保持脊柱的稳定，而且早期活动可增加腰背肌肌力，不至于产生骨质疏松现象，亦可避免或减少后遗慢性腰痛。术后应卧硬板床，仰卧时骨折处需垫软枕，使脊柱过伸。嘱患者于 2 ~ 3 日后即进行康复训练。

（1）一般训练，具体如下：

① 屈膝屈髋运动，让膝部尽量靠近胸腹部，每次连续 10 下；

② 髋关节外展、外旋运动，屈双膝后，两膝尽量分开再并拢，重复 10 次，以牵拉大腿内侧肌群。

（2）腰背肌训练。利用背伸肌的强大肌力，使脊柱过伸、增加前纵韧带的张力，便可迫使压缩的椎体自行复位，因此加强背伸肌的功能锻炼极为重要。具体方法有仰卧位及俯卧位锻炼法。

① 仰卧五点支撑法（图 11 – 18）。用头、双肘及双足作为 5 个支撑点，使背部、腰

及臀部向上抬起悬空，伤后 1 周可采用此法训练。

② 仰卧三点支撑法（图 11－19）。双臂置于胸前，用头部及双足撑在床上，全身腾空呈弓形后伸，伤后 3～4 周可采用此法训练。

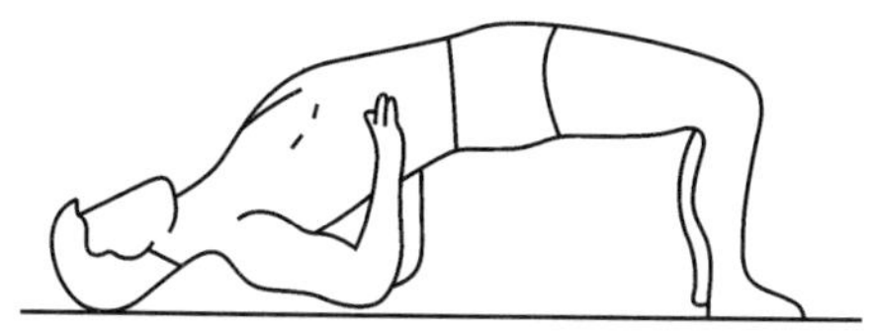

图 11－18　仰卧五点支撑法

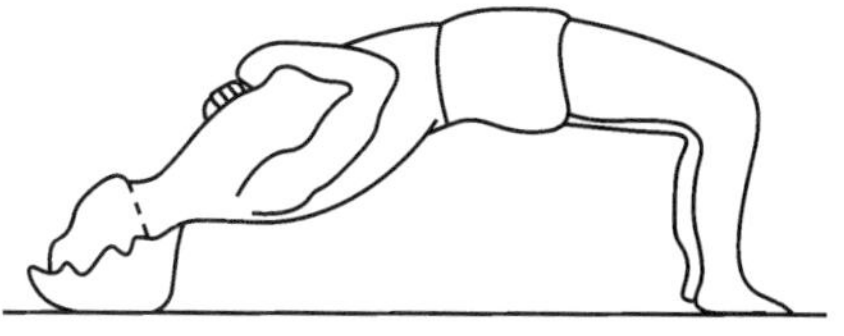

图 11－19　仰卧三点支撑法

③ 俯卧位法。俯卧位法分以下步骤进行：

A. 于床上俯卧位，两上肢向后伸，抬头，胸部离开床面（图 11－20）。

B. 两腿伸直向上抬起离开床面，可左右交替抬起，也可同时后伸抬高。

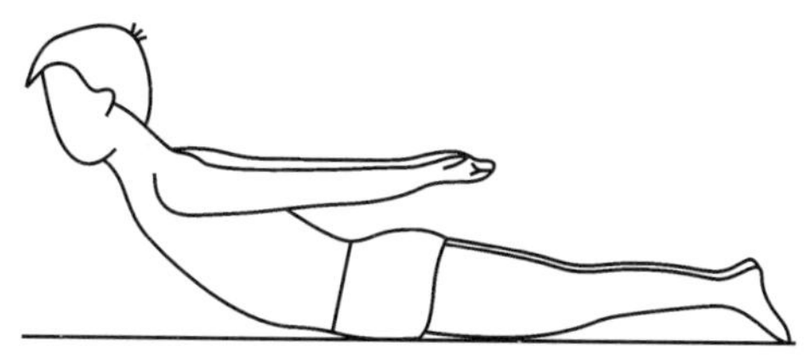

图 11－20　俯卧位法

（四）骨折常见并发症的症状与预防

下肢静脉栓塞是骨折常见的并发症。下肢静脉栓塞的主要临床表现有：小腿疼痛和轻度肿胀，活动受限；臀部以下肿胀、疼痛，皮肤温度升高，深静脉走向压痛；出现患肢剧烈疼痛、皮肤发绀，称为疼痛性股青肿。当出现以上症状时提示形成下肢静脉栓塞。

当发生下肢静脉栓塞后，照护人员应做到：让急性期患者应绝对卧床休息 10～14 天，床上活动避免动作幅度过大；禁止按摩患肢，以防血栓脱落；给予低脂、含丰富纤维素的食物，以保证足够蛋白质的摄入。宜少食多餐，同时保证足够的饮水量。对于患肢，应抬高患肢，宜使之高出心脏平面 20～30 cm，以促进血液回流，减轻浅静脉内压力，从而减轻水肿和疼痛。每 4 h 观察一次皮肤温度、色泽、弹性及肢端动脉搏动情况并进行记录。每天测量双下肢同一部位的周径，观察肿胀消退情况，为调整治疗方案提供参考资料。观察肿胀情况，如有异常应立即报告医师，防止发生肺栓塞。

肺栓塞也是骨折并发症之一。骨折术后应密切观察患者，严密观察患者的血压、脉搏、呼吸、肢体活动等。当患者活动时忽然出现呼吸困难、胸闷、胸痛、气短、心悸、咳嗽、大汗、意识不清等情况要高度警惕出现肺栓塞的可能。如出现以上症状应立即使患者平卧，并报告医生给予相应抢救措施。

练习题

1. 骨折的临床表现有（　　）。

A. 功能障碍　　B. 疼痛　　C. 淤斑　　D. 以上都是

2. 骨折早期的并发症是（　　）。

A. 压疮　　B. 感染　　C. 缺血性骨坏死　D. 神经损伤

3. 下列关于股骨颈骨折的照护方法错误的是（　　）。

A. 老年患者股骨颈骨折后可将患肢搭放于健侧肢体上

B. 老年患者股骨颈骨折术后在卧位时应在双腿中间夹软枕，床上坐起时身体稍后仰，防止髋关节内收、内旋而造成脱位

C. 患者取仰卧位，腿平放在床面上，脚尖做勾脚动作绷紧小腿肌肉，维持 10 s，再尽量往下压脚维持 10 s，重复 20 次，每小时做 20 次，可有效防止下肢深静脉血栓的形成

D. 康复锻炼应循序渐进，量力而行

参考答案：1. D；2. D；3. A

第十二章　老年感官系统疾病的照护

学习目标

掌握：1. 眼部常见疾病、老年性耳聋、老年牙周病、常见皮肤疾病的临床表现。

2. 眼部常见疾病、老年性耳聋、老年牙周病、常见皮肤疾病的正确照护方法。

了解：1. 眼部常见疾病、老年性耳聋、老年牙周病、常见皮肤疾病发生的原因。

2. 眼部常见疾病、老年性耳聋、老年牙周病、常见皮肤疾病的防范措施。

第一节　眼科常见疾病

老年性白内障

导入案例

陈女士，70 岁，入住养老机构 1 年余，糖尿病、高血压病史 30 余年。近日向照护人员反映右眼看不清，只能分辨白天黑夜。于医院就诊，行眼部检查：右眼视力为无光感，左眼视力为 0.4；右眼晶体呈乳白色，完全混浊，虹膜投影消失。诊断为白内障。

思考：如何做好早期白内障的日常照护以及手术后的照护？

一、概述

白内障是指眼球内的晶状体发生混浊，由透明变成混浊，阻碍光线进入眼内，从而影响视力。老年性白内障即年龄相关性白内障，是由中老年开始发生的晶状体混浊。随着年龄增加，该病的患病率明显增高，在我国老年性白内障居老年人致盲眼病的第 1 位。渐进性、无痛性视物模糊，远近视力减退是老年性白内障的主要症状。早期患者常出现眼前固定不动的黑点，可有单眼复视或多视、物象变形、屈光改变等表现。患者的视力障碍与晶状体混浊的部位有关，晶状体中央部位的混浊对视力影响较大，而在周边部出现混浊则对视力无明显影响。根据晶状体混浊开始出现的部位，老年性白内障分为3种类型：核性白内障、后囊下性白内障、皮质性白内障，其中皮质性白内障是最常见的白内障。

二、 照护

（一）照护评估

（1）评估患者的年龄、性别、职业、生活和工作环境，如工作在户外或海拔高、低纬度的地方，或接触紫外线时间过长，都会使白内障发病率增加，发病年龄也会提前。

（2）评估患者的经济状况、文化程度和居住状态，有无吸烟或酗酒嗜好，以便提供个性化的照护措施。

（3）了解患者有无糖尿病、高血压、肾病、营养不良等全身性疾病和家族史。

（4）评估患者视力下降的时间、程度，有无色觉改变、眩光等症状，发展的速度和治疗经过等。

（5）根据老年综合评估的要求对患者进行自理能力、智能情况、关节活动度、跌倒风险、焦虑、抑郁程度、压疮风险、家庭状况等方面的评估。评估患者的生活自理能力，以及对视力降低的心理反应。老年人因视力障碍，影响日常生活、外出活动和社交，往往会产生恐惧感、无助感和孤独感。

（二）照护措施

1. 预防性照护

（1）饮食宜富含纤维素、蛋白质、钙、微量元素，多食含维生素A、维生素B、维生素C、维生素D的食物，如胡萝卜、芹菜、白菜、青菜、番茄、草莓等。忌烟酒、动物内脏、油炸、辛辣等食物，须保持大便通畅。

（2）帮助患者了解疾病的相关知识，用通俗易懂的语言向患者描述疾病的发展、症状及治疗现状。多与患者沟通，了解患者的需要，消除其恐惧心理。给予患者心理支持和增进治疗疾病的信心，使患者积极配合治疗。

（3）积极治疗慢性病，包括眼部疾病、高血压等，尤其是糖尿病，应按时到医院进行检查，控制血糖，防止病情进一步发展。

（4）建立良好生活方式，培养健康的生活心态，遇事不急不躁。注意用眼卫生，平时勤洗手，尽可能不用手揉搓双眼，不用手纸、毛巾擦眼。避免长时间阅读书刊、报纸、看电视等，学会放松眼睛，或坚持做眼保健操。不晚睡，及时让眼部得到充分休息。

2. 早期白内障的照护

（1）对于有眩光的患者，建议其照明用柔和的白炽灯，或戴黄色、茶色眼镜以减少眩光。外出宜戴防紫外线的太阳眼镜。阅读时选择印刷字体大、对比度强、间距宽的书籍，增加光线的亮度，以减少视疲劳。

（2）根据医嘱使用谷胱甘肽滴眼液、白内停滴眼液、口服维生素 C 等药物，尽可能延缓白内障的进展。

（3）正确使用滴眼液的方法如下：

① 洗手。点眼药前，操作者应按“七步洗手法”（图 12－1）洗手。简单的洗手口诀要点可以记录为：内、外、夹、弓、大、立、腕。下面进行详细说明：第一步（内），洗手掌，流动水冲洗双手后，涂抹洗手液或肥皂，掌心相对，手指并拢相互揉搓；第二步（外），洗背侧指缝，手心对手背沿指缝相互揉搓，双手交换进行；第三步（夹），洗掌侧指缝，掌心相对，双手交叉沿指缝相互搓揉；第四步（弓），洗指背，弯曲各手指关节，半握拳把指背放在另一手掌心旋转揉搓，双手合作进行；第五步（大），洗大拇指，一手握住另一手大拇指转揉，双手交换进行；第六步（立），洗指尖，弯曲各手指关节，把指尖合拢在另一手掌心旋转揉搓，双手交换进行；第七步（腕），洗手腕，双手交换揉搓手腕。经过七个操作步骤的洗手时间要在 15 s 以上，每个步骤都要做到位。洗手前摘掉戒指、手表、首饰等，因为饰品是藏污纳垢的“好地方”，所以一定要注意这一点，以防交叉感染。

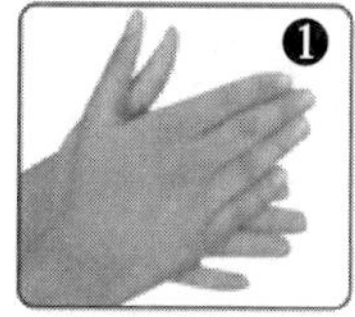

掌心搓掌心

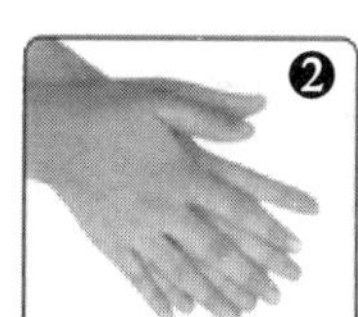

手指交错
掌心搓掌心

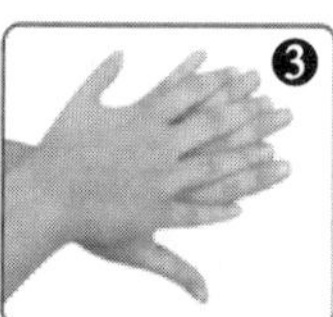

手指交错
掌心搓手背
两手互换

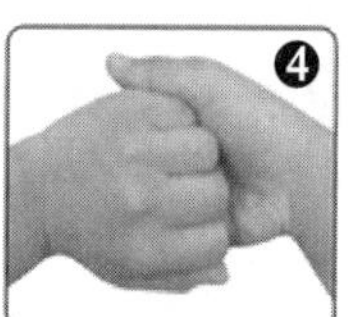

两手互握
互擦指背

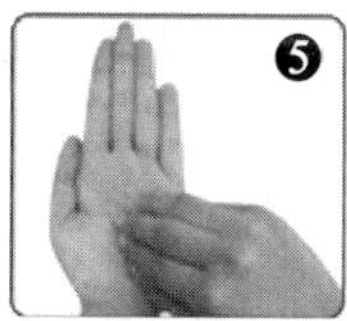

指尖磨擦掌心
两手互换

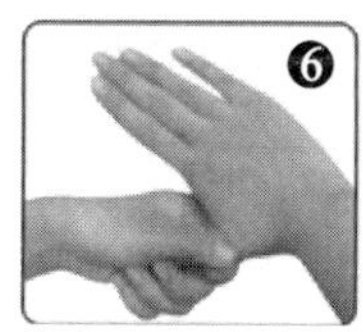

拇指在掌中转动
两手互换

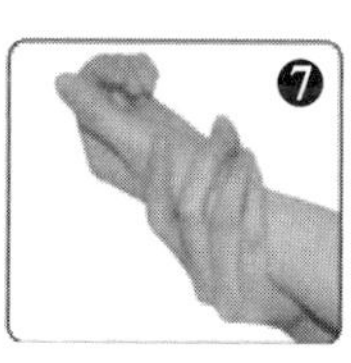

一手旋转揉搓
另一手的腕部、
前臂，直至肘
部；交替进行

请注意：
①每步至少来回洗五次；
②尽可能使用专业的洗手液；
③洗手时应稍加用力；
④使用流动的洁水；
⑤使用一次性纸巾或已消毒的毛巾擦手

图 12－1　七步洗手法

② 眼药的准备。核对瓶签、药名、生产日期、开瓶日期，易沉淀的混悬液如碘必

殊等眼药水在点眼前要充分摇均，以免影响药物的疗效。

③ 患者的准备。如果眼部有分泌物、泪水或眼膏时，应先用棉签拭净、吸干，并观察眼部病情。

④ 滴眼药（图 12－2）。患者取仰卧位或坐位，头稍后仰，眼向上看；用消毒棉签及生理盐水清理分泌物；操作者左手用棉签牵拉下眼睑，或者左手拇指、食指分开上、下眼睑，在距眼睑 2～3 cm 处将眼液滴入下穹隆 1～2 滴，提上眼睑使眼液充满整个结膜囊，并嘱患者闭眼休息 2～3 min，并以棉签压迫泪囊部 2～3 min。

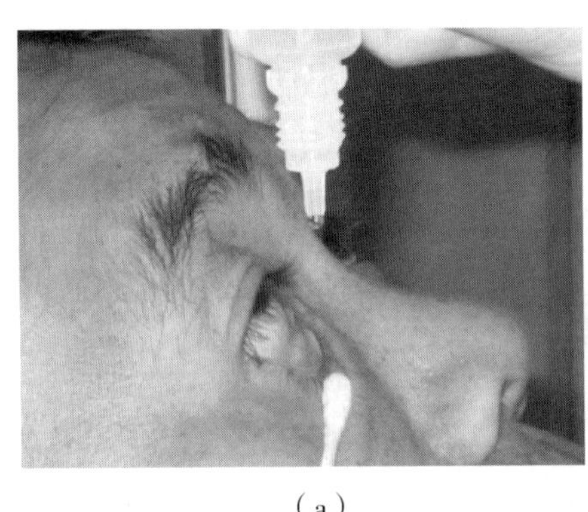
（a）

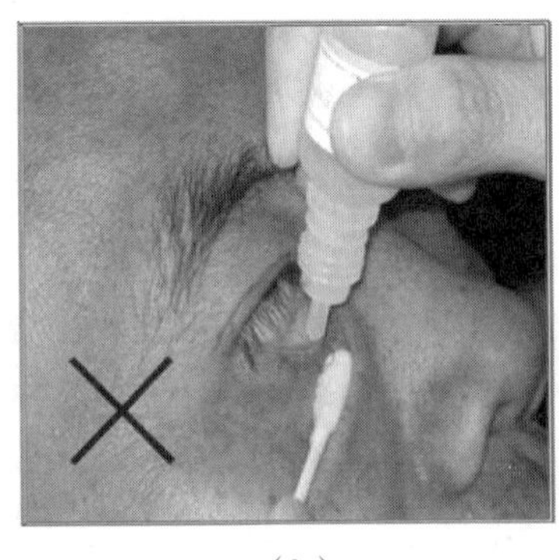
（b）

图 12－2　滴眼药

（a）正确；（b）错误

⑤ 滴眼药水的注意事项。不能将眼药直接点在角膜上，因角膜感觉敏感，易引起反射性闭眼，将滴眼液挤出；每次点一滴即可；点眼时滴眼液瓶口应距眼 2～3 cm，以免触及睫毛或碰及眼球；对有急性炎症或传染性眼病的应单独点药，必须设有专用盘或眼膏，勿触及眼睑及睫毛；点眼后要观察病情变化以及药物的不良反应；两种滴眼液间隔 5 min 使用。

3. 白内障患者围术期照护

（1）按照眼部手术患者的照护常规，协助患者进行各项术前检查，并说明检查目的。了解患者有无高血压、心脏病、糖尿病、咳嗽、感冒等，如有上述疾病，必须将病情控制平稳后方可手术，以防出现并发症或其他意外。需要进行的眼部检查项目主要有：视功能、角膜结膜有无炎症、角膜有无瘢痕、晶状体混浊程度、眼底、眼压、角膜曲率半径、眼轴长度、眼部 A 型超声和 B 型超声、眼部电生理等，需植入人工晶状体者要测算好人工晶状体的度数。

（2）手术后嘱患者卧床休息，术眼用硬质眼罩保护，防止外力碰撞。遵医嘱正确使用眼药水。

（3）手术后如发生眼部剧烈疼痛、分泌物异常增多、视力突然下降等，应立即报告医生，以便确定是否为眼内感染并及时救治。

（4）指导患者术后配镜。白内障摘除术后，无晶状体眼呈高度远视状态。矫正方法有框架眼镜、接触镜或人工晶状体植入。因框架眼镜笨重、视野小，接触镜对老年人不易操作，因此，目前后房型人工晶状体植入仍是最好的方法。

4. 健康指导

（1）指导患者及其家属注意安全，按方便患者生活的原则，将常用物品固定摆放，不随意改变患者周围的环境，活动空间不留障碍物，避免跌倒。

（2）向患者及其家属讲解有关眼部的自我照护常识，保持个人卫生，勤洗手，脸盆、毛巾等生活用具专人专用，禁止用手或不干净的物品揉眼。洗头洗澡时，切勿让脏水进入眼睛；术后十天避免洗头、洗澡，术后三个月避免游泳。

（3）伴有全身其他内科疾病者，应坚持治疗，使疾病处于稳定状态。术后积极控制血糖、血压。

（4）叮嘱患者术后一天、一周、两周、三周、一个月、三个月门诊随访，特别注意有无急性青光眼早期症状。嘱患者如出现头痛、视力下降、恶心、呕吐等，可能为急性青光眼先兆，应立即到医院检查。

练习题

1. 下列（　　）不是白内障的常见症状。

   A. 渐进性、无痛性视物模糊，远近视力减退

   B. 眼前固定不动的黑点，可有单眼复视或多视、物象变形

   C. 屈光改变，视力障碍与晶状体混浊的部位有关

   D. 流泪、眼部瘙痒

2. 最常见的白内障类型是（　　）。

   A. 核性白内障　　B. 后囊下性白内障

   C. 内膜性白内障　　D. 皮质性白内障

3. 老年性白内障最好的治疗方法是（　　）。

   A. 手术治疗　　B. 药物治疗　　C. 放射治疗　　D. 验光配镜

4. 白内障手术前检查包括（　　）。

   A. 血压　　B. 血、尿常规及出、凝血时间检查

   C. 心电图、胸透和肝功能检查　　D. 以上均有

参考答案：1. D；2. D；3. A；4. D

老年性青光眼

导入案例

李某，男性，67 岁，入住养老院 1 年余。老年人脾气暴躁，易怒，常因与同屋老年人发生争执而调换房间。既往高血压病史 10 余年，糖尿病病史 8 年。近日与他人争吵后突发左眼视力下降，伴有眼痛的症状。入院检查测得左眼眼压 30，视力较前下降，初步诊断为青光眼。

思考：老年人发生青光眼的病因是什么？

一、概述

青光眼好发于 40 ~ 65 岁的中老年人，是一组以病理性高眼压或正常眼压合并视功能减退和眼组织的损害，引起视盘、视神经凹陷性损害、视野缺损为特征的眼病。青光眼的患病原因与眼压有非常密切的关系。眼压稳定依靠房水生成和排出的动态平衡。青光眼多数是由于房水排出阻力增加而引起的，该病是主要的致盲性眼病之一。

（一）临床表现

1. 慢性开角型青光眼（chronic open-angle glaucoma）

慢性开角型青光眼进展缓慢，其发病机制主要是小梁组织和巩膜静脉窦（Schlemm's canal）的局部病变使房水流出阻力增加导致眼内压升高所致。近视眼、糖尿病患者发病的危险因素增加。主要临床表现为：早期几乎无任何自觉症状；病情发展到一定程度时，患者可有头痛、眼胀和视物模糊等感觉；眼压较高或眼压波动较大时，可出现眼胀痛，甚至有虹视、雾视。这些症状容易被忽略，直到双眼视神经严重受损，患者的视野严重下降，引起行动不便或经常受伤时才会引起患者注意。

2. 原发性闭角型青光眼（angle-closure glaucoma）

原发性闭角型青光眼是由于周边虹膜堵塞了前房角，或与小梁网发生永久性粘连，房水流出受阻，导致眼压升高的一类青光眼。可双眼同时或先后发病，主要表现包括：急性发作时，患者表现为剧烈的头痛、眼痛、虹视、雾视、视力急剧下降，可降低到仅存光感，伴有恶心、呕吐等全身症状。

3. 继发性青光眼（secondary glaucoma）

继发性青光眼多因为眼外伤、肿瘤、炎症、血管异常或使用某些药物损伤了房水流出，引起眼压升高所致。

（二）诊疗原则

常用的诊疗方法有眼压检查、直接检眼镜检查、视野检查、房角检查等。青光眼的治疗原则是降低眼压，减少眼组织损害，积极挽救视力。一般先用药物降低眼压，待眼压控制后，可根据患者的不同情况进一步考虑手术治疗。

二、照护

（一）照护评估

（1）评估患者的视功能状况，有无外伤史或眼部其他疾病，有无高度近视眼、糖尿病等全身疾病，有无使用皮质类固醇类眼药水。

（2）询问患者发病的时间、起病的缓急，发病前有无情绪剧烈波动或其他促发因素存在。

（3）评估患者有无青光眼家族史。

（4）其他。评估患者的年龄、性别、性格特征、文化层次、心理反应、情绪状态和对本病的认知程度。了解患者的日常生活习惯、家庭条件及陪护的照护情况。

（二）照护措施

1. 减少或避免加重、诱发青光眼的因素

（1）选择清淡易消化的饮食。多食蔬菜水果，保持大便通畅。忌食辛辣、油腻的食物和酒、浓茶、咖啡等引起眼压升高的饮料。必要时每天控制饮水量，避免因过量饮水导致眼压升高。

（2）保证充足的睡眠，保持心情愉快、情绪稳定，避免情绪激动，如过度兴奋、忧郁、流泪哭泣等。情绪激动容易造成血压升高从而导致眼压升高。睡前不看刺激情绪的电视、书籍等；平时看书、看电视、用计算机等不宜过久，避免眼睛过度疲劳。有些患者习惯于长时间使用手机阅读新闻或使用小型电子设备长时间看视频等，这些都有可能造成用眼过度；睡眠时适当垫高枕头，不穿紧身的或领子过紧的上衣。

（3）生活环境的要求。起居生活环境要整洁，定时打扫卫生，尤其是与眼睛密切接触的生活物品，如毛巾、枕巾等应定时更换或浸泡消毒清洗；居住环境的灯光应柔和，不要在强光下阅读、写字，同样也要避免在黑暗环境中停留过久或看电视，黑暗环境中瞳孔会放大，眼部润滑液也会减少。

（4）接受正规治疗。照护人员应具备一定的相关知识储备，当患者确诊后应协助患者调整心态，不急不躁、慢慢接受疾病带来的改变。并到正规医院进行有序检查、治疗。每天遵医嘱使用眼药水，注意使用频率及滴入的时间。

（5）进行适当的有氧运动，避免举重、倒立等增加张力的运动。不宜做低头弯腰动作，避免重体力劳动，不要过分用力。患者的眼部血管本身就很脆弱，只要一个细小的血管破裂就会导致失明。

2. 满足患者的生活需要，保证安全

（1）入院治疗后应为患者进行充分的老年综合评估，根据评估结果给予相应的照护措施。同时，进行评估的过程也是双方建立信任的良好时机，照护人员能够更加准确地了解患者的需求，从而协助患者进行各项生活照护，满足患者需求。

（2）做好入院指导，教会患者使用床旁呼叫系统，使其能及时寻求帮助；指导患者使用走廊、厕所、浴室的扶手，以及坐便器等设施，避免跌倒。

（3）视野明显缺损和视力降低的患者外出时，安排专人陪伴，以保证安全。

3. 疼痛照护

告知患者疼痛的原因，对患者主诉疼痛的程度和感觉应给予理解及关心。向患者讲解缓解疼痛的方法并及时按医嘱为患者使用降眼压药物，观察用药效果，及时记录。

4. 手术患者的照护

（1）术前按眼科手术患者的常规照护要求做好术前准备。

（2）术后照护要点如下：

① 术后患者取平卧位，减少头部活动。注意天气变化避免受凉引起咳嗽。术后当日应减少会客、家属探视。

② 术后第 1 天开始换药，嘱患者勿用手揉搓眼睛，防止伤口污染、出血。为患者换药或滴眼药水时注意无菌操作，防止眼部感染。

③ 术后第 2 天后可根据情况适当下床活动，注意动作要慢、轻。活动时注意保护术眼，防止磕碰、受压。

5. 心理照护

闭角型青光眼患者多性情急躁、易激动，要做好耐心细致的心理疏导工作。教会患者控制情绪的方法，消除紧张、焦虑心理，保持良好的心态。鼓励患者参加青光眼俱乐部，与其他患者交流信息和感情，保持心情舒畅。

6. 健康指导

（1）指导患者及其家属注意居家安全，用物、设施宜固定摆放，活动的空间不宜设置障碍物，避免患者绊倒。

（2）向患者及其家属介绍眼压升高的表现，交代不同类型抗青光眼药物的作用机制、使用方法及使用时的注意事项，同时应强调不同药物的不良反应。叮嘱患者应严格按照医嘱使用药物，如有不适，不可自行随意停药或减药，应到医院复诊，在医生的指导下改变药物或改变使用方法。

（3）嘱患者坚持定期随访，至少3～6个月随访1次，病情变化应随时就诊。

练习题

1. 正常成人在正常状态下瞳孔直径为（ ）。

A. 4～6 mm　　B. 2.5～4 mm　　C. 8～10 mm　　D. 1～2 mm

2. 关于眼部检查做法不当的有（ ）。

A. 注意全身状况　　B. 由外向内查

C. 先查患眼后查健眼　　D. 良好照明

参考答案：1. B；2. C

第二节 老年性耳聋

导入案例

男性，69岁。年轻时是一名修理厂的机械师傅。6年前右耳突发耳聋，治疗后只能听到微弱声音，并且不清晰。9个月前左耳又突发耳聋，后又伴随耳鸣，神智清楚，能够配合医护进行操作。老年人主诉，伴随着听力下降其生活质量严重下降。

思考：1. 老年性耳聋的特点是什么？

2. 与耳聋老年人说话的技巧有哪些？

一、概述

老年性耳聋是指随着年龄的增长，听觉系统衰老退变，出现双耳对称性、缓慢地、渐进性听力减退，属于感音神经性耳聋。一般发生在60岁以上的老年人。老年性耳聋的特点以高频损失为主，双耳对称，听阈随着年龄增长而逐渐升高。老年性耳聋无法治愈，有部分患者可通过佩戴助听器提高听力。

患老年性耳聋的老年人常表现为：

（1）高频听力下降。老年人首先对闹铃、电话铃、门铃等高频声音的听力下降，看电视或听收音机时声音逐渐变大。

（2）言语分辨能力下降，虽然能够听到声音但是无法完全或正确分辨语意。老年人会有意将头向说话的人倾斜或注意观察说话者的嘴唇，如在公共场所或多人同时说话时，老年人的语言分辨能力会更加困难。与其对话，常因老年人听不清楚而提高声音、放慢语速并重复语句，有时答非所问。

(3) 重振现象。有些老年人会出现重振现象，即小声说话时听不清，大声说话又嫌吵，对音源的判断能力逐渐下降。

(4) 耳鸣。有些老年人伴有耳鸣的现象，随着病情加重，耳鸣的症状也会逐渐明显。

(5) 患者由于听力缺陷，反应迟钝，因此不愿意与人交流、心情烦躁、爱激动、易怒、对他人谈话易产生怀疑，排斥亲人和朋友。

二、照护

(一) 照护评估

1. 听力下降的程度

能否影响正常交流，听力是突然下降还是逐渐下降。

2. 疾病情况

询问患者近3个月有无耳流脓、眩晕、耳鸣、耳痛等症状。了解患者最近有无耳部感染、手术，或做过其他治疗等。

3. 用药史

询问患者有无使用过或正在使用的药物，特别是有无使用耳毒性药物。

4. 其他

了解患者的日常生活习惯及陪护的照护情况。

(二) 照护措施

1. 注意使用交流技巧

根据老年人的实际听力情况，与患者交流时，选择较安静的说话环境，保持面对面，使患者能够看清说话者的脸、口型、表情、动作，以借助肢体语言促进交流。以正常的速度和音调对患者说话，尽量用短句，每句话结束要有明确的停顿。与患者交流时要表现出耐心、放松和积极的态度。必要时用书写帮助交流。

2. 用耳卫生

有些老年人会使用耳机听音乐、看电视等。本意是避免干扰他人生活，但是长时间佩戴耳机反而是对自身耳膜的一种刺激，加重了听力下降。此外，老年人有时会用火柴棍、发卡等工具随意清除耳朵耵聍或长时间不清除耵聍，这些均会造成耳卫生不良，引起感染、发炎，甚至弄破耳膜，引起中耳炎。

3. 避免噪声刺激

长时间接触噪声，会使老年人已经开始衰退的听觉更容易疲劳。内耳的微细毛细血管处于痉挛状态，使内耳供血不足，听力就会迅速减退，甚至发生噪声性耳聋。所以，应减少患者接触高频音乐的刺激，患者避免在嘈杂的场所久居等。

4. 用药照护

因老年人解毒排泄功能降低，避免服用耳毒性药物，如庆大霉素、新霉素、链霉素、卡那霉素等，应用这些药物会引起耳中毒而损害听力。

5. 饮食照护

戒烟戒酒。饮酒会引起慢性酒精中毒，损伤听力。烟草中的有害物质也会造成听力下降。多吃含锌和维生素 D 的食物，如瘦肉、豆类、木耳、虾以及各种绿叶蔬菜等。少吃高脂肪、高胆固醇食物。

6. 建立良好的生活习惯

生活环境避免声音嘈杂、大声喧哗，看电视音量适宜；坚持锻炼身体，可按摩耳垂后的翳风穴（在耳垂与耳后高骨之间的凹陷中）；注意耳部卫生，定期有效清洁耳内耵聍，措施安全。注意清洁耳朵的器具尽可能专人专用，使用后注意清洁晾晒保存。

7. 心理照护

照护人员应及时了解患者听力的下降状态，适时进行心理疏导。要做到语言诚挚且态度和蔼，使其感受到照护人员的真诚，积极配合治疗和照护。

8. 使用助听器

根据患者耳聋情况和经济承受力等，选择合适的助听器并教会使用。

（1）向患者讲解助听器的相关知识。随着科学技术的发展，助听器已是多种多样。根据放置位置的不同，可分为盒式、耳背式、耳内式，也有制作在眼镜框架上的、放在口袋内携带式的、计算机程序控制的数字式助听器等。应根据患者的耳聋性质、程度，患者的个人喜好、经济状况等，协助患者选择最合适的助听器。

（2）教会患者使用助听器的知识和技能。告诉患者配戴助听器是将周围的声音同时扩大，所以开始配戴时，患者可能会不适应，感觉没有效果且不舒服，实际上经过一段时间的调试和适应，患者就能体会到它的功能。要使患者对助听器有正确的认识，以免患者因期望值过高而失望。

（3）下列情况时不宜使用助听器：耳部感染，电吹风吹头发时，气候非常潮湿或寒冷，洗澡或出汗多时。

（4）教会患者每天清洗耳模和套管，不用时关闭助听器或将电池拿掉，以防漏电。将助听器保存在干燥安全的地方。平时准备备用电池。2～3 年更换 1 次耳模，保持其光滑，以免刺激耳部皮肤。

练习题

1. 老年人耳聋患者的饮食原则中正确的是（　　）。

   A. 少补充钙、铁

   B. 食物以粗、硬为主

   C. 以低纤维饮食为主

   D. 提供优质蛋白，低脂肪、低胆固醇、低糖饮食。

2. 下列（　　）不是老年性耳聋患者的常见表现。

   A. 高频听力下降　　B. 言语分辨能力下降

   C. 重振现象　　D. 耵聍增多

3. 下列（　　）不是老年性耳聋患者对自身造成的危害。

   A. 不愿意与人交流、心情烦躁

   B. 爱激动、易怒

   C. 对他人谈话易产生怀疑、排斥亲人和朋友

   D. 血压、血糖升高

参考答案：1. D；2. D；3. D

第三节　老年牙周病

导入案例

老年男性，66岁，有多年吸烟饮酒史。近日出现牙龈肿痛，伴有出血。老年人不愿到医院就医，疼痛难忍就口服止痛药镇痛，服药后症状虽有缓解，但是经常反复发作，给老年人带来生活上的不便。

思考：1. 引起老年人牙周病发生的常见原因有哪些？

2. 应给老年人提供哪些照护措施？

一、概述

牙周病是老年人最常见的口腔疾病之一。老年牙周病是由于牙龈、牙周膜及牙槽骨等牙齿支持组织的慢性、进行性破坏而引起的口腔疾患，是由机械性的刺激和细菌代谢产物作用所引起的牙周组织的炎症反应。

老年人牙周病可由局部因素或全身因素造成。局部因素包括口腔卫生不良、牙菌

斑、牙石、食物嵌塞等；全身因素包括内分泌功能失调、吸烟、精神压力、代谢紊乱、免疫缺陷、慢性消耗性疾病、营养不良等。

老年牙周病的治疗目标是消除炎症以及炎症所导致的不适、出血、疼痛等症状，停止牙周破坏，恢复牙周组织的形态及功能，维持疗效，防止复发。

老年牙周病常表现为：口腔卫生差，牙石多；牙槽骨吸收严重，牙齿松动移位更明显；牙龈出血，牙周袋普遍较深，根分叉病变增多；牙龈退缩，食物嵌塞明显，牙根面暴露，造成牙本质敏感；残留牙少，导致咬合不良等。

二、照护

（一）照护评估

（1）评估家族中有无类似遗传病史，了解患者有无全身性疾病（如糖尿病等）。

（2）询问患者有无牙龈出血、牙齿松动和移动、牙周萎缩等症状。

（3）了解患者的生活习惯，及口腔照护的操作方法。

（4）了解患者口腔卫生习惯、口腔保健状况，有无吸烟等嗜好。

（二）照护措施

1. 自我察觉

在生活中一定要注意一些小细节：每次刷牙时发现牙刷上有血迹，咬食物时食物上有血迹；照镜子时发现牙齿红肿，一碰就出血；牙齿有不同程度的松动，牙根暴露或牙龈红肿、有脓；牙齿间隙残留的软垢和食物残渣增多、口臭等。这些细节均提示可能出现牙周炎。这些小现象对于老年人都应该加强关注，必要时需前往医院检查。

2. 正确刷牙方法

每天早、晚刷牙，如果有条件，每顿饭后刷牙。在老年人群中横刷法是习惯的刷牙法，同时受传统习惯的影响认为牙刷刷头越硬越有感觉，药膏泡沫越多清洁效果越好，而且用重力作拉锯式横刷也是非常习惯性的动作。但是这种“暴力”刷牙方式会导致刷伤性的牙龈退缩、牙根暴露、牙颈楔状缺损等疾病。因此，要改变这些不良刷牙习惯。目前，推荐巴氏刷牙方法，也就是水平上下颤动法。洗刷牙齿唇舌面时，刷毛与牙面呈45°角，刷毛头指向牙根方向，使刷毛进入沟和邻间区，部分刷毛压于缘上原地颤动。必要时使用牙线和其他的洁牙用具。这种刷牙方法不但能够将牙齿缝隙和邻间区的软垢清洁掉，还可以起到按摩牙龈的作用。此外，漱口虽然不能代替刷牙，但能够及时去除滞留的食物残渣，若能使用含有某些药物成分的含漱液，则对牙周病的防治更为有效。另外，可用牙线、间隙刷消除牙齿邻面菌斑、食物嵌塞。

3. 适用于不能自理老年人的口腔清洁方法

协助老年人取侧卧位、坐位或头偏向一侧，下颌及前胸垫一块毛巾，防止流出的液体浸湿衣物。若老年人可以配合完成饮水或吐出口水的动作，那么可以选择用清水或漱口水，嘱其轻轻吸入后缓慢进行漱口的动作，随后吐出液体。若老年人不能配合完成以上操作，则可以选择清洁的纱布反复包裹在牙刷头上，沾少许清水进行牙齿的清洁，或者借助专业的口腔照护工具在医护人员的指导下进行口腔的清洁。注意，动作一定要轻柔，清洁过程中要主动询问老年人的感受。

4. 用药照护

牙周病一般以非手术治疗为主。在炎症期间，可用3%过氧化氢溶液或0.1%氯己定清洗牙齿、牙龈，洗后擦干，再上2%碘甘油于龈袋内，或用1%过氧化氢水漱口，严重者应用抗生素及镇痛药物，以控制感染和炎症蔓延。对已形成牙周袋以至化脓者应反复冲洗局部，切开引流，并经常换药处理。

5. 手术照护

对急性牙周脓肿患者，应用1%丁卡因表面麻醉后切开脓肿引流，用生理盐水或0.1%氯己定反复冲洗，术后用0.1%氯己定等含漱，口服抗生素，保持口腔卫生。

6. 心理照护

牙龈出血明显，甚至服用某些止血药物仍不能止血，或牙齿松动、脱落，治疗过程中的不适感觉等，均使患者易产生紧张、焦虑心理。因此，应仔细倾听患者的主诉，充分理解其心情，帮助患者正确认识疾病，根据病情有针对性地、详细地为其讲解有关本病的科学知识及治疗过程中可能出现的不适感觉，增强患者安全感、信赖感以及治疗疾病的信心，使其摆脱焦虑及紧张状态，积极主动参与治疗。

7. 健康指导

（1）指导老年人掌握正确刷牙的方法，每3个月更换1次牙刷。

（2）指导患者保持口腔卫生，养成早晚刷牙、饭后漱口的习惯，有效地控制牙菌斑。糖尿病合并牙周病变者宜选择刷毛较细的牙刷，进食后及时清洁口腔。戒烟、戒酒。

（3）定期健康检查，积极治疗相应的全身性疾病；牙周病变应尽早就诊，特别是糖尿病患者每年需进行1次口腔牙龈检查；对没有保留价值的明显松动牙，应及时拔除。

（4）义齿的佩戴与清洗。义齿是在牙齿脱落或拔除后镶补的，是老年人常用的进食辅助物品。不管哪种材质的义齿，应每年定期到医院复查一次。义齿在初戴1~2周内若有疼痛、不适，不要勉强使用，以免损伤自身牙齿或口腔内的其他组织，应立即去修改。佩戴义齿前首先要进行口腔清洁，应顺着一个方向佩戴；佩戴时，上颌的义齿应用食指尖钩住卡环往下拉，下颌的义齿应用拇指尖顶住卡环往上推。开始摘戴义齿时应耐心练习，不要用力过猛；摘义齿的时候最好多拉取基托，而不是推卡环；戴义齿的时候注意不要用牙咬就位，否则容易使卡环或者义齿折断。佩戴义齿的老年人要注意在进食后及时清洗义齿，饮食不要过于黏稠，软硬适中。如果义齿发生断裂、磨损时，应及时修补或更换。义齿不可用烫水、酒精、盐水、消毒液等浸泡，以免引起表面裂纹、粗糙，着色甚至变形等。每餐后刷牙清洗，睡前一定要摘下泡入冷水中，以免不慎将其吞咽或误入气管，造成严重不良后果。早上将义齿洗刷干净再置入口中。洗刷义齿时，应放点牙膏用牙刷顺齿缝刷净。

练习题

1. 牙周病常见的临床表现是（　　）。

A. 牙齿移位　　B. 口臭

C. 牙龈肿胀、出血、疼痛　　D. 牙周溢脓

2. 老年人常用的刷牙方式即横刷法，造成的后果是（　　）。

A. 清洁到位　　B. 彻底清除牙石

C. 有效减少牙龈出血　　D. 牙根暴露

参考答案：1. C；2. D

第四节　常见皮肤疾病

老年带状疱疹

导入案例

张老先生，67 岁，5 天前出现发热症状，体温最高达 38.9 ℃，伴周身乏力、食欲缺乏。无诱因出现右胸壁皮肤疼痛、灼热感，继而可见疱疹累累如串珠，呈带状横形排列，灼痛难忍，两夜未寐，精神困倦。入院诊断为带状疱疹。

思考：带状疱疹的照护措施是什么？

一、概述

老年带状疱疹又称“蛇胆疮”“缠腰龙”“飞龙”等，是一种急性疱疹性皮肤病。

老年带状疱疹是指由水痘－带状疱疹病毒引起的一种以沿周围神经分布的群集疱疹和以神经痛为特征的病毒性皮肤病。老年带状疱疹常见临床表现为：发疹前感到乏力、低热、纳差等全身症状，持续1～3天；亦可无前期症状直接发疹。疱疹常见于肋间神经、颈神经、三叉神经和腰骶神经支配区域。皮疹沿某一周围神经带状排列，多发在身体一侧，一般不超过正中线。一般先出现潮红斑，很快出现黄豆大小的丘疹，簇状分布而不融合，随后变成水疱，疱壁紧张发亮，疱液澄清，周围皮肤变红。病程一般2～3周，水疱干枯、结痂脱落后留有暂时性淡红斑或色素沉着。神经痛为此病的特征之一，可在发病前或伴随皮损愈合后出现，但多在皮损完全消失后或在1个月内消失，少数患者可持续超过1个月以上，老年人常疼痛较为剧烈且时间较长。有些老年人会出现眼带状疱疹和耳带状疱疹，主要是由于病毒侵犯三叉神经眼支、面神经及听神经所致。

二、照护

（一）照护评估

（1）询问患者有无水痘、带状疱疹感染史。

（2）询问患者有无过度劳累、体弱、感染、外伤、放疗、使用某些药物、严重的全身疾患及恶性肿瘤等。

（3）评估老年人是否因痛痒剧烈、治疗效果缓慢而表现出焦虑和烦躁不安等心理问题。

（4）其他。了解患者的日常生活习惯及陪护的照护情况。

（二）照护措施

1. 预防措施

（1）增强体质。坚持适当的户外活动或参加体育运动，如太极拳、舞剑、健步走等运动，以增强体质，提高机体防御疾病的能力。

（2）预防感染。感染是诱发本病的原因之一。老年人应预防各种疾病的感染，尤其是在看秋季节，寒暖交替时，要适时增减衣服；户外空气质量差、重度雾霾时应避免室外活动，避免发生呼吸道感染。

（3）防止外伤。外伤易降低机体的抗病能力，容易导致本病发生。因此老年人应注意避免发生外伤。避免至人流量多交通环境复杂的地方，以免发生意外。同时自身在活动中也应注意量力而为，活动时要慢、稳、准。

（4）避免接触毒性物质。尽量避免接触化学品及毒性药物，以防伤害皮肤，影响身体健康，降低机体抵抗力。

2. 生活照护

（1）生病后避免家属过多探视，应保持室内安静，使患者保持心情稳定，得到充分休息和足够睡眠。

（2）保持床铺整洁、干燥，被褥柔和、舒适，内衣、内裤干净卫生，避免疱疹部位摩擦，防止污染和继续感染的发生。

（3）保持情绪稳定、乐观和放松，避免焦躁、紧张和抑郁等负面情绪的产生。若痛痒剧烈影响睡眠时，可遵医嘱服用镇静、止痛、止痒药物。

（4）预防眼部并发症。保持眼部的清洁卫生，每日用生理盐水洗眼 1 ~ 2 次，按时滴眼药水和涂眼膏，以免引起并发症。

（5）禁止食用辛辣温热食物如酒、烟、生姜、辣椒、羊肉、牛肉及煎炸食物等。患病期间注意要饮食清淡、易消化和富有营养，多饮水，易多吃瓜果蔬菜。要少吃肥甘油腻之品如肥肉、饴糖、牛奶及甘甜的食物，这些食物多具滋腻、肥甘壅塞之性，易使带状疱疹之湿热毒邪内蕴不达，病情缠绵不愈。

（6）告知患者，带状疱疹经治疗后即使皮损恢复后疼痛仍可达数月之久。

3. 坚持有序治疗

及时给予抗病毒、营养神经、止痛治疗，药物选择如下：

（1）抗病毒药物，如阿昔洛韦、泛昔洛韦、伐昔洛韦，用药时间为 10 ~ 14 天。

（2）神经营养药物，如甲钴胺、腺苷钴胺、维生素 B_1 等，用药时间视病情定。

（3）外用药物治疗，以干燥、消炎为主。如合并眼部损害须请眼科医师协同处理。

（4）物理治疗，如半导体激光等，可缓解疼痛，促进水疱干涸和结痂。

（5）可根据病情适当选用糖皮质激素、免疫增强剂、抗生素及外用药物。

练习题

1. 带状疱疹的出疹特征有（　　）。

A. 黄豆大小的丘疹，簇状分布而不融合

B. 疱壁紧张发亮，疱液澄清，周围皮肤变红

C. 病程一般 2 ~ 3 周，水疱干枯、结痂脱落后留有暂时性淡红斑或色素沉着

D. 以上均是

2. 带状疱疹的病原体是（　　）。

A. 螺旋体　　B. 衣原体　　C. 细菌　　D. 病毒

3. 带状疱疹是由（　　）引起的。

A. 单纯疱疹病毒　　B. 水痘 – 带状疱疹病毒

C. 人类乳头瘤病毒　　　　D. 柯萨奇病毒

参考答案：1. D；2. D；3. B

老年皮肤瘙痒症

导入案例

张爷爷，70岁。近半年被皮肤瘙痒困扰，主要是脸部和颈部，瘙痒症状反复发作。遵医嘱服药后症状稍可缓解，但仍会复发。既往无过敏史。老年人因久病不愈而变得情绪易怒。

思考：如何减轻老年人皮肤瘙痒的症状？

一、概述

老年皮肤瘙痒症是老年人常见的皮肤疾病，多由于激素水平生理性下降、皮肤腺体功能减退，皮肤萎缩、干燥、粗糙所致。很多老年人被皮肤瘙痒的问题所困扰。皮肤瘙痒症的病因尚不明了，多认为与某些疾病有关，如糖尿病、肝病、肾病等；同时与一些外界因素刺激有关，如寒冷、温热、化纤织物等；还与生活习惯有关，有的老年人爱用很烫的热水洗澡，而且洗澡的次数过于频繁，再加上使用碱性大的肥皂，使本来就枯燥的皮肤失去了皮脂的滋润而出现皮肤瘙痒的症状。

老年皮肤瘙痒症的临床表现为全身性瘙痒和局限性瘙痒。

（1）全身性瘙痒。瘙痒开始仅限于某一处，逐渐扩展至全身，瘙痒为阵发性，尤以夜间为重。由于经常搔抓，皮肤上会出现许多抓痕、血痂、色素沉着、苔藓样变，重者可以发生皮肤感染。由于瘙痒老年人得不到应有的睡眠，导致头晕、头胀痛、精神忧郁、食欲缺乏等神经衰弱的症状。

（2）局限性瘙痒。瘙痒大部分发生在肛门、会阴及小腿等部位。老年人小腿瘙痒症多见于静脉曲张、鱼鳞病或皮肤干燥者。

二、照护

（一）照护评估

（1）评估老年人有无过敏史，如对毛织物、划分、药物等。

（2）评估有无全身性疾病，如动脉硬化、糖尿病、贫血、习惯性便秘等。

（3）了解现有皮肤现状，有无皮肤破损。

（4）了解有无既往治疗的措施，以及老年人、家属对病情的掌握情况。

（二）照护措施

1. 减轻瘙痒不适

（1）保持心情愉快，分散注意力，提供舒适环境，保证良好睡眠。

（2）局部降温，可使用冷敷，以降低神经对痒的敏感性。

（3）遵医嘱给予全身应用抗组胺药、镇静剂或局部止痒剂，以减轻瘙痒。

2. 加强对皮损部位的照护

（1）保持皮肤清洁卫生。要尽量避免搔抓、烫洗及其他刺激皮肤的行为。

（2）正确使用局部用药。若出现糜烂、渗出或伴继发性感染时，应按医嘱局部涂擦抗生素软膏。

3. 心理照护

与老年人倾心交谈，鼓励其表达内心的感受，明确其焦虑的根源。通过谈话和交流进行有针对性的心理疏导，鼓励其树立信心，积极配合治疗和照护。

4. 健康指导

（1）积极防治原发疾病，以去除加剧本病的病因。

（2）饮食宜清淡，忌烟、酒、浓茶及咖啡，少用辛辣刺激性食物，忌食易致过敏的食物。

（3）避免过勤洗澡，不可用碱性太强的肥皂或摩擦太多，浴水温度以 35 ℃～37 ℃为宜。冬季应适量涂抹润滑油膏保护皮肤。

（4）选择衣物宜纯棉宽大、松软，内衣选用棉织品或丝织品。

（5）遵照医嘱用药，不要私自盲目滥用药物。

练习题

1. 下列（　　）不是老年人发生皮肤瘙痒的原因。

A. 激素水平生理性下降　　B. 皮肤腺体功能减退

C. 皮肤萎缩、干燥、粗糙所致　　D. 血糖、血脂升高

2. 以下（　　）不是糖皮质激素的不良反应。

A. 钠水潴留　B. 血糖升高　C. 电解质紊乱　D. 肝功能损伤

3. 下列（　　）不属于皮肤附属器。

A. 血管　B. 指甲　C. 汗腺　D. 毛发

参考答案：1. D；2. D；3. A

第十三章　舒缓治疗与临终照护

学习目标

掌握：1. 掌握舒缓治疗与临终关怀的定义、原则。
2. 掌握临终患者的心理分期及特点。
3. 掌握药物止痛治疗的基本原则。

了解：1. 了解死亡教育内容与方法。
2. 了解居丧照护。

舒缓治疗在我国有着漫长的历史，现代舒缓治疗理念中所包含的“尊重生命、提高临终患者生命质量和接纳死亡”等社会伦理价值观点和唯物主义的生死观点，可以在我国五千多年灿烂的传统文化中找到根源。现代舒缓治疗事业在我国起步较晚，最早是从对国外的舒缓治疗理论文献的引进开始的。这些理论的引进和探讨，对我国现代舒缓治疗的起源和发展起了积极的推动作用。

随着我国人口老龄化的发展和计划生育政策实施成果的显现，独生子女家庭和空巢老年人家庭大量涌现，社会对临终关怀的需求越来越强烈。临终关怀是一个节省费用的有效照护方法，是解决濒危患者家庭照护困难的重要途径。发展具有中国特色的临终关怀事业是一项庞大的系统工程，需要全社会的广泛参与。

第一节　舒缓治疗

舒缓治疗是指对治愈性治疗无反应的终末期患者提供积极的和“以人为本”的照护，目的是维护病人和家属最佳的生命品质。舒缓治疗体现了人类对生命的尊重与珍惜，让人生的最后一段旅途过得舒适、平静、有尊严和少痛苦。

一、概念

舒缓治疗又称为姑息治疗，依据世界卫生组织的定义，舒缓治疗是指为无治疗希望的末期病患提供积极的、人性化的服务，主要通过疼痛控制、缓解躯体上的其他不适症状和提供心理、社会和心灵上的支持，为患者和家属赢得尽可能高的生活质量。

二、照护模式

舒缓治疗肯定生命的重要性，认同与接纳死亡，既不刻意缩短生命，也不有意延长寿命，尊重临终患者的权利，维持患者较高的生活质量，支持家属得到较好的心理调适。舒缓治疗主要有以下三种照护模式：

（一）医院肿瘤中心

患者一经确诊肿瘤，会在肿瘤中心接受治疗。提供舒缓治疗的医护人员应与患者讨论和确定各种治疗方案，应全面照顾患者与家属的身体、情绪、心理、社会和经济等各方面的需求。

（二）舒缓治疗中心

部分医院设有舒缓治疗中心，病房设计仿照家居环境，为患者提供不同的支持治疗，让患者在此复诊和接受照护服务。

（三）居家照护

为尊重希望在生命最后的日子留在家中的部分癌症晚期患者的意愿，医院和社区卫生服务机构可以提供居家照护服务。舒缓治疗团队定期进行居家探访，及时指导或调整患者的治疗与照顾方案，确保患者和家属得到适当的照护服务。

三、治疗原则

（一）舒缓治疗原则

舒缓治疗是对治愈性治疗无反应的患者进行全面的、积极的治疗和护理，控制疼痛及有关症状，并对心理、精神和社会问题予以重视。其目的是为患者和家属赢得最好的生活质量。

（二）全方位照护原则

全方位照护原则即对治愈性治疗无反应的患者提供生理、病理、心理、社会和环境等全面的照护与关心，为患者及家属提供 24 h 全天候的服务。

（三）人道主义原则

人道主义原则即对治愈性治疗无反应的患者提供更多的爱心、同情与理解，尊重他们做人的权利与尊严。这既包括尊重他们建立生前预嘱和选择安乐活的权利，也包括尊重他们选择尊严死或安乐死的权利。

四、照护方法

（一）疼痛的照护

疾病终末期患者常出现疼痛、发热、多汗、皮疹、瘙痒、食欲缺乏、呼吸困难等症状，而其中以疼痛最为常见。

1. 疼痛的照护评估

关于疼痛的照护评估详见第二章第四节的相关内容。

2. 镇痛药物的应用

第一阶梯：非阿片类镇痛药 ± 辅助用药，用于轻度癌性疼痛患者，主要药物包括扑热息痛（对乙酰氨基酚）和非甾体抗炎药物，如阿司匹林、布洛芬和双氯芬酸。这些药物的主要不良反应是对胃有刺激性，所以应当和食物一起服用。非甾体抗炎药物不适用于严重脱水的患者，因为可能会导致肾衰竭。如在 24 h 不能明显止痛，则停止使用对乙酰氨基酚，开始第二阶梯用药。

第二阶梯：弱阿片类镇痛药 ± 非阿片类止痛药 ± 辅助用药，用于当非阿片类镇痛药不能满意止痛时或中度癌性疼痛患者，主要药物有可待因、奇曼丁等。一般建议与第一阶梯药物合用，因为两类药物作用机制不同，第一阶梯药物主要作用于外周神经系统，第二阶梯药物主要作用于中枢神经系统，二者合用可增强镇痛效果。在临床应用中，已逐渐弱化第二阶梯药物。

第三阶梯：强阿片类镇痛药 ± 非阿片类止痛药 ± 辅助用药，用于治疗中度或重度癌性疼痛，在第一阶梯和第二阶梯药物疗效不好时使用，主要药物为吗啡、羟考酮等。

3. 阿片类药物的应用

世界卫生组织三阶梯癌痛治疗方案是国际上已被广泛接受的癌痛药物治疗方法，只要正确遵循该方案的基本原则，90% 的癌痛能得到很好的控制。其基本原则如下：

（1）口服给药和其他无创性途径给药。口服给药的优点是无创、方便、安全、经济，其他无创性途径给药方式包括透皮帖剂、直肠栓剂和经口鼻黏膜给药等。

（2）按阶梯用药。按阶梯用药是指根据疼痛强度按阶梯选择相应的药物。

（3）按时用药。按时用药是指根据时间药理学原理，维持平稳有效的血药浓度，有利于持续有效地镇痛，不要等到疼痛复发时才服用下一剂药物。

（4）个体化给药。由于癌痛个体对麻醉止痛药的剂量、疗效、不良反应差异明显，故要个体化选择药物，个体化滴定药物剂量。

（5）注意具体细节。强调癌痛治疗前应花一些时间（15 min）对患者及家属进行癌痛治疗知识的宣教，内容包括：有癌痛应及时止痛，阿片类药用于癌痛不会“成瘾”；

如何进行疼痛程度评估；注意止痛药物的作用与不良反应；如何提高用药依从性等。宣教的目的主要是监测用药效果及不良反应，及时调整药物剂量，提高止痛治疗效果，减少不良反应。

阿片类药物的不良反应及预防措施详见第二章第四节。

（二）营养支持照护

疾病晚期患者由多种原因出现不同程度的体重下降、营养不良等问题，从而导致免疫功能减退、感染率升高、生活能力下降等。临终患者的营养状况，不但影响其生存期，而且会影响患者的生存质量。有 1/2 ~ 3/4 的终末期患者会发生体重下降、营养不良的现象。因此，临终患者的饮食与营养支持治疗尤为重要，合理的膳食可以改善其营养状况。对于照护者来说，在患者进食减少特别是因为饮食感到压力而抗争时，每次好的进食会让其看到希望。

对影响营养状态的因素的准确评估是非常重要的，饮食营养策略着重于针对疾病症状或治疗副反应给出适宜方案，从而阻止营养不良。舒缓治疗时的营养方案随着疾病进展而改变。在疾病早期应进行强化营养治疗，达到以下目的：适应疾病及治疗的代谢需要，促进组织修复及防止感染，保持良好生活质量及状态。舒缓治疗在疾病进展同时，注重症状控制及营养干涉，以提高患者生活质量。

练习题

1. 舒缓治疗的原则是（　　）。

A. 舒缓治疗原则　　B. 全方位照护原则

C. 人道主义原则　　D. 以上全部包括

2. 下面（　　）不是阿片类药物应用的原则。

A. 按阶梯用药　　B. 按时用药

C. 个体化给药　　D. 首选肌肉注射原则

参考答案：1. D；2. D

第二节　临终关怀

临终关怀的照护核心是“关心”，其目的是尽最大努力，最大限度地减轻临终患者的痛苦，缓和情绪，缓和面对死亡恐惧与不安，维护其尊严，提高尚存的生命质量，使临终患者在亲切、温馨的环境中离开世界。

一、概念

（一）临终

凡诊断明确、治愈无望、估计生命预期在3～6个月的疾患晚期老年人，都属于临终老年人的范畴。临终老年人是临终关怀的主要研究对象之一。

（二）临终关怀

临终关怀是通过早期识别、积极评估、控制疼痛和治疗其他痛苦症状，包括生理的、心理的、社会的困扰来预防和缓解身心痛苦，从而改善面临威胁生命疾病的老年人和他们亲人的生命质量。

二、照护措施

（一）对患者的照护

1. 药物治疗

根据患者的疾病情况，遵医嘱进行有计划的治疗。鼓励患者按时服药，减轻疾病带来的痛苦，使身心得到缓解。同时也要尊重患者的意愿，多沟通取得相互的信任与尊重。

2. 巧妙运用肢体语言协助沟通

与患者交流时，可以一边用目光接触，一边双手握住患者的双手，以让患者感到温暖。

（1）聆听。与患者交谈时，要认真聆听，表示热心、支持和理解。疏导患者，让其倾诉内心的忧虑和恐惧。谅解、宽容患者的过激情绪及行为。

（2）陪伴。医务人员和家属应给予患者加倍的关注，多看望、多陪伴、多打电话，或是将患者熟悉的照片、音乐、乐器等物品留在患者身边满足患者的心理需求。

（3）关怀。用鼓励与支持的语言增加患者与疾病做斗争的信心和勇气，多给予关怀、慰问，多与患者交谈患者感兴趣的话题。

3. 临终患者的心理变化特点及照护方法

临终患者较普通疾病患者的心理状态更加复杂。他们一般有五个心理阶段，即否认期、愤怒期、协议期、忧郁期及接受期。

（1）否认期。当患者间接或直接听自己可能会死亡时，第一个反应就是否认：“不可能”“他们一定是搞错了”……否认病情恶化的事实，希望出现奇迹。

照护方法：认真倾听老年人的谈话；不要揭穿老年人的防卫；要防备少数老年人的心理失衡，以扭曲的方式（如自杀）对抗此期的负重感。

(2) 愤怒期。当患者经过短暂的否认而确定无望时，一种愤怒、妒忌、怨恨的情绪油然而起，“为什么是我？这太不公平了”，于是把不满情绪发泄在接近他的亲属及照护人员身上。

照护方法：把老年人的这种愤怒看成是一种正常的适应性反应；应对老年人表现出同情和理解；尽量让老年人表达其愤怒，让其有情感宣泄的机会。在适当的时候陪伴，预防意外事件的发生。

(3) 协议期。患者承认死亡的来临，为了延长生命，会提出种种“协议性”的要求，希望能缓解症状。

照护方法：转移老年人对死亡的思考，调整其痛苦心理；要及时地引导老年人，积极地安排生活；要尽可能满足临终老年人提出的要求，让他们充实地度过生命的最后历程。

(4) 忧郁期。尽管经过多方努力，但病情日益恶化，患者已充分认识到自己接近死亡，心情极度伤感，抑郁寡欢，有自杀倾向。此时患者可能很关心死后家人的生活，同时急于交代后事。

照护方法：帮助老年人剖析死亡，使老年人能正视死亡，鼓励其消除焦虑，使老年人建立起新的心理支柱；分析老年人的悲伤原因，给予针对性的照护；注意安全，预防老年人的自杀行为。

(5) 接受期。经历一段忧郁后，患者的心情得到了抒发，面临死亡已有准备，极度疲劳、衰弱，常处于嗜睡状态，表情淡漠，却很平静。

照护方法：不要强迫与老年人交谈；要始终有人陪伴病人；尊重临终老年人，给其一个安静、舒适的环境，减少外界干扰；继续保持对患者的关心、支持，加强生活护理，让其安详、平静地离开人间。

(二) 对临终患者家属的照护

让家属陪伴在患者身旁，鼓励并耐心指导家属照护技术；鼓励家属多与患者相聚、交谈，安排日常的家庭活动，以促进患者的心理调试，维持家庭完整性；对于丧亲者，通过沟通、陪伴、分散注意力等方法减轻家庭成员对失去亲人的痛苦，帮助家属重新面对生活；有些家属对患者的逝去无法接受，会发生自杀、抑郁、焦虑和喜怒无常等心理改变，照护人员要关注家属的心理变化，及时干预。

三、告知坏消息

在一般情况下，医护人员应家属要求只将病情告知家人。很多家人担心一旦将“不治之症”这个真相告知患者，会打击患者的求生意志，令病情急转之下，仿佛将患者向死亡推进一步。但事实上向患者隐瞒病情真相，可能会造成患者错过完成心愿的机会，令彼此抱憾终生。

可将告诉患者及其家属坏消息分为 SPIKES 六个步骤来完成。这个模式已经在很多医患沟通培训的实践中得到应用：

（一）S 代表设置（Setting）

设置好本次谈话，具体的技巧有以下几点：

1. 预测患者的反应

医生在告知坏消息前要预测患者可能出现的情绪反应，要问下面这些问题：患者是否想知道自己目前的病情，对自己的病情的了解程度如何等。

2. 确定合适的地点与时间

找一处患者熟悉的及安全的地方，安排在不会受打扰的时间，把手机调成静音。如果病房的电视机开着，请把它关掉。

3. 准备纸巾

如果患者情绪不稳定，请在手头准备一盒纸巾。给含泪的患者递上一块纸巾也是一种传递感情的表现。

4. 注意保持目光接触

眼睛是心灵的窗户，目光的水平对视有利于情感交流。

5. 让患者做好准备

医生应做好谈话前的准备，准备用积极的心态推进整个谈话的过程，让患者在谈话前也得到放松并做好准备，以求与医生进行充分的情感交流。

（二）P 代表对疾病的认知（Perceives）

了解患者知道多少有关疾病的知识是很有帮助的，这样可以缩短患者已知的信息与医生准备告知信息之间的差距。

（三）I 代表邀请（Invitation）

医生可以约见患者，直接询问是否想知道更详细的病情，并希望让谁知道患者的病情。提前问清患者希望如何处理坏消息，这样就可以避免盲目告诉患者坏消息后，家属要求不要告知患者的尴尬情形了。

（四）K 代表知识（Knowledge）

这一步也强调患者的认知情况，因为要告诉患者哪些知识取决于患者之前已经了解了什么。最好先预测一下患者知道坏消息后的反应，以便让患者做好准备，然后再传达消息。

（五）E 代表共情（Empathizing）和探究（Exploring）

得知坏消息时患者经常表现得很激动，这是正常的情感表达，有时坏消息的传达者也会感到悲伤和无助，自己也会产生共情反应。避免使用专业用语和缩略语，以免引起患者的误解。

（六）S 代表总结（Summary）

在和患者会谈结束时，要对谈话内容进行必要的总结，帮助患者更好地理解和掌握医生要传达的信息。

四、死亡教育

目前，我国已进入老年型社会，人口老龄化问题已经引起社会的广泛关注。工作的丧失、生理机能的减退和社会关系的变化均使得老年人承受着沉重的心理负担，很多老年人感受不到生活的意义。死亡教育让他们学会调适不健康、趋向死亡的心理，重新认识生命的意义，可从容地面对死亡。

（一）概念

死亡教育是临终关怀的一项重要内容，目的在于帮助濒死老年人克服对死亡的恐惧，学习准备死亡、面对死亡、接受死亡；对家属进行死亡教育，可以帮助减轻其悲痛程度，缩短悲痛过程，有助于树立新的生命观，更加注重生命的质量和价值观。

（二）方法

临终老年人及其亲属是死亡教育中比较特殊的对象，对于临终关怀照护者而言非常重要的工作内容是如何适时地引导他们说出内心的悲伤与痛苦。

1. 帮助老年人克服怯懦思想

与老年人交谈时，要认真聆听，表示热心、支持和理解，疏导老年人，让其倾诉内心的忧虑和恐惧。谅解、宽容老年人的过激情绪及行为。经常出现在老年人的身边，让他感到没有被抛弃，而时刻受到人们的关怀，并尽量满足老年人的各种需要，做有同情心的“听众”。

2. 帮助老年人正确对待疾病

和疾病作斗争，某种意义上是和死亡作斗争。积极的心理活动有利于提高人的免疫功能，良好的情绪、乐观的态度和充足的信心是战胜疾病的良药。

3. 帮助老年人树立正确的生命观

正确的人生观、价值观，是每个人心理活动的关键。生活、学习、工作、娱乐才构成人生的意义，帮助临终老年人建立丰富多彩的生活，使生活有意义。

4. 帮助老年人从心理上对死亡做好充足的准备

要根据老年人不同的年龄、性格、职业、家庭背景等因人而异地开展死亡教育，可利用图片、文字、座谈等方式进行，以培养老年人成熟、健康的心理品质。

5. 帮助老年人认识优死，提升死亡品质

优死指提升死亡品质，运用科学知识和艺术手段使被照护对象得到躯体、心理与精神的照护。优死就是安宁、无痛苦、无遗憾地走向生命终点。人的一生不仅要优生、优育、优活，更要优死。

五、居丧照护

居丧照护是临终关怀实践中在临终患者去世前后向临终患者家属提供的一种社会支援服务。有人说："只有逃避爱的人才能逃避亲人去世的悲伤。"所以，死亡是给活人的创伤，亲人特别是自己心爱的人去世的悲伤是人类所能经历的痛苦经验中最为强烈的一种。下面将重点讨论如何帮助丧失亲人者顺利度过悲伤阶段，恢复正常的日常生活。

（一）概念

临终关怀中的居丧照护服务，通常是从临终患者进入濒死期开始的，即协助临终患者家属做好后事准备，在临终患者去世后，则协助办理丧葬事宜，并重点做好家属的居丧辅导工作，一般持续时间为 1 年。

（二）方法

1. 陪伴与聆听

对于临终关怀居丧照护者而言非常重要的工作内容是，如何适时地引导临终患者家属说出内心的悲伤与痛苦。

2. 协助办理丧事

协助办理丧事指协助临终患者家属组织、完成葬礼。临终患者家属通常可以在办理丧事的过程中使其内心的悲痛得到宣泄。

3. 协助把心中的哀伤用多种形式表现出来

（1）协助哭出来。

（2）协助表达愤怒情绪。

（3）协助表达罪恶感。在这方面，既要给予临终患者家属表达罪恶感的机会，又要适当地澄清他们非理性和不切实际的想法。

4. 协助处理实际问题及早恢复日常作息

应深入了解临终患者家属的实际困难，积极提供切实的支持和帮助。

5. 促进适应新生活

（1）协助独立生活。

（2）协助建立新的人际关系。

（3）鼓励积极参与社会活动。

此外，在哀伤期间，临终患者家属要重视自己和家人的饮食，避免忧郁成疾，必要时可咨询专业心理医师以寻求帮助。

练习题

1. 临终老年人范畴是指诊断明确、治愈无望、估计生命预期为（　　）的晚期疾患老年人。

A. 6～12 个月　B. 3～6 个月　C. 1～6 个月　D. 0～3 个月

2. 临终患者有自杀倾向的心理变化分期是（　　）。

A. 否认期　B. 愤怒期　C. 协议期　D. 忧郁期

E. 接受期

参考答案：1. A；2. D

参考文献

[1] 陆再英，钟南山．内科学.7版．北京：人民卫生出版社，2008.

[2] 陈峥．老年病诊疗手册．北京：中国协和医科大学出版社，2012.

[3] 陈锦贤．实用老年医学．崔树起，陈峥，译．北京：中国协和医科大学出版社，2008.

[4] 葛均波，徐永建．内科学.8版．北京：人民卫生出版社，2013.

[5] 宋岳涛．老年综合评估．北京：中国协和医科大学出版社，2012.

[6] 宋岳涛，杨兵．老年长期照护．北京：中国协和医科大学出版社，2015.

[7] 李丹，冯丽华．内科护理学.3版．北京：人民卫生出版社，2014.

[8] 尤黎明，吴瑛．内科护理学.4版．北京：人民卫生出版社，2006.

[9] 黄金．老年护理学.2版．北京：高等教育出版社，2009.

[10] 于欣．老年精神病学．北京：北京大学医学出版社，2008.

[11] 李峥，王志英．精神科护理学．北京：北京协和医科大学出版社，2010.

[12] 宋岳涛，刘运湖．临终关怀与舒缓治疗．北京：中国协和医科大学出版社，2014.

[13] 中华医学会呼吸病学分会哮喘学组，中华医学会全科医学分会．中国支气管哮喘防治指南（基层版）．中华结核和呼吸杂志，2013（5）：331－336.

[14] 中华医学会糖尿病学分会．中国2型糖尿病防治指南：2013年版．北京：北京大学医学出版社，2014.

[15] 国际糖尿病联盟．老年2型糖尿病管理全球指南．糖尿病天地：临床，2014，8（4）：154－162.

[16] 中华医学会风湿病学分会．原发性痛风诊断和治疗指南．中华风湿病学杂志，2011，15（6）：410－413.

[17] 刘湘源，郑晓娟．尿酸持续达标是难治性痛风治疗的关键．北京大学学报（医学版），2012，44（2）：168－170.

[18] 刘湘源．不容忽视痛风的降尿酸治疗．中华风湿病学杂志，2010，14（6）：361－363.

[19] 赵一琴. 痛风护理与健康教育. 健康必读：下月旬，2013（7）：247.

[20] 何清. 高尿酸血症和痛风的病因与流行病学. 中国临床医生，2009，37（1）：11－13.

[21] 路雅宁. 谵妄的诊断与治疗进展. 国际老年医学杂志，2011，32（2）：91－93.

[22] 中国高血压防治指南修订委员会. 中国高血压防治指南2010. 中华心血管病杂志，2011，39（7）：579－616.

[23]《中国高血压基层管理指南》修订委员会. 中国高血压基层管理指南（2014年修订版）. 中华健康管理学杂志，2015，9（1）：10－30.